GUIA
PARA O
EXAME DIAGNÓSTICO
SEGUNDO O
DSM-5®

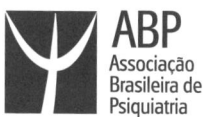

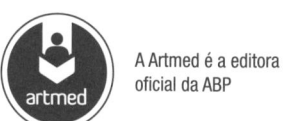

A Artmed é a editora oficial da ABP

NOTA

A medicina é uma ciência em constante evolução. À medida que novas pesquisas e a própria experiência clínica ampliam o nosso conhecimento, são necessárias modificações na terapêutica, em que também se insere o uso de medicamentos. Os autores desta obra consultaram as fontes consideradas confiáveis, num esforço para oferecer informações completas e, geralmente, de acordo com os padrões aceitos à época da publicação. Entretanto, tendo em vista a possibilidade de falha humana ou de alterações nas ciências médicas, os leitores devem confirmar essas informações com outras fontes. Por exemplo, e em particular, os leitores são aconselhados a conferir a bula completa de qualquer medicamento que pretendam administrar, para se certificar de que a informação contida neste livro está correta e de que não houve alteração na dose recomendada nem nas precauções e contraindicações para o seu uso. Essa recomendação é particularmente importante em relação a medicamentos introduzidos recentemente no mercado farmacêutico ou raramente utilizados.

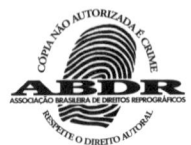

N975g	Nussbaum, Abraham M.
	Guia para o exame diagnóstico segundo o DSM-5 / Abraham M. Nussbaum ; tradução: Fernando de Siqueira Rodrigues ; revisão técnica: Neury José Botega. – Porto Alegre : Artmed, 2015.
	viii, 273 p. ; 20 cm.
	ISBN 978-85-8271-152-1
	1. Psiquiatria - Diagnóstico. I. Título.
	CDU 616.89(036)

Catalogação na publicação: Poliana Sanchez de Araujo – CRB 10/2094

Abraham M. Nussbaum

Director, Denver Health Adult Inpatient Psychiatry;
Assistant Professor, Department of Psychiatry,
University of Colorado School of Medicine

GUIA
PARA O
EXAME DIAGNÓSTICO
SEGUNDO O
DSM-5®

Tradução:
Fernando de Siqueira Rodrigues

Revisão técnica:
Neury José Botega
Psiquiatra. Professor titular do Departamento de
Psicologia Médica e Psiquiatria da Faculdade de Ciências Médicas da
Universidade Estadual de Campinas (Unicamp).

Reimpressão 2018

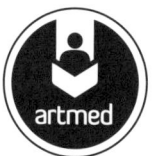

2015

The American Psychiatric Association played no role in the translation of this publication from English to the Portuguese language and is not responsible for any errors, omissions, or other possible defects in the translation of the publication. American Psychiatric Association não teve parte nos trabalhos de tradução desta obra do inglês para o português e não é responsável por quaisquer erros, omissões ou outros defeitos na tradução da obra.

Obra originalmente publicada sob o título *Pocket Guide to the DSM-5 Diagnostic Exam*, First Edition, © 2013
ISBN 9781585624669

First published in the United States by American Psychiatric Publishing, A Division of American Psychiatric Association, Arlington, VA. Copyright © 2013. All rights reserved.

First Published in Brazil by Artmed Editora Ltda. in Portuguese. Artmed Editora Ltda. is the exclusive publisher of the Pocket Guide to the DSM-5 Diagnostic Exam, First Edition, © 2013 by Abraham M.Nussbaum,M.D. in Portuguese for distribution in Brazil.

Permission for use of any material in the translated work must be authorized in writing by Artmed Editora Ltda./Grupo A Educação S.A.

Gerente editorial – Biociências: *Letícia Bispo de Lima*

Colaboraram nesta edição:

Coordenadora editorial: *Cláudia Bittencourt*

Capa sobre arte original: *Artmed Editora – Departamento de Pós-produção Digital*

Preparação de originais e leitura final: *Leonardo Maliszewski da Rosa*

Editoração: *Techbooks*

Reservados todos os direitos de publicação, em língua portuguesa, à
ARTMED EDITORA LTDA., uma empresa do GRUPO A EDUCAÇÃO S.A.
Av. Jerônimo de Ornelas, 670 – Santana
90040-340 – Porto Alegre – RS
Fone: (51) 3027-7000   Fax: (51) 3027-7070

É proibida a duplicação ou reprodução deste volume, no todo ou em parte, sob quaisquer formas ou por quaisquer meios (eletrônico, mecânico, gravação, fotocópia, distribuição na Web e outros), sem permissão expressa da Editora.

Unidade São Paulo
Av. Embaixador Macedo Soares, 10.735 – Pavilhão 5 – Cond. Espace Center
Vila Anastácio – 05095-035 – São Paulo – SP
Fone: (11) 3665-1100   Fax: (11) 3667-1333

SAC 0800 703-3444 – www.grupoa.com.br

IMPRESSO NO BRASIL
PRINTED IN BRAZIL

Prefácio

O *Manual diagnóstico e estatístico de transtornos mentais* (DSM-5; American Psychiatric Association, 2013) é um manual abrangente de doenças mentais. Ele fornece critérios diagnósticos para cada transtorno e os discute a partir de perspectivas bastante diversas, como desenvolvimento, genética e temperamento. Este livro, *Guia para o exame diagnóstico segundo o DSM-5*, destina-se a servir como um mapa, um acompanhamento pragmático, para o uso do DSM-5 em entrevistas diagnósticas. Embora não seja um substituto para o próprio DSM-5 ou para os livros-texto de entrevista psiquiátrica (p. ex., ver MacKinnon et al., 2006; Shea, 1998; Sullivan, 1954), este livro descreve uma forma de empregar, de maneira eficiente e efetiva, os critérios do DSM-5 como parte de uma entrevista diagnóstica abrangente.

Eu entrevisto pacientes diariamente junto de estudantes, estagiários e colegas, e escrevi este livro para entrevistadores de todos os níveis de experiência. O livro segue a estrutura do DSM-5. Por isso, na primeira seção introduzo a entrevista diagnóstica. O primeiro e o segundo capítulos abordam as metas de uma entrevista diagnóstica; o terceiro fornece uma estrutura eficiente para a aprendizagem da entrevista; o quarto e o quinto descrevem como o DSM-5 altera a entrevista diagnóstica. Na segunda seção, operacionalizei os critérios diagnósticos do DSM-5 para a prática clínica. Na terceira, incluí ferramentas de diagnóstico e informações adicionais.

Em sua íntegra, este livro o ajudará a diagnosticar com precisão uma pessoa com perturbação mental ao mesmo tempo em que você estabelece uma aliança terapêutica, o que permanece sendo a meta de qualquer encontro psiquiátrico, mesmo um encontro tão breve como uma entrevista diagnóstica.

Antes de começar, desejo reconhecer a existência de um robusto debate sobre se o objeto da assistência médica é mais bem-entendido como um paciente doente sob o cuidado de um profissional da saúde ou como um consumidor autônomo desses serviços profissionais (Emanuel e Emanuel, 1992). Embora esse debate seja fundamental, ele também excede o escopo do presente livro. Aqui, visto que a qualidade de pessoa precede a de doente ou a de consumidor, eu uso o termo *pessoa* para descrever o objeto da entrevista diagnóstica inicial. Quando possível, uso termos neutros em relação ao gênero para a pessoa e o entrevistador, mas quando isso se torna gramaticalmente estranho, alterno entre o feminino universal em um capítulo e o masculino universal no capítulo seguinte. Ao falar sobre uma pessoa que começou um tratamento psiquiátrico após uma entrevista inicial, uso o termo *paciente*, porque ele reconhece tanto a vulnerabilidade da pessoa em tratamento quanto as responsabilidades assumidas pelos profissionais da saúde mental ao tratarem seus pacientes (Radden e Sadler, 2010). Eu uso esse termo não para endossar o paternalismo médico, mas para enfatizar que os relacionamentos particulares e protegidos que se desenvolvem nos encontros clínicos são mais bem descritos como relacionamentos terapêuticos do que como contratos terapêuticos.

Agradecimentos

Este livro começou a partir das minhas tentativas desajeitadas de conversar com pessoas com perturbações mentais, e ele é concebido para continuar (e melhorar) essas conversas. Por isso, agradeço a todos os pacientes, estudantes e professores com quem aprendi ao longo da minha trajetória. O sigilo me impede de citar os nomes dos pacientes. A passagem do tempo me impede de citar os nomes de todos os estudantes. Assim, eu agradeço aos professores cujos hábitos eu tento emular: Lossie Ortiz, Betsy Bolton, Andrew Ciferni, Stanley Hauerwas, Don Spencer, Sue Estroff, Amy Ursano, Gary Gala, David Moore, Julia Knerr, Karon Dawkins, Joel Yager, Eva Aagaard e Robert House. Finalmente, agradeço a Melissa Musick e a Melanie Rylander por lerem (e melhorarem) os esboços deste livro.

O autor não possui conflitos ou interesses antagônicos a declarar.

Sumário

Seção I

1 Introdução à Entrevista Diagnóstica 3

2 Estabelecendo a Aliança Terapêutica Durante uma Entrevista Diagnóstica 13

3 A Entrevista Diagnóstica de 30 Minutos 21

4 Aventuras em Dimensões 33

5 Mudanças Fundamentais no DSM-5 41

Seção II

6 A Entrevista Diagnóstica Baseada no DSM-5 .. 57

Seção III

7 Uma Versão Concisa do DSM-5 193

8 Uma Abordagem em Etapas ao Diagnóstico Diferencial 199

9 O Exame do Estado Mental: Um Glossário Psiquiátrico 203

10 A Avaliação de Habilidades Clínicas do American Board of Psychiatry and Neurology 207

11 Instrumentos de Avaliação Selecionados do DSM-5 209

12 Diagnósticos Dimensionais de Transtornos da Personalidade 215

13 Sistemas Diagnósticos Alternativos e Escalas Classificatórias 243

Referências 247

Índice... 253

SEÇÃO I

Capítulo 1

Introdução à Entrevista Diagnóstica

Quando uma pessoa está passando por uma experiência de sofrimento mental, o seu primeiro encontro psiquiátrico é, muitas vezes, confuso e assustador. Mais do que em outras áreas da medicina, a pessoa frequentemente tem que superar uma série de obstáculos antes de se submeter a uma avaliação mental (Radden e Sadler 2010). Os obstáculos podem incluir o acesso, o custo, o medo ou o estigma, mas logo que supera esses obstáculos particulares, ela merece ter um encontro que estabeleça a natureza do seu sofrimento e inicie um relacionamento construtivo. Embora existam várias maneiras de explicar o sofrimento mental, este livro descreve o uso da quinta edição do *Manual diagnóstico e estatístico de transtornos mentais* (DSM-5; American Psychiatric Association, 2013), a mais nova versão da linguagem comum falada pelos profissionais da saúde mental. O DSM-5 tem muitos críticos perspicazes (p. ex., ver Phillips et al., 2012a, 2012b, 2012c), e eu não presumo, neste livro, que ele seja perfeito, mas que ofereça um caminho comum para a organização de um diagnóstico a partir de um encontro psiquiátrico, de forma que os profissionais contemporâneos possam entendê-lo (Kinghorn, 2011).

Visto que os achados de um exame psiquiátrico não são tão óbvios nem tão bem compreendidos como, por exemplo, um ombro subluxado, os profissionais da saúde mental precisam de uma linguagem comum como o DSM-5 para descrevê-los. Os achados psiquiátricos são divididos em *sintomas* (relatos subjetivos de uma pessoa sobre uma anormalidade) e *sinais* (achados objetivos de uma anormalidade). Essas distinções entre sinais e sintomas enfatizam a fonte de um achado psiquiátrico; porém, o mais importante não é a proveniência de um achado, mas como você usa o julgamento clínico para sopesar todos os sinais e sintomas em seu diagnóstico (King, 1982). Embora os sinais sejam geralmente considerados mais relevantes que os sintomas, porque são observados, tanto um quanto o outro são passíveis de interpretação. Ao se observar uma pessoa chorando, suas lágrimas podem indica pesar, alegria ou um cisco preso sob uma lente de contato. Um sinal, como as lágrimas, tem pouco significado, independentemente da pessoa que estiver chorando.

Apesar de muitos sinais e sintomas psiquiátricos serem próprios de uma doença mental específica, a maior parte não é específica – todo mundo já passou por noites sem dormir e já teve problemas de concentração – e a maioria das pessoas que experimenta um sinal ou sintoma psiquiátrico não tem uma doença mental. Por natureza, os sinais e sintomas psiquiátricos muitas vezes existem nos limites entre o que é normal e o que é patológico (Pierre, 2010). Obviamente, interpretar esses sinais e sintomas é difícil, e o risco de se fazer um diagnóstico errado é real (Rosenhan, 1973); portanto, você tem diante de si a responsabilidade ética de diagnosticar a pessoa que está sofrendo da forma mais precisa possível (American Psychiatric Association, 2010).

É sua responsabilidade entender a relação entre os sinais que observa, os sintomas que deduz e seu efeito sobre a pessoa que está diante de você. Os efeitos podem ser profundos, pois, embora todas as doenças ameacem a integridade corporal (Cassell, 1991), os transtornos mentais podem comprometer a capacidade de uma pessoa pensar, sentir e agir. Visto que essas faculdades estão conectadas às ações, ao *self* e à identidade de uma pessoa (McHugh e Slaveny, 1998), os transtornos mentais são frequentemente experimentados como uma ameaça existencial maior. Portanto, quando vir uma pessoa pela primeira vez, lembre-se de que ela pode estar se perguntando algo como "O que há de errado comigo? Eu estou enlouquecendo?". Ao ouvir bem o relato dela e identificar a natureza do sofrimento, você pode proporcionar o alívio que ocorre quando se dá um nome a medos até então anônimos. É necessário designar o sofrimento da forma mais precisa possível, e o DSM-5 é um instrumento valioso para melhorar seu julgamento clínico à medida que você caracteriza uma perturbação mental por meio dos diagnósticos de transtornos mentais.

O DSM-5 aumenta a precisão dos diagnósticos psiquiátricos ao medir a gravidade de um transtorno, alinhando os diagnósticos com o sistema da *Classificação internacional de doenças* (CID) e ao incorporar os avanços recentes das neurociências (Kupfer e Regier, 2010). Ele foi concebido há uma década pelos líderes da American Psychiatric Association e de outros grupos de saúde mental, mas foi realizado, em última instância, por muitas pessoas, organizadas em seis grupos de estudos, 13 grupos de trabalho de diagnóstico e uma força-tarefa de defensores, clínicos e pesquisadores (Regier et al., 2009). Os critérios resultantes foram três vezes disponibilizados *on-line* para que recebessem comentários publicamente, e foram testados na prática para garantir sua confiabilidade e validade (American Psychiatric Association, 2013).

Além desse processo público, o avanço mais significativo do DSM-5 é a introdução de "dimensões", sintomas psiquiátricos que ocorrem em um ou mais transtornos específicos. As dimensões são discutidas em profundidade no Capítulo 4, "Aventuras em Dimensões", mas, resumidamente, elas foram introduzidas para reduzir a comorbidade e iniciar o avanço em direção a um sistema baseado em sinais que indiquem a disfunção de circuitos neurais, em vez de um sistema diagnóstico baseado em sintomas. Isso marca um ponto de inflexão em relação às versões anteriores do DSM.

Os autores do DSM começaram a construir os diagnósticos acerca da presença ou ausência de sintomas na terceira edição (American Psychiatric Association, 1980). Esse modelo diagnóstico é chamado, às vezes, de *modelo categórico*, porque uma pessoa tem ou não tem uma doença mental que se enquadra em uma categoria diagnóstica, com base em seus sintomas. Desde o DSM-III, os critérios diagnósticos faziam poucas menções às causas de um transtorno mental, o chamado princípio ateórico, mesmo quando uma causa estava intimamente associada a um transtorno (Wilson, 1993). O foco na descrição de um transtorno, no lugar da sua causa, permitiu que os profissionais da saúde mental que discordavam sobre a etiologia das perturbações mentais trabalhassem juntos. O DSM-III se mostrou bastante útil para a prática e a pesquisa em saúde mental; por isso, suas revisões subsequentes mantiveram o modelo categórico. Contudo, seus problemas foram se tornando mais aparentes ao longo do tempo, e o DSM começou a se parecer com um guia ornitológico, em que as características externas identificavam a espécie à qual um pássaro pertencia, independentemente da causa dessas características (McHugh, 2007).

Richard Bentall, um psicólogo britânico, certa vez observou que a felicidade é um transtorno mental, já que as pessoas felizes são estatisticamente raras, exibindo distorções cognitivas como o otimismo e experimentando um conjunto específico de sintomas. Assim, Bentall propôs que as pessoas que padeciam de felicidade fossem diagnosticadas como possuidoras de um grave transtorno afetivo, do tipo agradável (Bentall, 1992). Ele estava fazendo piada com esse diagnóstico, mas fazendo também uma séria crítica em relação a um sistema diagnóstico que às vezes era incapaz de distinguir o normal, embora raro, do patológico (Aragona, 2009).

Para responder a essas preocupações, os autores do DSM-5 acrescentaram avaliações dimensionais, que serão uma novidade para uma grande parte dos entrevistadores por refinarem o modelo categórico que a maioria deles conhece. Como o DSM-5 será amplamente adotado, escrevi este livro para orientar tanto os entrevistadores iniciantes como os experientes, à medida que conduzam um exame diagnóstico segundo o DSM-5 utilizando avaliações categóricas e dimensionais. O livro inclui uma discussão prática sobre o início e o desenvolvimento de uma aliança terapêutica durante um exame diagnóstico (Capítulo 2), dedica vários capítulos à observação de como o DSM-5 afeta o exame diagnóstico (Capítulos 3 a 5) e continua com uma versão operacionalizada do

DSM-5 para o propósito de se conduzir um exame diagnóstico (Capítulo 6). Para começar, é oportuno perguntar: "qual é a meta de uma entrevista diagnóstica?".

Transtornos em vez de *Enfermidades* ou *Doenças*

Ao conduzir uma entrevista diagnóstica, você gera um diagnóstico. Os diagnósticos gerados por uma entrevista baseada no DSM-5 são chamados de *transtornos*, em vez de *doenças* ou *enfermidades*. Os três termos descrevem prejuízos do funcionamento normal, mas o sistema DSM usa *transtornos* para reconhecer a complexa interação entre os fatores biológicos, sociais, culturais e psicológicos envolvidos na perturbação mental.

Os médicos comumente pensam em termos de doenças, que podem ser descritas como anormalidades patológicas na estrutura e na função de órgãos e sistemas corporais. Os pacientes comumente se apresentam como portadores de uma enfermidade, o que decorre de sua experiência com anormalidades patológicas ou de se sentirem doentes. Olhando de longe, as doenças e as enfermidades podem parecer a mesma experiência vista a partir das diferentes perspectivas do paciente e do médico. Contudo, considere uma condição como a hipertensão, que é frequentemente identificada de modo incidental, sem quaisquer achados clínicos associados. Para o médico que faz o diagnóstico, a hipertensão é uma doença crônica do sistema vascular, que aumenta o risco de acidente vascular cerebral ou de um ataque cardíaco, mas os pacientes muitas vezes não se reconhecem como doentes ou portadores de uma enfermidade. Por sua vez, uma paciente pode dizer que se sente bastante enferma e que está sofrendo por estar longe de casa, mas os médicos não reconhecem isso como uma doença. Doenças e enfermidades são, com frequência, experiências divergentes, e não meras perspectivas diferentes, conforme os antropólogos têm documentado repetidamente (Estroff e Henderson, 2005).

Um antropólogo também pode dizer a você que essas experiências são culturalmente construídas: condições diferentes serão reconhecidas como doenças ou enfermidades em diferentes locais e épocas. Contudo, para que o seu sofrimento seja reconhecido como uma doença ou enfermidade, um indivíduo precisa de algum tipo de diagnóstico, com frequência um diagnóstico feito por um médico.

Quando uma cultura particular reconhece que uma pessoa sofre de uma condição que altera sua posição na comunidade, a pessoa entra naquilo que o sociólogo Talcott Parsons (1951) reconhecidamente chamou de "papel de doente". Parsons observou que uma pessoa reconhecida como doente está isenta de papéis sociais normais, não precisando desempenhar seus papéis costumeiros; no entanto, o grau de isenção de seus papéis sociais está relacionado à natureza e à gravidade de sua enfermidade, bem como à sua idade e aos seus papéis culturais. Para usar exemplos atuais, a criança não vai para a escola por conta de febre moderada e diarreia, mas o adulto que sofre de dores nas costas só será declarado como inválido após experimentar anos de dores refratárias.

Como parte do papel de doente, a pessoa doente geralmente não é considerada responsável por sua enfermidade porque se acredita que a doença esteja fora do controle humano. A enfermidade necessita de auxílio para efetuar uma mudança. Por isso, quando diagnostica uma pessoa como acometida por uma doença, o médico legitima a sua enfermidade e a admite em seu papel de doente (Parsons, 1951). Admitir uma pessoa no papel de doente, em uma cultura particular, é parte do que ocorre quando você diagnostica a perturbação de uma pessoa como uma condição específica, e é preciso lembrar que qualquer diagnóstico que atribuir à perturbação de uma pessoa tem essa função cultural.

Apesar de todos os diagnósticos terem uma função cultural, os diagnósticos psiquiátricos são especialmente complicados. Os transtornos mentais resultam de eventos biológicos, genéticos, ambientais, sociais e psicológicos, e esses fatores etiológicos estão envolvidos em variados graus em diagnósticos psiquiátricos diferentes (Kendler, 2012). Ademais, visto que tais diagnósticos descrevem uma disfunção nas faculdades que, acredita-se, definem a qualidade de pessoa de um indivíduo, eles frequentemente constituem uma ameaça para o sentimento de identidade de uma pessoa (Rüsch et al., 2005).

Para reconhecer essa complexidade, os autores do DSM escolheram o termo *transtorno* para descrever o diagnóstico psiquiátrico. O *transtorno* pode ser amplamente definido como um distúrbio no funcionamento físico ou psicológico. O termo é usado em outras áreas da medicina para descrever transtornos genéticos e metabólicos. Contudo, a maioria dos diagnósticos na medicina é chamada de doenças em vez de transtornos, e chamar os diagnósticos psiquiátricos de transtornos reforça a distinção entre problemas mentais, *transtornos*, e problemas físicos, *doenças* (Wallace, 1994). Podemos ver isso quando consideramos que, enquanto um psiquiatra diagnostica uma pessoa com um "transtorno mental", um internista não diagnostica uma pessoa com uma doença "física". Em vez disso, um internista diagnostica, de maneira muito sucinta, uma pessoa como portadora de uma "doença", o que ilustra como nosso uso do adjetivo "mental" depois de "transtorno" endossa, implicitamente, uma divisão entre o corpo e a mente.

Os autores do DSM-5 abordaram esse problema ao eliminarem o sistema multiaxial, conforme discutimos no Capítulo 5, "Mudanças Fundamentais no DSM-5". Isso dirime a dificuldade, encontrada nas versões anteriores do DSM, de documentar algo como a demência em duas porções separadas da formulação do diagnóstico de uma pessoa (Wiggins e Schwartz, 1994). Embora essa mudança elimine uma redundância que reforçou as divisões entre a mente e o corpo, a definição e os limites de um transtorno permanecem amplos. Eles vão do comportamento ilícito a um processo patológico particular com etiologia, genética e prevalência bem caracterizadas. Portanto, a ambiguidade sobre o que um transtorno precisamente *é* permanece.

Ainda, todos os diagnósticos são uma abstração das experiências de uma pessoa e carregam as marcas da era em que elas foram construídas e empregadas. (Voltando ao exemplo anterior, a hipertensão não era diagnóstica no século XVI.) Nesse sentido, usar *transtorno* para descrever a perturbação mental chama a atenção para como ela prejudica a capacidade de uma pessoa, sugere a complexa interação dos eventos que resultam na perturbação mental e, implicitamente, reconhece os limites de nosso conhecimento sobre as causas da perturbação mental. Mais precisamente, nós simplesmente não sabemos o suficiente. Em vez disso, podemos considerar o uso corrente de *transtorno* em nossos sistemas diagnósticos como uma oportunidade para sermos mais humildes e também como um incentivo para estudos mais aprofundados.

A Definição do DSM-5 para um Transtorno Mental

As pessoas com as quais você entra em contato e que apresentam uma perturbação mental não podem simplesmente esperar pela precisão que elas e você desejam: elas merecem as melhores respostas possíveis que você possa oferecer no momento presente. Richard Shweder (2003), antropólogo cultural, fez a notável observação de que qualquer coisa observada é incompleta a partir de um único ponto de vista, incoerente quando observada de todos os pontos de vista e vazia quando não é observada de ponto de vista algum. Você tem de adotar um ponto de vista particular, mas com a compreensão de que, apesar de isso ser necessário, ele é incompleto. É muito mais fácil criticar definições de um transtorno mental do que construir uma definição precisa, acurada e útil.

De acordo com os autores do DSM-5, um transtorno mental é "uma síndrome caracterizada por perturbação clinicamente significativa na cognição, na regulação emocional ou no comportamento de um indivíduo que reflete uma disfunção nos processos psicológicos, biológicos ou de desenvolvimento subjacentes ao funcionamento mental". Eles distinguem um transtorno mental de "uma resposta esperada ou aprovada culturalmente a um estressor ou perda comum, como a morte de um ente querido". Os autores alertam: "desvios sociais de comportamento (p. ex., de natureza política, religiosa ou sexual) e conflitos que são basicamente referentes ao indivíduo e à sociedade não são transtornos mentais a menos que o desvio ou conflito seja o resultado de uma disfunção do indivíduo". Essa definição de transtorno mental, juntamente com a insistência dos autores de que um diagnóstico deve "ter utilidade clínica" e "ajudar os clínicos a determinar o prognóstico, os planos de tratamento e os possíveis resultados do tratamento para seus pacientes" (American Psychiatric Association, 2013), tem diversas implicações importantes para a entrevista diagnóstica (Stein et al., 2010).

Primeiro, a definição caracteriza um transtorno mental como causa de um distúrbio clinicamente significativo em um número de domínios possíveis. Isso significa que, ao entrevistar pessoas com perturbação mental, você precisa explorar o grau em que a perturbação prejudica significativamente sua cognição, suas emoções e seus comportamentos. Entretanto, a definição não caracteriza o que constitui um prejuízo "significativo". Sem essa precisão, você precisa definir o *prejuízo* com seu paciente, baseando-se em como ele funcionava antes do início dos sinais e sintomas que apresenta para a avaliação. Você pode fazer isso pedindo para a pessoa recordar de uma época anterior ao começo recente de sua perturbação e para descrever as diferenças entre sua funcionalidade naquele ponto e no presente. Idealmente, também obterá informações secundárias de gente que conhece a pessoa em múltiplas situações, a fim de avaliar sua capacidade e seu funcionamento pré-mórbidos. Você também pode querer usar a Escala de Avaliação de Incapacidades da Organização Mundial da Saúde 2.0 (WHODAS 2.0), a ferramenta de avaliação de incapacidades endossada pelos autores do DSM-5 (World Health Organization, 2010), que é discutida no Capítulo 11, "Instrumentos de Avaliação Selecionados do DSM-5". Várias outras avaliações de incapacidade validadas estão disponíveis, mas, independentemente de qual for utilizada, você tem de definir *disfunção* e *prejuízo*, junto com o seu grau, para cada pessoa que avalia.

Segundo, visto que a definição identifica a disfunção como algo que ocorre por causa dos distúrbios subjacentes "nos processos psicológicos, biológicos ou do desenvolvimento subjacentes ao funcionamento mental", você precisa avaliar todos esses processos. Os critérios do DSM-5 oferecem uma orientação clara sobre como deduzir e organizar os sintomas de processos psicológicos, mas fornecem menos orientação para a avaliação de processos biológicos e do desenvolvimento. Como é sua responsabilidade considerar a pessoa como um todo, precisará, pelo menos, buscar uma compreensão da história médica e do estágio de desenvolvimento dela. Nós discutimos brevemente as maneiras de se avaliar esses processos no Capítulo 3, "A Entrevista Diagnóstica de 30 Minutos", e no Capítulo 8, "Uma Abordagem em Etapas ao Diagnóstico Diferencial".

Terceiro, a definição exclui a disfunção que seja, de alguma forma, esperada. Isso pode incluir respostas a eventos como a morte de uma pessoa próxima ou a perda do emprego – ou seja, a eventos que induzem perturbações mentais em muitas pessoas. A definição do DSM-5 menciona respostas "aprovadas culturalmente", mas não define o que constitui uma cultura ou sua aprovação, o que indica ainda mais a necessidade de se avaliar a relação entre os sintomas que você deduz em uma entrevista diagnóstica e seu contexto na vida de uma pessoa. Portanto, você pode perguntar para a pessoa, ou para sua família, amigos, companheiros e colegas, se sua resposta é consistente com as respostas de sua cultura, porque precisa explorar o contexto cultural da pessoa com perturbação mental.

Quarto, a definição exclui simultaneamente disfunções causadas por um desentendimento entre uma pessoa e sua cultura mais ampla. Os pensamentos e os comportamentos de uma pessoa podem estar claramente em conflito com as pessoas mais próximas ou com sua cultura. O conflito por si só não é evidência de transtorno mental. Alguém pode discordar dos líderes do seu país, afastar-se de sua comunidade religiosa ou ter aversão aos seus irmãos sem ter um transtorno mental. Para uma entrevista diagnóstica, estabelecer as expectativas culturais de uma pessoa e os comportamentos de referência é importante, especialmente quando se está entrevistando alguém cuja idade, gênero, cultura, experiência, fé, idioma ou estilo de vida são diferentes dos seus – em suma, quase todas as pessoas com quem você se encontra. É preciso perguntar para a pessoa o que a perturbação dela significa, em vez de fazer suposições sobre o seu significado.

Quinto, a definição inclui uma advertência importante: um diagnóstico precisa ser clinicamente útil. Essa advertência ajuda a distinguir ainda mais o DSM-5 de um guia ornitológico, visto que, mesmo se uma pessoa endossa todos os sintomas de um transtorno em particular, caso o transtorno não informe de modo útil o diagnóstico, o tratamento e o prognóstico dessa pessoa, então o diagnóstico é considerado inapropriado. Essa necessidade da utilidade clínica explicita a natureza pragmática do DSM-5, que é um sistema diagnóstico projetado para permitir a comunicação precisa e confiável dos achados psiquiátricos, em vez de simplesmente diagnosticar os transtornos.

As Perguntas Produzidas por uma Entrevista Diagnóstica

Ao se fazer uma análise da definição de um transtorno mental do DSM-5, fica claro que seus autores deixaram muitas coisas indefinidas. Essa falta de definição torna necessário, como muitas vezes acontece em psiquiatria, o exercício da sabedoria prática (Radden e Sadler, 2010). Na entrevista diagnóstica, isso significa aplicar categorias diagnósticas à pessoa irredutivelmente singular que está diante de você. Para definir um transtorno mental para a pessoa à sua frente, é preciso buscar uma compreensão completa dela. Embora uma boa entrevista diagnóstica produza um diagnóstico, ela também gera perguntas que terão de ser feitas ao buscar a compreensão. Essas perguntas podem estar relacionadas ao diagnóstico, ao tratamento e ao prognóstico.

Ao final de qualquer entrevista diagnóstica, você deve ser capaz de gerar uma lista de informações adicionais de que necessita para um diagnóstico mais concreto. As informações adicionais podem ser tão simples e diretas quanto as informações secundárias fornecidas pelas pessoas que conhecem seu paciente em outros contextos, incluindo relatos de psiquiatras anteriores, psicólogos, terapeutas, conselheiros, médicos de atenção primária, pastores, empregadores, colegas de trabalho, professores, colegas de aula, amigos, familiares, companheiros e cônjuges. Às vezes, você pode querer abordar questões problemáticas individuais por meio da administração de testes diagnósticos adicionais, como exames físicos ou neurológicos, ou testes de personalidade ou neuropsicológicos. Antes de administrar testes adicionais, deve-se entender as forças e as limitações de cada teste e considerar como um resultado positivo ou negativo mudará seu relacionamento terapêutico. Por fim, é sempre útil procurar um entendimento mais aprofundado das estratégias de enfrentamento de uma pessoa, bem como de sua compreensão da etiologia e do tratamento da perturbação mental.

Embora o DSM-5 não seja um manual de tratamento, a entrevista diagnóstica é um momento para se considerar se um tratamento é indicado e qual tratamento seria esse. Na verdade, ao adquirir experiência, você pode começar o tratamento nesse momento, por meio da incorporação de algumas técnicas terapêuticas básicas em sua entrevista diagnóstica. Muitos professores recomendam um texto clássico, *A entrevista psiquiátrica na prática clínica* (MacKinnon et al., 2006), para que se aprenda como organizar uma entrevista psiquiátrica para a estrutura de personalidade de seu paciente. Se você ainda não se sente capaz de introduzir técnicas terapêuticas em sua entrevista diagnóstica, deve, pelo menos, começar a formular mentalmente o caso e a identificar os recursos apropriados aos problemas particulares e aos pontos fortes da pessoa enquanto a entrevista. As maneiras de fazer isso são discutidas nos próximos capítulos.

Finalmente, o DSM-5 não oferece nada, em termos de prognóstico, para ajudar um paciente a saber o que ele pode esperar como sequelas do tratamento que você recomenda. Deve-se oferecer um nível razoável de esperança para a pessoa que entrevista. Essa esperança deve ser informada por um exame da literatura científica baseada em evidências, por sua sabedoria clínica e por sua compreensão do funcionamento pré-mórbido da pessoa e dos recursos que lhe estão disponíveis.

Conclusão

Os críticos do DSM-5 estão preocupados com o fato de que ele será usado como uma lista de verificação psiquiátrica e não como um meio para um exame abrangente (McHugh e Slaveny, 2012). Ele certamente pode ser recebido e usado dessa maneira. Você também pode empregá-lo como parte de uma entrevista diagnóstica que caracterize a perturbação descrita pela pessoa e ajude a entendê-la. A despeito de seus críticos, nada no DSM-5 o impede de conduzir um exame abrangente. É verdade que o DSM continua a se basear nas experiências e nos sintomas relatados por uma pessoa, mas você pode entender isso como um reconhecimento implícito dos limites do conhecimento disponível sobre as perturbações mentais. Dessa forma, o uso que faz do DSM-5 reflete a sua orientação em relação ao bem-estar de seus pacientes, assim como sua humildade e sua disposição para rever suas opiniões conforme adquire um *insight* mais aprofundado. Em suma, você pode usar um diagnóstico do DSM-5 como um convite para o entendimento da perturbação mental de alguém e como o início de uma conversa, em vez de como sua conclusão.

Capítulo 2

Estabelecendo a Aliança Terapêutica Durante uma Entrevista Diagnóstica

Cada encontro com uma pessoa, mesmo o primeiro deles, deve ser terapêutico. Como você pode alcançar essa meta, especialmente no contexto de uma entrevista diagnóstica? Conforme discutido no Capítulo 1, "Introdução à Entrevista Diagnóstica", parte de sua resposta ao sofrimento do paciente é diagnosticar precisamente a sua perturbação mental. Dar um nome à perturbação de uma pessoa já é, por si só, benéfico. Embora suas responsabilidades possam começar com um diagnóstico preciso, elas se estendem ao estabelecimento de um relacionamento no qual você e seu paciente estão mutuamente comprometidos com o bem-estar dele. Esse relacionamento, chamado de *aliança terapêutica*, pode ser iniciado até mesmo em uma entrevista diagnóstica.

O coração de todos os tratamentos psiquiátricos é a aliança terapêutica. Ela é estabelecida quando um paciente identifica metas de tratamento e você se alia a ele no esforço de alcançar esses objetivos. Isto é, forma-se uma aliança entre você e seu paciente, tendo em vista a meta de mobilizar forças de cura no interior de seu paciente por meios psicológicos. Sua capacidade de formar essas alianças influencia profundamente a eficácia de seu trabalho com o indivíduo, bem como a sua satisfação com esse trabalho (Summers e Barber, 2003).

Se você quiser saber por que uma aliança terapêutica é importante, eu recomento que leia a obra de Jerome e Julia Frank, *Persuasão e cura: um estudo comparativo de psicoterapia* (*Persuasion and Healing: A Comparative Study of Psychotherapy*; Frank e Frank, 1991), no qual os autores consideram por que diferentes formas de terapia – psicanálise, terapia cognitivo-comportamental, terapia de grupo e Alcoólicos Anônimos –, bem como encontros xamanistas e fé religiosa podem todos motivar uma mudança efetiva. Os autores observam que a maior parte dos aspectos de uma pessoa não podem ser modificados porque a maioria delas têm um conjunto bastante fixo de pressuposições acerca de si mesmas e do mundo. Se essas pressuposições são fixas, por que as pessoas buscam profissionais da saúde mental? De acordo com os Franks, elas têm pressuposições desadaptativas sobre si mesmas e sobre o mundo que falham repetidamente. Essas falhas induzem à desmoralização. Os Franks apontam que as "principais fontes de desmoralização são os significados patogênicos que pacientes atribuem a sentimentos e eventos em suas vidas... Psicoterapias eficazes combatem a desmoralização persuadindo os pacientes a transformar esses significados em outros que reascendam a esperança, aumentem o domínio, elevem a autoestima e reintegrem os pacientes aos seus grupos" (Frank e Frank, 1991, p. 52). Mesmo durante uma entrevista diagnóstica, você pode identificar pressuposições desadaptativas e a desmoralização resultante, assim como reascender a esperança.

Como? Os Franks observam que todas as formas eficazes de terapia identificam um curador socialmente legitimado, um sofredor desmoralizado que procura alívio por meio do curador e um relacionamento circunscrito no qual eles se encontram. Para fornecer uma terapia, você deve identificar-se com uma teoria particular e ter uma convicção adequada em relação a ela.

Por quê? Os Franks concluíram que a terapia é um tipo de retórica na qual você suscita uma excitação emocional para transformar o significado de um evento. Essa transformação pode ocorrer apenas se você puder oferecer ao paciente um quadro conceitual que dê sentido às pressuposições desadaptativas dele e à desmoralização resultante. Você pode invocar, efetivamente, receptores de serotonina ou o superego, desde que o quadro seja atraente para o paciente e para você. Também pode começar esse processo na entrevista inicial (Alarcón e Frank, 2011).

Pense sobre sua própria vida: Você já trabalhou com um professor ou treinador que o ajudou a dominar uma habilidade que não poderia desenvolver por si mesmo? Como você foi motivado? Qual era a sua relação com o motivador? Agora pense em um professor ou treinador para quem você teve um desempenho aquém do esperado. Qual era a natureza desse relacionamento?

Seu próprio objetivo deve ser fomentar relacionamentos que ajudem as pessoas a fazerem mudanças terapêuticas em suas vidas, mudanças essas que elas não poderiam fazer fora desse relacionamento. Um grande exemplo de formação de uma aliança terapêutica efetiva em um contexto médico é apresentado no filme *A garota ideal* (Oliver, 2007), no qual Ryan Gosling interpreta um jovem desiludido. Sua médica, interpretada por Patricia Clarkson, habilmente constrói uma relação que permite a seu paciente abandonar sua desilusão de forma graciosa.

Isso não quer dizer que você tenha que imitar Patricia Clarkson ou qualquer outra pessoa nesse aspecto. Durante a minha residência, muitos de nós, residentes, passamos por um período doloroso no qual tentávamos adotar, artificialmente, a forma de um terapeuta falar. Nós saudávamos uns aos outros cautelosamente, temerosos de que expressar qualquer emoção ou pensamento próprio de alguma forma denunciaria nossas inseguranças e falhas. Os residentes menos confiantes compraram casacos de *tweed* e imitaram o nosso corpo docente. Os residentes mais confiantes saíram rapidamente desse estágio e estabeleceram seus próprios estilos. Eles me mostraram que um texano sociável, uma pessoa lacônica de Ohio e um sujeito educado da Carolina do Sul poderiam ser eficazes se todos eles pudessem se conectar com seus pacientes.

Se aplicar com precisão os critérios diagnósticos do DSM-5 em toda a sua especificidade é a *ciência* da entrevista psiquiátrica, então a *arte* é formar uma aliança terapêutica. Em uma entrevista diagnóstica eficaz, você conduz uma forma rudimentar de psicoterapia na qual você infunde esperança e fornece ajuda apropriada para um paciente desmoralizado. Seu objetivo deve ser iniciar a terapia enquanto avalia o paciente, pois isso ajuda a reforçar o seu propósito (Mundt e Backenstrass, 2005). O objetivo deste capítulo é discutir maneiras eficazes de engendrar uma aliança terapêutica durante uma entrevista diagnóstica baseada no DSM-5.

Dicas Práticas para a Construção de uma Aliança em uma Entrevista Diagnóstica

Em suas análises de como encontros terapêuticos funcionam, os Franks concluíram que a "eficácia é essencialmente uma qualidade do terapeuta, não uma técnica particular (Frank e Frank, 1991, p. 166). Se você tem um compromisso ideológico com alguma técnica particular, o ponto de vista deles pode ser desencorajador, mas também pode ter um efeito positivo ao encorajá-lo a agir na direção de um cultivo de suas habilidades como terapeuta, porque todas as terapias compartilham a competência fundamental de formar alianças terapêuticas. À medida que você se tornar mais capaz de formar alianças, você melhorará sua capacidade de praticar qualquer forma de psicoterapia.

Sua capacidade para estabelecer uma aliança, entretanto, será influenciada pelas experiências de uma pessoa antes mesmo de ela encontrá-lo. Quando você encontra alguém no setor de emergência, essa pessoa pode ter esperado horas, mesmo dias, para vê-lo, de modo que o encontro pode ser sucinto e tenso. Quando você encontra uma pessoa no consultório de seu médico de longa data, ela pode estar confiante e tranquila. Mas esses comportamentos não podem ser previstos para todos os indivíduos. As pessoas levam até você tanto associações conscientes como inconscientes sobre o lugar em que você está e o seu papel nesse lugar. Não há como controlar essas associações, mas você pode estar ciente delas. Antes de encontrar uma pessoa pela primeira vez, tente verificar como ela chegou ao lugar onde você está, quanto tempo ela esperou para vê-lo e o que ela espera atingir com o encontro.

Ao se aproximar de uma pessoa para uma entrevista, você pode começar formando a aliança, antes mesmo de dizer algo, dando alguns passos práticos. Ao fornecer um ambiente no qual as pessoas estão seguras o suficiente para falar sobre assuntos íntimos, você implicitamente aumenta a confiança delas em você. O ambiente deve, idealmente, incluir uma cadeira confortável para cada um de vocês, posicionadas de forma que se possa fazer ou evitar contato visual, caso necessário. Essa organização encoraja a conversação. Foi demonstrado que se sentar com um paciente aumenta a percepção dele sobre o tempo que você gasta com ele (Johnson et al., 2008).

Por você nunca saber como alguém reagirá à sua presença, é uma boa prática sentar-se o mais perto possível da saída caso precise sair abruptamente. De fato, algumas vezes a pessoa pode estar muito agitada para sentar com você, de modo que se sinta confortável. Por esse motivo, precauções universais para a entrevista diagnóstica devem ser tomadas ao encontrar uma pessoa pela primeira vez, ajudando a garantir a segurança do paciente, do profissional e da equipe. Se determinada equipe examinar uma pessoa antes de você encontrá-la, pode ser útil perguntar aos seus membros sobre suas impressões acerca do seu comportamento e estado emocional, assim averiguando se é seguro conduzir a entrevista sozinho. Embora seja mais fácil preservar a confidencialidade da entrevista de uma pessoa se você a conduzir solitariamente, é prudente entrevistá-la com a assistência profissional adequada caso ela esteja tão transtornada que você tema pela sua segurança ou a dela. Se você for acompanhado durante a entrevista, explique o propósito de seu encontro ao seu colega antes de começá-la ou de encontrar a pessoa.

Seja sua abordagem feita com assistência ou não, é bom estar vestido com cuidado, para sinalizar respeito. De forma semelhante, muitos entrevistadores possuem lenços de papel ou um copo d'água disponíveis no caso de a pessoa vir a chorar; fornecer pequenos auxílios a uma pessoa que sofre pode ser reconfortante (Yager, 1989).

Uma vez que você esteja pronto para começar, a conversa deve ser iniciada com uma declaração que faça avançar a aliança terapêutica. Um entrevistador pode dizer simplesmente: "eu sou o Dr. Chatterjee. Eu li a sua ficha, mas gostaria de saber mais sobre você. Como você gosta de ser chamado?" Esse breve pronunciamento comunica seu nome e sua preparação para o encontro. Também convida o paciente a se identificar como bem escolher. Uma abertura como essa indica, simultaneamente, que você está preparado para o encontro, mas que também está ciente dos limites de seu conhecimento. Idealmente, o paciente apresentará um relato coerente e abrangente do seu atual problema e da sua relação com experiências passadas. Embora esse encontro ideal raramente ocorra, você deve sempre ouvir a pessoa por 2 ou 3 minutos ao iniciar uma entrevista diagnóstica, conforme discuto no Capítulo 3, "A Entrevista Diagnóstica de 30 Minutos".

Se você ouvir ativamente, mais tarde poderá avançar para uma aliança terapêutica, porque a escuta ativa transmite respeito pelo paciente e suas preocupações. Enquanto escuta, você deve adotar uma postura neutra, mas carinhosa, que transmita sua atenção e preocupação sem que se comprometa com uma interpretação particular do relato do paciente. Você está comprometido com ele e seu bem-estar, não com a sua interpretação sobre os eventos. Portanto, deve-se evitar um ímpeto prematuro na direção de julgamentos ou soluções, os quais podem parecer atalhos para a construção de uma aliança, mas muitas vezes a comprometem com uma interpretação que não é corroborada por mais informações.

Em vez disso, você pode construir a aliança pelo uso não verbal de sinais, tais como acenos de cabeça, expressões faciais, contatos visuais apropriados e outros sinais de escuta ativa (Robertson, 2005). Embora a expressão de simpatia seja algo apropriado, especialmente quando um paciente relata um evento que lhe causa sofrimento visível, você jamais deve expressar simpatia com declarações como: "Eu sei pelo que você está passando", porque se deseja manter o foco no paciente que está entrevistando. No entanto, você pode demonstrar empatia – que é tanto o ato cognitivo de reconhecer alguém que precisa de ajuda como o ato afetivo de compartilhar seu sofrimento (Davies, 2001) –, por meio de expressões faciais e proporcionando tranquilidade quando adequado. Se a pessoa demonstra medo de que esteja sendo "pouco clara", conforte-a brevemente: "Você está conseguindo se expressar bem..." (Morrison e Muñoz, 2009). Em uma entrevista diagnóstica, você deve ser empático e caloroso com o seu paciente por meio da escuta ativa, cultivando um estilo que seja em um só tempo cortês, coloquial e abrangente.

Construção de uma Aliança Terapêutica por Meio da História Sociocultural

Uma aliança terapêutica é também estabelecida pela formulação de questões. Discuto as questões específicas de uma entrevista baseada no DSM-5 no Capítulo 3, "A Entrevista Diagnóstica de 30 Minutos", e no Capítulo 6, "A Entrevista Diagnóstica Baseada no DSM-5", mas aqui é importante considerar questões que fornecerão um quadro para o entendimento dos sinais psiquiátricos e dos sintomas que você deduzir. Essas questões pontuais geram informação clínica enquanto criam a aliança terapêutica. Para criar uma aliança, você deve manifestar preocupação com o bem-estar do paciente, não apenas sobre como ele está aderindo ao tratamento (Weiden, 2007) ou quão bem seus sintomas e comportamentos se encaixam nos critérios para um transtorno mental específico. Em uma entrevista diagnóstica, você pode expressar sua preocupação pelo bem-estar de alguém diretamente, ao dizer algo como "eu espero que você esteja bem", mas é útil manifestar preocupação de uma maneira que o ajude, de forma simultânea, a compreender melhor o paciente. Há muitas maneiras de se fazer isso, mas eu examino duas aqui. No primeiro exemplo, você constrói a aliança perguntando sobre a experiência cultural da doença do paciente. No segundo, você constrói a aliança pedindo uma versão abreviada de sua história social. Por quaisquer dos métodos, você o envolve como pessoa antes de envolvê-lo como paciente.

O psiquiatra e antropólogo Arthur Kleinman passou sua carreira refletindo sobre o que significa estar doente para pessoas de diferentes culturas. Ele concluiu que os médicos muitas vezes supõem saber o sentido de uma doença para uma pessoa doente. Quando Kleinman e colaboradores perguntaram, em vez de presumirem, o sentido de uma doença, ouviram algo bastante diferente do que esperavam. Baseado nessas descobertas, ele encoraja os médicos a agirem como antropólogos e a perguntarem a uma pessoa o que significa a sua doença, usando estas 10 perguntas (adaptado de Kleinman et al., 1978, p. 256):

1. O que você acha que causou o seu problema?
2. Por que você acha que isso começou justamente nesse momento?
3. O que você acha que a sua doença provoca em você?
4. Como ela faz isso?
5. Quão grave é a sua doença?
6. O curso dela será longo ou curto?
7. Que tipo de tratamento você acha que deveria receber?
8. Quais são os resultados mais importantes que você espera receber desse tratamento?
9. Quais são os principais problemas que sua doença causou a você?
10. O que é que você mais teme em relação à sua doença?

Levantando essas questões, você ganha um valioso *insight* de como uma pessoa entende seu sofrimento mental e seu relato cultural da doença. Além disso, também se constrói uma aliança ao demonstrar um senso de curiosidade e humildade sobre o paciente e sua cultura particular. Os autores do DSM-5 endossam implicitamente essa abordagem ao incluir duas ferramentas de avaliação cultural, o Esboço de Formulação

Cultural e a Entrevista de Formulação Cultural. (Esta última é discutida mais adiante no Capítulo 4, "Aventuras em Dimensões", e no Capítulo 11, "Instrumentos de Avaliação Selecionados do DSM-5".)

Se essa abordagem parecer muito complicada, um dos meus professores, Joel Yager, recomenda que se levante quatro questões histórico-sociais simples:

1. Onde você vive?
2. Com quem você vive?
3. O que você faz?
4. Como você se sustenta?

Essas quatro questões simples permitem a você reunir, de forma simultânea, dados sociais e históricos, bem como avaliar implicitamente o funcionamento psicossocial do paciente. Essas questões neutras e abertas dão a você uma perspectiva da existência material, social, econômica e comunitária do paciente. Elas fornecem um contexto para os sintomas que você pode descobrir mais tarde e, ao mesmo tempo, constrói uma aliança ao tratar o paciente, de forma implícita, como uma pessoa, antes mesmo de tratá-lo como um paciente.

Construção de Aliança Terapêutica por Meio de Relacionamentos Funcionais

Quando você escuta um paciente, é comum ouvir o que ele está dizendo e, com a experiência, como está dizendo isso. Você deve, eventualmente, assegurar-se de quem é a pessoa para quem ele está falando. Em qualquer conversa, as pessoas assumem relacionamentos funcionais de forma inconsciente. Em um encontro clínico, um paciente pode recebê-lo como um pai afetuoso, como um colega cruel ou como um parceiro indiferente. Um terapeuta habilidoso descobre rapidamente como um paciente conceitua as pessoas em quem confia ou de quem desconfia. Em uma boa aliança terapêutica, você modula sua entrevista em resposta às necessidades do paciente.

Essa é uma habilidade complexa e aprendê-la requer uma prática que está para além do escopo deste livro. O melhor modelo permanece sendo o texto clássico de Otto Kernberg (1984), *Transtornos graves da personalidade: estratégias psicoterapêuticas*. O livro inteiro, e especialmente os dois primeiros capítulos, é importante para qualquer um que esteja interessado em entender relacionamentos funcionais durante uma entrevista diagnóstica. Inspirado na obra de Kernberg, eu recomendo que, enquanto entrevista um paciente, você silenciosamente pergunte si mesmo:

- A quem este paciente está se dirigindo?
- Como este paciente está me percebendo?
- Como este paciente retrata a si mesmo?
- Como este paciente descreve a personalidade de sua mãe, pai, irmãos e irmãs, terapeuta anterior ou outro cuidador importante, e como descreve seu relacionamento com eles?

Aprendendo a refletir sobre como um paciente percebe e se relaciona com outras pessoas faz avançar de maneira eficiente o seu entendimento sobre ele. Esse tipo de reflexão também aprofunda a aliança terapêutica. Você pode cultivar esse hábito – pensando sobre e com outras pessoas – mesmo durante uma entrevista diagnóstica.

Conclusão

Um objetivo importante é usar o DSM-5 não como uma lista de verificação, mas como parte de uma minuciosa entrevista diagnóstica. As pessoas não buscam sua ajuda para determinar se seu sofrimento mental está de acordo com critérios diagnósticos. O núcleo da entrevista não é a avaliação dos sintomas psiquiátricos, mas sim a formação de uma aliança terapêutica, o que envolve aprender a pensar com o seu paciente. Eu penso em uma aliança terapêutica como uma relação em que você e seu paciente trabalham juntos para reduzir o sofrimento dele e para aumentar seu senso de domínio das próprias ações. Em uma entrevista diagnóstica eficaz, você conduz uma forma rudimentar de psicoterapia na qual se infunde esperança e se fornece a ajuda apropriada para um paciente desmoralizado. Há várias medidas práticas que você pode tomar para formar uma aliança terapêutica, incluindo o uso de técnicas básicas de antropólogos, historiadores sociais ou psicanalistas.

Capítulo 3

A Entrevista Diagnóstica de 30 Minutos

Se você é eficaz e empático, pode conseguir definir os sintomas psiquiátricos essenciais e os traços da personalidade de uma pessoa com determinado sofrimento ou doença mental em 30 minutos. Para fazer isso, é necessário prática.

Em um passado recente, a preparação para o exame oral requerida para a certificação em psiquiatria promovia essa habilidade. Ao fim de seu treinamento, uma psiquiatra residente participava de uma série de exames de qualificação, nos quais passava 30 minutos avaliando uma pessoa que jamais tinha visto. Um psiquiatra sênior assistia com um julgamento sem palavras. Inicialmente, o processo deixava a residente ansiosa e preocupada quanto ao que o psiquiatra sênior estava pensando, mas após completar vários exames, ela se tornava menos ansiosa e mais confiante em suas habilidades de entrevistadora.

Durante exames de qualificação simulados, uma residente aprimorou suas habilidades de entrevista de modo que ficou bem preparada para o momento dos exames orais. Quando viajou para uma cidade distante e entrevistou um único desconhecido enquanto dois psiquiatras sêniores que ela nunca havia encontrado avaliavam sua proficiência, ela estava pronta. Os exames orais ajudaram uma jovem psiquiatra a quebrar o mau hábito de pressupor conhecimento integral de uma pessoa baseado em registros médicos que lia antes do primeiro encontro. O processo melhorou as habilidades de entrevista ao forçar a médica a envolver de maneira eficiente um paciente no encontro inicial.

Apesar de os exames orais externos terem sido substituídos (ver Capítulo 10, "A Avaliação de Habilidades Clínicas do American Board of Psychiatry and Neurology"), residentes e outros entrevistadores continuam necessitando de formas de aprendizagem de um exame psiquiátrico organizado. Quando eu me preparei para os meus exames orais, eu li certo número de livros de entrevista (Carlat, 2005; MacKinnon et al., 2006; Morrison e Muñoz, 2009; Shea, 1998; Sullivan, 1954; Zimmerman, 1994) e adaptei as recomendações na forma de um esboço cronometrado de um exame diagnóstico de 30 minutos. Eu repassei esse exame 30 vezes, até que se tornasse como algo inato a mim, e eu o utilizei para passar em meus exames de qualificação.

Desde então, tenho ensinado essa versão do exame diagnóstico para residentes e estudantes, modificando-o no decorrer do tempo para que dê conta do DSM-5. Esse esboço, fornecido na próxima seção deste capítulo, é cronometrado e inclui tanto orientação geral como instruções para perguntas em itálico. Na medida em que você utiliza o esboço, é importante evitar tornar-se um robô psiquiátrico, como que cuspindo as perguntas de triagem em um tempo pré-estabelecido sem cuidado para com o paciente diante de você. Por exemplo, ao perguntar: "eu percebo que você pensa em se matar, mas você poderia soletrar a palavra *mundo* de trás para a frente?"*, você demonstra dar mais atenção à sua necessidade de informação do que à pessoa diante de você. Em vez disso, você deve adaptar o seu exame ao paciente que apresenta um quadro de sofrimento. Um paciente mais organizado pode oferecer uma história concisa que você precisa apenas tornar mais clara, enquanto aquele que apresenta sinais de mania ou psicose pode ser tão desorganizado que você terá que estruturar a entrevista. Para adaptá-la, você deve primeiro aprender a construí-la. Enquanto você está desenvolvendo seu próprio estilo de entrevista, é útil fazer uso de uma versão formal até que isso se torne um hábito. Recomendo a prática de uma versão cronometrada desse exame. A entrevista diagnóstica de 30 minutos pode parecer forçada em um primeiro momento, mas fornece gradualmente a infraestrutura de base para uma entrevista conversacional.

Esboço da Entrevista Diagnóstica de 30 Minutos

O esboço de entrevista a seguir inclui cabeçalhos que indicam o tempo previsto para a parte seguinte da entrevista (caracteres em negrito), instruções para o entrevistador (caracteres retos) e frases que são questões para serem colocadas pelo entrevistador (caracteres itálicos).

Minuto 1

Apresente-se à pessoa. Pergunte como ela gostaria de ser tratada. Defina expectativas sobre quanto tempo durará seu encontro e o que vocês irão realizar. Então pergunte: *por que você está em um tratamento psiquiátrico?*

---

* N. de R.T. A pergunta integra um conhecido instrumento de avaliação de funções cognitivas, o Miniexame do Estado Mental.

Minutos 2 – 4

Escute. A fala ininterrupta de uma pessoa indica muito de seu estado mental, guia a coleta de dados e constrói a aliança. Embora possa ficar tentado a interrompê-la ou a começar a levantar questões, com a experiência você perceberá que permitir à pessoa falar sem interrupções dá a você mais informações sobre ela do que as respostas às suas questões. Dependendo da natureza da doença, algumas pessoas não estarão aptas a completar esse tempo; sua incapacidade de fazer isso também traz valiosas informações a respeito de seu estado mental e de seu sofrimento. Nos casos em que a pessoa não fala espontaneamente, talvez você tenha que utilizar algumas perguntas motivadoras e avançar para a história da doença atual.

Minutos 5 – 12

História da doença atual. Seus questionamentos devem seguir os critérios do DSM-5, conforme operacionalizados no Capítulo 6, "A Entrevista Diagnóstica Baseada no DSM-5", e resumidos no Capítulo 7, "Uma Versão Concisa do DSM-5". Além disso, você deve focar no que mudou recentemente – o "por que agora?" da apresentação. Enquanto faz isso, procure compreender como se deram os eventos: Quando o atual sofrimento do paciente começou? Quando foi a última vez que ela se sentiu bem emocionalmente? Ela pode identificar quaisquer eventos precipitantes, perpetuadores ou atenuantes da sua condição? Como seus pensamentos e comportamentos afetaram o seu funcionamento psicológico? Como ela vê seu nível de funcionamento atual e de que forma ele é distinto de como era há dias, semanas ou meses atrás?

Histórico psiquiátrico. *Quando você notou os sintomas pela primeira vez? Quando buscou tratamento pela primeira vez? Você já obteve uma recuperação integral? Você já esteve hospitalizado(a)? Quantas vezes? Qual foi a razão para essas hospitalizações e por quanto tempo esteve hospitalizado(a)? Você recebe tratamento de saúde mental ambulatorial? Você toma medicação para algum transtorno mental? Quais medicamentos têm ajudado mais? Você tem alguma reação colateral a algum medicamento? Qual foi a razão para parar com as medicações anteriores? Por quanto tempo você tomou cada medicação e o quão frequentemente as tomou? Você sabe o nome, a potência (miligramas por comprimido) e o número de doses por dia dos medicamentos que está tomando atualmente, incluindo os comprados sem receita e fitoterápicos? Você já recebeu medicação injetável ou eletroconvulsoterapia?*

Segurança. Estudantes e residentes podem se sentir desconfortáveis fazendo essas perguntas e podem se preocupar em magoar as pessoas ou em dar a elas ideias sobre formas de machucar a si mesmas ou a outros. Esses medos são bastante infundados e, com a prática, você achará muito mais fácil fazer essas perguntas. É importante lembrar que um dos maiores prognosticadores do comportamento futuro é o comportamento passado; assim, perguntar sobre episódios anteriores de violência contra si mesmo ou contra outras pessoas é necessário para um uma avalição geral de risco. *Você pensa frequentemente em se ferir? Você já tentou se matar? Quantas tentativas já fez? O que fez? Que tratamento médico ou psiquiátrico recebeu depois dessas tentativas? Ocorre frequentemente de você ficar tão chateado(a) a ponto de fazer ameaças verbais ou físicas, ou mesmo agir de acordo com tais ameaças para machucar pessoas, animais ou propriedades? Você já foi agressivo(a) com pessoas ou animais, destruiu propriedades, enganou outras pessoas ou roubou coisas?*

Minutos 13 – 17

Revisão de sistemas. A revisão psiquiátrica de sistemas é uma breve análise de sintomas psiquiátricos comuns que você pode não ter deduzido no histórico da doença presente. Se uma pessoa responde afirmativamente a essas questões, você deve explorar um uso maior dos critérios do DSM-5, de acordo com o que é apresentado no Capítulo 6.

HUMOR. *Você tem se sentido triste, melancólico(a), para baixo, deprimido(a) ou irritável? Você perdeu o interesse ou obtém menos prazer em relação às coisas de que costumava gostar? Houve vezes em que sentiu, por pelo menos alguns dias, o oposto da depressão, em que esteve bastante alegre ou feliz e isso fez com que se sentisse diferente do habitual?* (Ver "Transtornos Depressivos", p. 77-81, ou "Transtorno Bipolar e Transtornos Relacionados", p. 72-76, no Capítulo 6.)

PSICOSES. *Você teve visões ou viu coisas que outras pessoas não viram? Você ouve barulhos, sons ou vozes que outras pessoas não escutam? Você já se sentiu como se pessoas estivessem te seguindo ou tentando machucá-lo(a) de alguma forma? Você já achou que possuía poderes especiais, como ler a mente das outras pessoas? Ao assistir TV ou a escutar um programa de rádio, já achou que estivessem se referindo a você?* (Ver "Espectro da Esquizofrenia e Outros Transtornos Psicóticos", p. 68-71, no Capítulo 6.)

ANSIEDADE. *Durante os últimos meses, você tem se preocupado com frequência com uma série de coisas em sua vida? É difícil para você controlar ou parar a sua preocupação? Há situações sociais, objetos ou lugares específicos que fazem com que se sinta muito ansioso(a) ou choroso(a)? Um ataque de pânico é um pico súbito de medo intenso que surge sem nenhuma razão aparente, ou em situações em que você não esperava que pudesse ocorrer. Você tem experimentado ataques de pânico recorrentes?* (Ver "Transtornos de Ansiedade", p. 82-86, no Capítulo 6.)

OBSESSÕES E COMPULSÕES. *Você é frequentemente acometido(a) por imagens, pensamentos ou impulsos indesejados? Há quaisquer ações que você sente que deve fazer de modo a evitar ou reduzir o sofrimento associado a essas imagens, pensamentos e impulsos indesejados?* (Ver "Transtorno Obsessivo-Compulsivo e Transtornos Relacionados", p. 87-89, no Capítulo 6.)

TRAUMA. *Qual foi a pior coisa que já aconteceu a você? Você já experimentou ou testemunhou um evento no qual ficou seriamente ferido(a) ou em que sua vida esteve em perigo ou, ainda, um evento em que pensou que seria seriamente ferido(a) ou que estaria em perigo? Eu vou fazer uma pergunta muito pessoal e se você não estiver confortável em responder, avise-me, por favor: Você já sofreu algum abuso físico, emocional ou sexual?* (Ver "Transtornos Relacionados a Trauma e a Estressores", p. 90-94, no Capítulo 6.)

DISSOCIAÇÃO. *Todo mundo tem dificuldade para se lembrar de coisas algumas vezes, mas você perde a noção do tempo, esquece detalhes importantes sobre si mesmo(a) ou encontra evidências de que você tomou parte em eventos de que não pode se lembrar? Você já se sentiu como se as pessoas ou lugares que lhes são familiares fossem irreais, ou se sentiu tão desligado(a) do seu corpo que é como se estivesse fora dele ou assistindo a si mesmo(a)?* (Ver "Transtornos Dissociativos", p. 95-97, no Capítulo 6.)

PREOCUPAÇÕES SOMÁTICAS. *Você se preocupa mais com sua saúde do que a maioria das pessoas? Você fica doente com mais frequência do que outras pessoas?* (Ver "Transtorno de Sintomas Somáticos e Transtornos Relacionados", p. 98-100, no Capítulo 6.)

ALIMENTAÇÃO. *O que você acha da sua aparência? Você restringe ou evita certos alimentos de forma a afetar negativamente sua saúde ou peso?* (Ver "Transtornos Alimentares", p. 101-104, no Capítulo 6.)

SONO. *Seu sono é frequentemente inadequado ou de pouca qualidade? Ou, pelo contrário, você muitas vezes experimenta sonolência excessiva? Você experimenta, com frequência, uma necessidade irreprimível de dormir ou súbitos lapsos em seu sono? Você ou alguém que durma com você já observou comportamentos incomuns durante seu sono? Você ou alguém que durma com você já observou uma parada respiratória sua ou que lhe falta ar enquanto você dorme?* (Ver "Transtornos do Sono-Vigília", p. 107-114, no Capítulo 6.)

SUBSTÂNCIAS E OUTRAS ADIÇÕES. *Com que frequência você bebe álcool? Em média, quanto você bebe? Já teve problemas em decorrência da bebida? Quando para de beber, você sofre de abstinência?* Repita o mesmo para drogas ilícitas e medicamentos prescritos; comece perguntando: *Alguma vez você já experimentou drogas?* Depois de questionar sobre drogas, pergunte: *Você aposta ou joga de uma forma que interfira em sua vida?* (Ver "Transtornos Relacionados a Substâncias e Transtornos Aditivos", p. 129-158, no Capítulo 6.)

PERSONALIDADE. *Quando as pessoas refletem sobre suas vidas, podem identificar padrões – ações, humores e pensamentos característicos – que começaram quando elas eram pequenas e que desde então ocorreram em várias situações da vida pessoal e social. Pensando sobre sua própria vida, você pode identificar padrões como aquele que lhe causou problemas significativos em relação a seus amigos, à sua família, ao trabalho ou a outro contexto?* (Ver "Transtornos da Personalidade", p. 165-175, no Capítulo 6.)

ELIMINAÇÃO. *Você já passou urina ou fezes repetidamente em suas roupas, em sua cama, no chão ou em outro local inapropriado?* (Ver "Transtornos da Eliminação", p. 105-106, no Capítulo 6.)

Minutos 18 – 23

Histórico médico. *Você tem algum problema médico crônico? Essa doença o afetou emocionalmente? Você já foi submetido alguma vez à cirurgia? Você já sofreu alguma convulsão ou bateu sua cabeça tão forte que veio a perder a consciência? Você toma medicação para alguma doença? Você toma quaisquer suplementos, vitaminas ou medicamento fitoterápico ou sem receita regularmente?*

Alergias. *Você é alérgico a alguma medicação? Você pode descrever a sua alergia?*

Histórico familiar. *Algum de seus parentes já sofreu de nervosismo; teve um ataque nervoso, depressão, mania, psicose ou esquizofrenia; problemas que resultam de consumo excessivo de álcool ou drogas; fez tentativas de suicídio; ou necessitou de internação psiquiátrica?*

Histórico do desenvolvimento. *Você sabe se sua mãe teve quaisquer dificuldades durante a gravidez ou parto? Como você era quando criança? Você teve quaisquer problemas durante a sua primeira infância? Quando você atingiu a puberdade, como se sentiu a respeito disso?*

Histórico social. *Você teve quaisquer problemas comportamentais ou de aprendizado durante a primeira infância? Ao entrar na escola, você teve problemas para se relacionar socialmente ou acompanhar academicamente os seus colegas por causa de problemas comportamentais ou de aprendizagem? Qual é a sua escolaridade? Quem vivia em sua casa durante a sua infância? Alguma crença religiosa fez parte de sua formação? E atualmente? Como você se sustenta? Como você se sustentava antes? Qual foi o maior período de tempo em que você ficou em um trabalho? Que trabalhos você teve nos últimos cinco anos? Você serviu às forças armadas? Por quanto tempo e qual posto alcançou? A sua dispensa se deu por qual motivo? Você já foi detido? Esteve preso? O que gosta de fazer? Como você desfruta de seu tempo* on-line*? O que gosta em relação a si mesmo? O que seus amigos gostam em você? Você tem al-*

gum amigo confidente? Você é sexualmente ativo(a)? Há quaisquer impulsos, fantasias ou comportamentos que repetidamente fazem com que você se sinta intensamente excitado? Você tem se sentido menos interessado(a) em sexo do que o habitual ou experimentou dificuldades de desempenho sexual? Você se sente desconfortável com o seu gênero? Você se sente seguro(a) em seu relacionamento atual? Você é ou foi casado(a)? Você tem filhos? Quem está com seus filhos atualmente?

Minutos 24 – 28

Exame do estado mental (EEM). Você já deve ter observado ou obtido a maioria dos dados pertinentes. (Ver o Capítulo 9, "O Exame do Estado Mental: Um Glossário Psiquiátrico", para uma versão mais detalhada desse exame.) Considere os seguintes componentes:

- Aparência
- Comportamento
- Fala
- Humor
- Afetuosidade
- Processo de pensamento
- Conteúdo do pensamento
- Cognição e recursos intelectuais
- *Insight*/Julgamento: *Quais são os seus problemas? Você se sente de alguma forma doente? Quais são seus planos para o futuro?*

Miniexame do Estado Mental (MEEM). *É óbvio que pessoas que estão lidando com estresse às vezes têm dificuldades de se concentrar e de se lembrar de coisas. Você já teve problemas desse tipo? Ajude-me e nós dois vamos compreender a dimensão na qual você pode estar tendo esses problemas.* O MEEM engloba os seguintes itens: nome, data e horário, lugar, lembrança imediata, atenção (contar de trás para a frente a partir de 100 por 7 segundos, ou soletrar *mundo* de trás para frente), lembrança retardada, informações gerais (presidente, governador, cinco grandes cidades), abstrações, provérbios, nomear coisas, repetição, comando de três estágios, ler, copiar e escrever.

Minutos 29 – 30

Faça qualquer uma das perguntas a seguir. Agradeça ao(à) paciente pelo seu tempo e, se for apropriado, comece a discutir o diagnóstico e o tratamento.

Considere perguntar o seguinte: *As perguntas que eu fiz abordam suas maiores preocupações e problemas? Há algo de importante que eu deixei de lado ou qualquer coisa que eu realmente deveria saber para entender melhor o que você está passando?*

Apresentando a Entrevista Diagnóstica de 30 Minutos

Se para concluir esse exame em 30 minutos é preciso desenvolver um senso de organização, enquanto se modifica sua ordem e ritmo de acordo com cada paciente, é comparativamente mais fácil apresentar as suas conclusões. Diferente da entrevista diagnóstica, onde você muitas vezes tem que prover a organização, a apresentação tem uma organização que você já aprendeu (ou que já deveria ter aprendido) em outros contextos. A realidade, no entanto, é que apresentações formais raramente ocorrem fora de contextos de serviços de ensino.

Então, por que agora deveríamos aprender como apresentar uma entrevista? Primeiro, se você é um estagiário, você terá que apresentar um paciente formalmente para que receba uma certificação, conforme discutimos no Capítulo 10. Segundo, quando você formula e apresenta o seu relato acerca do sofrimento mental de um paciente, você torna mais claro os seus próprios pensamentos, e essa clareza melhora seus planos de tratamento e faz que sua documentação escrita seja mais convincente para pacientes e outros médicos. Quando você apresenta um(a) paciente de forma bem-sucedida, você transmite suscintamente o quão bem você o(a) entende, bem como os seus déficits e seus pontos fortes particulares. Você também demonstra sua capacidade de organizar os resultados de sua entrevista. Para avançar em ambas as habilidades, é útil analisar brevemente as seguintes informações sobre a apresentação de uma entrevista diagnóstica.

Antes de você começar, reúna o conjunto de seu pensamento. Pergunte a si mesmo(a) se você pode identificar uma narrativa central a partir de sua entrevista. Isso é geralmente possível porque a maioria dos pacientes apresentará seus sofrimentos como uma história se você permitir que eles assim o façam (Little, 2005). Se você escutar bem, perceberá padrões nessas histórias: narrativas comuns incluem experiências perigosas seguidas por sofrimentos, declínio progressivo gerado por uma doença crônica, recorrência no contexto de uma situação estressante ou interrupção de um tratamento, problemas interpessoais que são consistentes com episódios prévios no histórico de um(a) paciente e desenvolvimento de padrões de comportamento que causam sofrimentos. Uma forma de pensar a medicina clínica é como um tipo de resolução de problema prático por meio do reconhecimento de padrões (Hunter, 2005). Se a narrativa fluir naturalmente a partir da entrevista do(a) paciente, organize a sua apresentação em torno da narrativa, pois isso te ajudará a lembrar das suas conclusões e prenderá mais a atenção da sua audiência. Entretanto, sempre inclua evidências que tanto sustentam quanto descreditam a narrativa.

Quando você falar, apresente o(a) paciente como um tipo de história, apresentando-o(a) por seu nome, idade, gênero e principal queixa, preferencialmente com uma frase ilustrativa do(a) paciente. Siga com a história de sua doença presente, organizada de acordo com os critérios do DSM-5, incluindo informações pertinentes da revisão psiquiátrica de sistemas. A parte do meio da apresentação é simples – as histórias psiquiátrica, médica, familiar, social e do desenvolvimento –, mas deve estar naturalmente conectada com a narrativa central da sua apresentação. Na última parte, você interpreta a entrevista, descrevendo o exame do estado mental do paciente, juntamente com o seu diagnóstico diferencial, avaliação e plano. De acordo com o que será discutido no Capítulo 8, "Uma Abordagem em Etapas ao Diagnóstico Diferencial", o diagnóstico diferencial deve incluir a consideração da estrutura da personalidade do(a) paciente, com seus déficits e pontos fortes, uso de substâncias, capacidade e déficits cognitivos, bem como outros diagnósticos médicos que podem imitar, alterar ou de outra forma complicar o seu tratamento. Você deve sempre reconhecer sua necessidade de observação colateral e transversal e de exames em série, assim como os limites da história que obteve. Inclua em suas formulações fatores concernentes à predisposição biológica, social e psicológica; a fatores psicossociais atuais estressantes; e a defesas características.

Finalmente, esteja preparado para oferecer um exame integrado ao plano de tratamento e ao prognóstico. Uma forma de fazer isso é seguindo uma pirâmide invertida, na qual as preocupações mais prementes são abordadas no início.

Primeiramente, discuta quaisquer passos necessários para que se alcance ou mantenha a segurança. Eles devem incluir o lugar onde o tratamento deve ocorrer, o *status* legal do(a) paciente e seu nível de observação. Em qualquer apresentação, a segurança precede todas as outras preocupações.

Segundo, aborde como a saúde física do(a) paciente afeta seu tratamento. Em cenários diferentes, você pode recomendar um exame físico completo ou focado, estudos de laboratório ou por imagem, indicações ou consultas com outros médicos, tratamento nutricional, ou ainda outros. Enfatize as condições que influenciam a saúde mental do paciente.

Terceiro, aborde qualquer tratamento psiquiátrico indicado, incluindo psicoeducação, exames, intervenções terapêuticas e medicamentos. Exercendo o melhor da sua capacidade, discuta as respostas pregressas do(a) paciente a qualquer medicação; o custo dos medicamentos propostos; as contraindicações e interações conhecidas, juntamente com qualquer abuso potencial; dose e titulação da dose; efeitos adversos e como você poderia melhorá-los; meta de níveis sanguíneos; o cronograma de administração do medicamento; se os medicamentos são melhores para uso de curto ou longo prazo; e as consequências culturais e legais do tratamento. Do mesmo modo, para qualquer psicoterapia que você recomende, descreva o problema terapêutico, o tipo recomendado de psicoterapia, a disponibilidade e a acessibilidade da terapia, a sua meta e a motivação do(a) paciente.

Quarto, aborde as necessidades sociais e culturais do(a) paciente. Discuta seus pontos fortes, situação de vida, relacionamentos significativos, emprego e suporte da comunidade; a possibilidade de serviços de reabilitação; e quaisquer dependentes. Se estiver preocupado com a segurança de algum dependente, você deve abordar isso durante a seção inicial da sua formulação sobre segurança.

Finalmente, avaliar o prognóstico do paciente em relação a sintomas, resposta ao tratamento, diagnósticos médicos de comorbidade, duração da doença, resposta prévia ao tratamento, cumprimento, disponibilidade e acessibilidade do tratamento, suporte social disponível e o mais alto grau de funcionamento.

Enquanto você apresenta suas conclusões, seja adequadamente autocrítico. Admita quaisquer lacunas ou erros que você puder reconhecer em sua entrevista. Reconheça sua necessidade de observações colaterais e transversais. Explique quaisquer deduções que você tenha feito. Ainda que o sistema DSM-5 seja relativamente mais focado em sintomas do que em sinais, você deve combinar os sinais aos sintomas de um(a) paciente e observar qualquer disjunção entre sinais e sintomas. Ainda assim, faça um esforço para ser sucinto. Apresente o caso inteiro sem interromper a si mesmo, mas esteja preparado para uma interrupção do examinador. Seu objetivo deve ser o de simultaneamente apresentar o(a) paciente que você entrevistou e mostrar à sua audiência a forma como você pensa sobre uma pessoa que vive a experiência de sofrimento mental.

Conclusão

Ao conduzir uma entrevista diagnóstica, você deve ouvir ativamente. Não importa o quão distraído ou perturbado o(a) paciente esteja, você deve sempre tentar dar a ele(a) alguns minutos para que fale por si próprio(a). À medida que ele(a) fala, escute o conteúdo e a forma das suas declarações. O que ele(a) está dizendo? De que forma está dizendo?

O que ele(a) não está dizendo? Como suas declarações se identificam com sua aparência? Resuma e esclareça as preocupações dele(a), então organize o exame conforme o necessário, modulando a estrutura e a linguagem da entrevista para que se adequem às necessidades do(a) paciente diante de você. Faça perguntas claras e sucintas. Se o(a) paciente for vago(a), procure precisão. Se ele(a) permanecer vago(a), explore o porquê. Não peça permissão para mudar de assunto, mas use frases de transição, como: "Acho que entendo isso, mas e sobre aquilo?". Desenvolver um suprimento de questões de reserva é útil e é precisamente por isso que eu aconselho a utilização dessa entrevista estruturada até que ela se torne um hábito. Então, você pode usar essas questões para desenvolver um estilo de diálogo para uma entrevista na qual um(a) paciente conta a sua história, você forma uma aliança com ele(a), ganha uma visão do seu processo mental e reúne os dados clínicos de que precisa para fazer um diagnóstico acurado. Ao fazer isso, reduz o afastamento do(a) paciente ao tornar o que é estranho algo mais familiar.

Capítulo 4

Aventuras em Dimensões

Você já encontrou um paciente com transtorno depressivo maior que tenha sofrido ataques de pânico? Eu os encontro semanalmente, mas no DSM-IV-TR (American Psychiatric Association, 2000), os ataques de pânico não faziam parte dos critérios diagnósticos para transtorno depressivo maior, embora as pessoas com depressão muitas vezes procurem por assistência clínica para pânico. Ao usar o DSM-IV (ou DSM-IV-TR), então, você poderia tanto ignorar o pânico delas ou diagnosticar um transtorno adicional.

Você já enfrentou dificuldades para decidir o quanto um paciente é prejudicado por sua esquizofrenia? Algumas pessoas com esquizofrenia são profundamente incapacitadas, algumas têm alto nível funcional e a maioria das pessoas com esquizofrenia vive entre esses dois extremos. No DSM-IV, você podia descrever o curso longitudinal de uma pessoa com esquizofrenia, mas os especificadores só lhe permitiam descrever a presença ou a ausência de sintomas. O DSM-IV não fornecia uma boa maneira para descrever que sintomas estavam presentes e quão graves esses sintomas eram.

Você já encontrou um adolescente ansioso, mas ficou inseguro sobre como determinar de maneira eficiente se a sua ansiedade era patológica? Usando o DSM-IV, você certamente poderia avaliar se um adolescente em particular preenchia os critérios, mas não havia ferramentas de triagem disponíveis para a clínica geral, em um nível de atenção primária, onde a maioria dos adolescentes começa a ser tratada.

O DSM-5 aborda esses três problemas ao introduzir "dimensões", que são usadas para medir sintomas psiquiátricos. Essas dimensões são usadas para medir sintomas de três maneiras no DSM-5.

Primeiro, elas fornecem uma forma de reconhecer os sintomas psiquiátricos que não fazem parte dos critérios diagnósticos do transtorno mental primário de um paciente. Por exemplo, se tratar um paciente com transtorno depressivo maior que também sofre ataques de pânico, você pode adicionar o ataque de pânico como um especificador para o diagnóstico. Segundo, as dimensões permitem aos psiquiatras medir a magnitude de um sintoma. Por exemplo, o DSM-5 inclui a Gravidade das Dimensões de Sintomas de Psicose Avaliada pelo Clínico, que consiste em oito domínios classificados em uma escala de cinco pontos para a sua gravidade, em vez de considerar apenas a sua presença ou ausência (ver Capítulo 11, "Instrumentos de Avaliação Selecionados do DSM-5", p. 211-214). Terceiro, as dimensões fornecem uma maneira de se fazer a triagem de transtornos mentais em populações atendidas pela clínica geral. Por exemplo, antes de avaliar um adolescente, um pediatra poderia pedir ao paciente para completar a Escala Transversal de Sintomas de Nível 1, autoaplicável, do DSM-5, que está disponível no DSM-5 (Seção III), bem como *on-line* em www.psychiatry.org/dsm5, e é brevemente discutida no Capítulo 11, "Instrumentos de Avaliação Selecionados do DSM-5". Se o pediatra examinasse os resultados com o adolescente e viesse a suspeitar de um transtorno de ansiedade generalizada, ele poderia encaminhar o paciente para um psiquiatra de crianças e adolescentes, que poderia pedir para o adolescente completar uma ferramenta de avaliação com relação a transtornos de ansiedade específica, chamada de Avaliação de Sofrimento Emocional-Ansiedade PROMIS (disponível em www.psychiatry.org/dsm5), que avalia o quão frequentemente alguém experimenta sintomas de ansiedade. Um psiquiatra de crianças e adolescentes poderia, subsequentemente, pedir ao paciente para completar a Avaliação de Sofrimento Emocional-Ansiedade PROMIS antes de cada encontro, de modo que um entrevistador possa traçar seu progresso.

De acordo com os arquitetos do DSM-5, a introdução de dimensões é o seu avanço mais importante (Regier, 2007). Por quê? Críticos perspicazes já haviam observado anteriormente que o sistema diagnóstico do DSM não poderia distinguir sempre a normalidade da patologia e um transtorno mental de outro (Kendell e Jablensky, 2003). Os arquitetos do DSM-5 abordaram essas preocupações ao incorporar as dimensões em seu sistema diagnóstico.

Considere os exemplos anteriores.

No caso de um paciente que sofre de pânico com transtorno depressivo maior, o uso de dimensões lhe permite identificar seu problema sem acrescentar um diagnóstico adicional. Isso distingue um paciente com depressão que está tendo crises de pânico de um paciente com transtorno de pânico e transtorno depressivo maior.

No caso de um paciente com esquizofrenia, o uso das dimensões permite que o clínico avalie a gravidade do transtorno do paciente, distinguindo melhor, assim, a normalidade da patologia, além de traçar seu progresso. Em um sistema categórico como o DSM-IV, um clínico determina apenas se uma pessoa tem ou não um transtorno mental. Ao acrescentar dimensões, um clínico pode avaliar a gravidade de um transtorno, bem como os sintomas particulares que são mais preocupantes para o paciente, em vez de, simplesmente, declarar que o paciente tem ou não um transtorno.

No caso do adolescente ansioso, o uso das dimensões leva às ferramentas de triagem que complementam o arsenal diagnóstico de médicos de atendimento primário e profissionais da saúde mental.

Como o uso de dimensões afeta o exame diagnóstico? A primeira implicação é a de que você precisa avaliar uma ampla variedade de psicopatologias, porque você não pode medir o que não avalia. A segunda implicação é a de que você pode registrar os sintomas obtidos e mensurar a sua gravidade. Você precisa ter em mente, entretanto, que as dimensões complementam, mas não substituem, as categorias estabelecidas nas versões anteriores do DSM, como ficará evidente no restante deste capítulo, que discute algumas das maneiras em que as dimensões são (e não são) usadas no DSM-5.

Classificações de Gravidade

O DSM-5 proporciona escalas de classificação de gravidade para muitos transtornos. A maioria dessas escalas é específica para um transtorno particular, e muitas incluem uma descrição narrativa para indicar que um transtorno particular é leve, moderado ou grave. Para alguns diagnósticos, como o transtorno por uso de álcool, a gravidade depende do número de critérios endossados por um paciente. Em outros casos, a gravidade é medida pelo grau em que um paciente requer apoio, como no transtorno do espectro autista. Quando apropriado, as classificações de gravidade se referem a técnicas de medições específicas externas ao exame de *status* mental. Por exemplo, você avalia a gravidade da anorexia nervosa descrevendo o índice de massa corporal do paciente. Em suma, as várias escalas de gravidade são projetadas para ajudá-lo a ir além das categorias diagnósticas e focar no paciente que você está avaliando.

Talvez a mais inovadora dessas ferramentas seja a Escala do Nível de Funcionamento da Personalidade. Essa ferramenta é discutida no Capítulo 5, "Mudanças Fundamentais no DSM-5", e no Capítulo 12, "Diagnósticos Dimensionais de Transtornos da Personalidade", mas quero observar aqui que ela lhe permite avaliar uma ampla variedade de traços da personalidade, para que você possa distinguir entre, por exemplo, o antagonismo expressado por uma pessoa com transtorno da personalidade antissocial e aquele expressado por alguém com transtorno da personalidade narcisista. Curiosamente, ela também oferece, efetivamente, uma definição de saúde mental, algo inédito no DSM, com Nível 0 (pouco ou nenhum prejuízo) nas escalas individual e interpessoal, indicando implicitamente a saúde mental.

A Escala do Nível de Funcionamento da Personalidade fez parte de uma proposta de reconceituação dos transtornos da personalidade. Essa reconceituação, discutida no Capítulo 5, permitiria ao entrevistador identificar traços da personalidade de um paciente com notável especificidade. Embora os autores do DSM-5 tenham, no fim, deixado de lado a proposta em favor dos critérios categóricos conhecidos para transtornos da personalidade, eles a consideraram o suficiente para incluí-la entre os "Instrumentos de Avaliação e Modelos Emergentes" do DSM-5. Como esse título sugere, caso se familiarize com o modelo descrito no Capítulo 12, você apreciará como um sistema diagnóstico inteiramente dimensional funciona. Por enquanto, o DSM-5 utiliza as dimensões de maneira mais circunspecta.

Ferramentas de Triagem

A maioria das pessoas irá primeiro buscar ajuda para um sofrimento mental com alguém que elas já conhecem. Na medicina, esse alguém normalmente é um médico, enfermeiro ou outro profissional que, normalmente, não recebeu treinamento especializado em saúde mental. De fato, a maioria dos cuidados com a saúde mental ocorre nos consultórios de médicos da atenção primária.

Para tratar da lacuna entre o treinamento em saúde mental que esses profissionais possuem e o volume de cuidados com a saúde mental que eles oferecem, o DSM-5 fornece ferramentas de triagem dimensionais para uso em ambientes de cuidado primário ou de saúde mental. Essas ferramentas breves, fáceis de ler e inteiramente em papel podem ser completadas, antes de um encontro, pelo paciente ou por alguém que o conhece bem. Cada ferramenta possui uma série de perguntas curtas sobre sintomas recentes; por exemplo: "você tem se sentido mais irritado, mal-humorado ou zangado do que o habitual?". Essas perguntas de triagem avaliam os sintomas centrais para os principais diagnósticos. Para cada sintoma, um paciente irá avaliar o quanto esse o incomodou usando uma escala de cinco pontos: nada (1), ligeiramente (2), leve (3), moderado (4) ou grave (5). Cada ferramenta é projetada para ser facilmente pontuada. Se um paciente relatar um problema clinicamente significativo em qualquer domínio, você deve considerar uma ferramenta de avaliação mais detalhada disponível em: www.psychiatry.org/dsm5.

Como esse exemplo sugere, o DSM-5 inclui uma hierarquia de ferramentas de triagem e de avaliações dimensionais. A avaliação inicial, a Escala Transversal de Sintomas de Nível 1, é a ferramenta de triagem descrita no parágrafo anterior, e ela é completada pela pessoa que busca a avaliação, antes de uma avaliação inicial, ou por um dos pais ou responsáveis pela criança. A versão para adultos inclui 23 perguntas, que avaliam 13 domínios de sintomas psiquiátricos. A versão para crianças inclui 25 perguntas, que avaliam 12 domínios. Para a maioria dos domínios de sintomas avaliados na Escala Transversal de Sintomas de Nível 1, há Escalas Transversais de Sintomas de Nível 2 separadas para questões problemáticas específicas, como a ansiedade. Quando as avaliações de Nível 1 e 2 são usadas, elas ajudam um entrevistador a identificar e abordar os problemas apresentados.

Depois que uma pessoa começa o tratamento como um paciente, como você mede sua resposta e seu progresso em relação à recuperação? O DSM-5 pede para que você use essas Escalas Transversais de Sintomas de Nível 2 na sua primeira avaliação de um paciente, em parte para que você possa estabelecer sua condição inicial, e pede para que, então, essa avaliação seja revista periodicamente para avaliar o progresso do paciente. Essas medidas avaliam dimensões (em vez de diagnósticos) que perpassam categorias diagnósticas. Essas avaliações lhe permitirão, por exemplo, acompanhar os sintomas depressivos de um paciente com esquizofrenia, além de seus sintomas psicóticos. O uso sistemático dessas avaliações transversais lhe dará alertas sobre as mudanças significativas na sintomatologia de um paciente, fornecerão resultados mensuráveis para os planos de tratamento e, no seu conjunto, podem alertar os pesquisadores sobre lacunas no sistema diagnóstico atual.

Avaliações Culturais

Similarmente, o DSM-5 renova a atenção para a especificidade cultural do sofrimento mental. Conforme discuto no Capítulo 1, "Introdução à Entrevista Diagnóstica", sofrimento, doença e enfermidade estão profundamente moldados por forças culturais. Como recomendado no Capítulo 2, "Estabelecendo a Aliança Durante uma Entrevista Diagnóstica", perguntar qual é a compreensão cultural que um paciente tem sobre doença e saúde é uma forma eficiente para construir uma aliança terapêutica enquanto reúne informações pertinentes. Além disso, realizar uma avaliação cultural também personaliza o diagnóstico, o que aumenta a sua precisão (Bäärnhielm e Rosso, 2009). Na Seção III do DSM-5, em "Formulação Cultural", os autores discutem síndromes culturais, expressões idiomáticas de sofrimento e explicações de causas percebidas.

Para usar essas informações culturais em uma entrevista diagnóstica, é benéfico definir esses termos primeiro. Uma *síndrome cultural* é um grupo de sintomas psiquiátricos aglomerados para uma cultura ou comunidade em particular. A síndrome pode ou não ser reconhecida como uma enfermidade pelos membros de uma comunidade ou por observadores. Um exemplo clássico é o *ataque de nervios* ("ataque de nervos"), uma síndrome de sofrimento mental caracterizada pelo início súbito de medo, muitas vezes experimentada com uma sensação física que pode resultar em comportamento agressivo ou suicida (Lewis-Fernández et al., 2010). A síndrome é frequentemente associada com sofrimento familiar em comunidades latino-americanas dos EUA (Lizardi et al., 2009). Uma expressão idiomática cultural, como *ataque de nervios*, é uma maneira de discutir o sofrimento mental compartilhado por membros de uma comunidade particular. Finalmente, uma explicação cultural da causa percebida oferece um modelo explicativo sobre por que o sofrimento ou a doença mental ocorre (American Psychiatric Association, 2013).

A Entrevista de Formulação Cultural (EFC) é uma ferramenta estruturada, atualizada para o DSM-5, para avaliar a influência da cultura sobre a experiência de sofrimento de um paciente individual. A EFC pode ser usada a qualquer momento durante uma entrevista diagnóstica, mas os autores do DSM-5 sugerem a sua utilização quando um paciente está distante durante a entrevista, quando você enfrenta dificuldades para chegar a um diagnóstico ou quando você está tentando avaliar a gravidade dimensional de um diagnóstico (American Psychiatric Association, 2013). Embora o uso da EFC tenha sido estudado principalmente em comunidades de imigrantes (Martínez, 2009), você não deve limitar seu uso às situações em que percebe o paciente como culturalmente diferente de você. Pode-se usar a EFC proveitosamente em qualquer ambiente, pois relatos "culturais" sobre por que as pessoas ficam doentes e por que elas recobram a saúde não ocorrem apenas em comunidades de imigrantes, mas em todas as comunidades. Uma pessoa que você acredita compartilhar do seu próprio relato cultural de doença e saúde muitas vezes tem uma compreensão muito diferente sobre por que as pessoas ficam doentes e como elas ficam saudáveis. Além disso, a EFC é a parte mais centrada no paciente do DSM-5, e usá-la particulariza o processo diagnóstico. A EFC não é um sistema de pontuação de sintomas: trata-se, em vez disso, de uma série de indicativos para auxiliá-lo a avaliar como um paciente compreende seu sofrimento, sua etiologia, seu tratamento e prognóstico. Eu incluo uma versão operacionalizada da EFC no Capítulo 11 deste livro, mas há informações adicionais disponíveis no próprio DSM-5. *On-line*, em www.psychiatry.org/ dsm5, você pode encontrar versões alternativas da EFC, bem como módulos complementares.

Conclusão

Ao introduzirem as dimensões, os autores do DSM-5 estão tentando aumentar a precisão dos diagnósticos atuais, ao mesmo tempo em que reduzem o número de diagnósticos atribuídos a cada paciente. Da mesma forma, eles esperam que o uso clínico das dimensões identifique as relações entre os transtornos que estavam separados em sistemas diagnósticos estritamente categóricos, como o DSM-IV. Por exemplo, embora se saiba que o transtorno depressivo maior e o transtorno por uso de álcool estejam associados entre si, a natureza precisa da sua associação não é clara. Retornando à situação com que começamos este capítulo, o uso cuidadoso das dimensões pode ajudar a identificar um subconjunto de pessoas cuja depressão está etiologicamente conectada ao pânico de uma forma até então desconhecida. Desse modo, um sistema diagnóstico dimensional poderia impulsionar a pesquisa ao identificar conexões desconhecidas ou ao explicar associações que ainda não são compreendidas.

Antes do lançamento do DSM-5, seus autores insistiram que as dimensões eram o avanço mais significativo do DSM-5, e os críticos descreveram a introdução das dimensões como sua principal falha. Os críticos argumentaram que elas encorajam os entrevistadores a medir os sintomas, em vez de interpretá-los, sendo, assim, mais úteis para os pesquisadores do que para os clínicos (Phillips et al., 2012c).

Por fim, os autores do DSM-5 optaram, como uma forma de concessão, por introduzir as dimensões de uma maneira sutil, sobretudo para as ferramentas de triagem e os sistemas de classificação. Eles orientaram, mas não adotaram, as abordagens dimensionais para os transtornos de personalidade. Contudo, insistem que as dimensões continuam a ser o futuro dos sistemas diagnósticos psiquiátricos. De fato, se você der uma olhada no Capítulo 13, "Sistemas Diagnósticos Alternativos e Escalas Classificatórias", poderá ver que o conceito de dimensões tem o apoio de psicanalistas e neurocientistas. Por enquanto, os profissionais decidirão, em última instância, o impacto das ferramentas dimensionais do DSM-5 por meio do quão bem eles as empregarão na prática clínica.

Capítulo 5

Mudanças Fundamentais no DSM-5

O DSM-5 serve como uma ponte a partir do atual sistema de diagnóstico, o qual é baseado em categorias de sintomas, para um sistema diagnóstico futuro, baseado em perturbações em circuitos do cérebro específicos e interligados (Kupfer e Regier, 2011). De acordo com o que discutimos no Capítulo 4, "Aventuras em Dimensões", as dimensões são os suportes essenciais nessa ponte, mas os entrevistadores também precisam saber sobre outras mudanças no DSM-5. Seus autores refinaram os critérios diagnósticos para todos aqueles incluídos e alteraram sua apresentação. Neste capítulo, analiso como essas mudanças no DSM-5 alteram a entrevista diagnóstica ao examinar casos envolvendo quatro diagnósticos comuns. Na última seção deste capítulo, discuto o fim do sistema de avaliação multiaxial e descrevo como o DSM-5 renova a atenção sobre os processos de desenvolvimento em suas categorias diagnósticas.

Transtorno Depressivo Maior

Ruth é uma professora de 56 anos sem histórico psiquiátrico anterior e que alega estar ouvindo, há três semanas, a voz do seu falecido marido lhe dizendo que sente sua falta. Ele morreu em decorrência de um ataque cardíaco enquanto eles assistiam ao casamento de um de seus filhos. Ruth e seu marido desfrutavam de uma relação próxima e planejavam celebrar seu aniversário de trinta anos de casamento no final do ano. Embora seu marido tivesse colesterol alto e hipertensão, ela ficou surpresa com sua morte e receia que "deveria ter percebido o perigo e salvado seu marido". Ela se sente culpada em relação à morte dele, especialmente à noite, momento em que não se sente capaz de dormir mais do que algumas horas. Ela nega ter pensamentos suicidas, mas pensa com frequência se sua vida continua valendo a pena. Ela descreve seu humor como depressivo, relata ter pouca energia e parece cansada. Admite que o seu apetite diminuiu e encolhe os ombros quando é questionada sobre se perdeu peso. Ela diz que tem permanecido junto à sua família enlutada e que retornou ao trabalho na última semana sem dificuldade, mas se sente desinteressada. Ruth nega quaisquer episódios prévios de depressão, mania ou hipomania e ingere álcool apenas em eventos sociais.

Os principais critérios para um transtorno depressivo maior não mudaram substancialmente entre o DSM-IV (e DSM-IV-TR) e o DSM-5. Um episódio ainda é definido pela presença de cinco ou mais dos seguintes sintomas durante o mesmo período de duas semanas: humor deprimido; anedonia; perda ou ganho significativo de peso; insônia ou hipersonia; agitação ou retardo psicomotor; fadiga ou perda de energia; sentimentos de inutilidade ou culpa excessiva; concentração diminuída; e pensamentos recorrentes de morte ou suicídio. No DSM-5, como no DSM-IV, um episódio deve incluir humor deprimido ou anedonia, causar sofrimento significativo e não ser causado pelo uso de substâncias ou outra condição médica.

Então, o que há de diferente? A apresentação de Ruth demonstra duas diferenças importantes. Primeiro, ela associa claramente a sua depressão com a morte do marido. No DSM-IV, a apresentação dela pode não encontrar critérios para um episódio depressivo maior porque poderia ser considerado luto, o que é em si mesmo uma reação culturalmente condicionada. Essa exclusão é removida no DSM-5, então a apresentação de Ruth encontra os critérios para um transtorno depressivo maior, episódio único. Segundo, os especificadores para o diagnóstico dela são diferentes no DSM-5. Um episódio de depressão pode agora ser especificado como tendo características psicóticas, mas não sendo considerado grave. No DSM-IV, a presença de sintomas psicóticos necessariamente significava que o episódio era grave. Visto que Ruth continua trabalhando e passando tempo com sua família, o episódio dela poderia ser classificado como moderado por meio do uso do DSM-5, mas com características psicóticas, já que ela ouve a voz do seu marido falecido.

Esquizofrenia

Woo-jin é um estudante de pós-graduação em políticas públicas, de 33 anos de idade, que se matriculou em uma universidade local há nove meses. Durante o seu primeiro semestre, ele se resguardava. Como suas notas eram medíocres, a universidade lhe designou um tutor para o segundo semestre. Woo-jin tem comparecido às sessões de tutoria apenas esporadicamente e, quando aparece, chega muitas vezes atrasado e mal preparado. Embora diga pouca coisa, quando fala, frequentemente é sobre como seus colegas conspiram contra ele. Quando você o avalia com a ajuda de um intérprete e pede evidências dessa conspiração, ele alude a informações que recebeu de leituras de curso e de um *podcast*. Ele mostra uma página de rede social no seu *smartphone* como evidência e fica perturbado enquanto fala disso, mas tudo o que você pode ver são convites para aulas e mensagens de seus colegas de estudo. Enquanto ele fala sobre suas preocupações, você acha cada vez mais difícil entendê-lo, porque ele muda de um tópico para outro sem uma conexão clara. Quando você pergunta sobre as suas notas, ele admite que elas estão piores neste semestre, mas culpa o governo por isso. Quando você pergunta se a situação ficou tão ruim a ponto de ele desejar voltar para o seu país natal, ele encolhe os ombros e admite que o próprio governo está conspirando contra ele também. Balança a cabeça quando você lhe pergunta se está deprimido, mas exibe uma emoção vazia e, muitas vezes, parece estar envolvido em uma conversa interior.

Os critérios essenciais de esquizofrenia e o seu curso temporal continuam os mesmos no DSM-5 em relação ao DSM-IV. Para esses critérios serem preenchidos, uma pessoa deve estar experimentando sinais contínuos de perturbação por pelo menos seis meses e dois ou mais dos seguintes sintomas por pelo menos um mês: delírios; alucinações; discurso desorganizado; comportamento psicomotor grosseiramente anormal; e sintomas negativos. Para serem qualificadas, as perturbações devem incluir ao menos um destes sintomas centrais: delírios, alucinações e discurso desorganizado. Quando você está entrevistando um paciente, lembre-se de que uma crença que é idiossincrática não é necessariamente delirante. O DSM-5 observa claramente que "em algumas culturas, alucinações visuais e auditivas com conteúdo religioso [...] são elementos normais das experiências religiosas" (American Psychiatric Association, 2013, p. 103). De acordo com o DSM-5, sempre que um paciente tiver uma experiência de fundo cultural, religioso ou linguístico diferente do entrevistador, um cuidado diagnóstico deve ser tomado para evitar a patologização da diferença. De fato, o manual tem uma recomendação específica para a entrevista diagnóstica, encorajando os entrevistadores que lutam para distinguir entre crenças estranhas e psicóticas a avaliar se as crenças aparentemente estranhas estão fundamentadas na realidade, conectadas a um estímulo externo, coerentes e dirigidas a objetivos, e se se comunicam com uma variedade apropriada de comportamentos afetivos, motores e verbais. Se uma crença se adequa a todos esses critérios, é menos provável que seja psicótica. Se você continua com dificuldades para determinar se uma crença é delirante, considere usar a Entrevista de Formulação Cultural, que é discutida no Capítulo 11, "Instrumentos de Avaliação Selecionados do DSM-5". Nessa direção, o DSM-5 renova sua atenção sobre variações culturais e esforça-se ao máximo para distinguir o normal, mas não familiar, daquilo que é francamente psicótico.

Além disso, os autores do DSM-5 removeram vários subtipos diagnósticos familiares. No DSM-IV, uma pessoa com a apresentação de Woo-jin seria categorizada como tendo esquizofrenia paranoide. No DSM-5, os tipos de esquizofrenia foram eliminados. De acordo com pesquisadores, a esquizofrenia permanece um transtorno heterogêneo, mas os subtipos do DSM-IV sugeriam um grau de divisão entre subtipos com base em sintomas que não foram corroborados pela prática clínica. Uma pessoa com esquizofrenia pode continuar a ser diagnosticada com um curso específico (primeiro ou múltiplos episódios, remissão parcial ou completa, episódio contínuo ou agudo), que pode agora ser descrito tanto como tendo características negativas proeminentes ou ocorrendo com catatonia. Mas a tarefa de tentar distinguir entre esquizofrenia paranoide e esquizofrenia desorganizada foi eliminada no DSM-5. Finalmente, o sistema dimensional permite o reconhecimento de perturbações na cognição, depressão e mania em uma pessoa diagnosticada com esquizofrenia usando a Gravidade das Dimensões de Sintomas de Psicose Avaliada pelo Clínico, incluída no Capítulo 11.

Transtorno por Uso de Álcool

Kagiso é uma médica de unidade de emergência, 47 anos de idade, que começou a beber socialmente enquanto estava na faculdade de medicina. Seu uso de álcool aumentou gradualmente durante as duas últimas décadas e ela "não pode se lembrar" da última vez em que ficou um dia sem beber pelo menos três drinques. Ela perdeu vários turnos de emergência por estar muito embriagada para atender. Nos últimos dois anos, ela tentou controlar seu hábito bebendo dois drinques antes dos seus turnos de emergência e "alguns mais" depois do trabalho. Durante os últimos seis anos, muitas enfermeiras relataram suas decisões médicas estranhas. Ontem, um colega flagrou a médica bebendo em um quarto de descanso. Ela foi solicitada a ingressar em um programa interno para médicos debilitados ou, caso contrário, estaria arriscando perder seu emprego. Durante a avaliação de admissão para instalação interna de tratamento, Kagiso reconheceu que gostaria de parar de beber, admitindo que o álcool contribuiu para a dissolução do seu casamento, mas que ela foi incapaz de reduzir sua ingestão de álcool. Em sua última tentativa, permaneceu trêmula e suada por aproximadamente seis horas depois de seu último drinque e começou a beber novamente por medo de que viesse a sofrer uma convulsão.

No DSM-5, substâncias de abuso são agrupadas em nove classes: álcool; cafeína; *Cannabis*; alucinógenos (o que inclui PCP [fenciclidina], LSD [dietilamida do ácido lisérgico] e MDMA [3-4 metilenodioximetanfetamina]); inalantes; opiáceos; sedativos, hipnóticos e ansiolíticos; estimulantes (o que inclui anfetamina e cocaína); e tabaco – mas critérios similares são usados para descrever seu abuso. Os autores explicam essa abordagem observando que, embora essas substâncias tenham efeitos diferentes, todas elas ativam o sistema de recompensa do cérebro. Deste modo, os autores do DSM-5 incluíram o transtorno do jogo na mesma categoria de transtornos por uso de substâncias (uma categoria designada *transtornos relacionados a substâncias e transtornos aditivos*), porque encontraram evidências suficientes de um caminho neural comum: a ativação do sistema de recompensa do cérebro. Essa é uma mudança conceitual e, no caso do transtorno do jogo, uma mudança singular no DSM-5 – que acena o intuito dos autores de, eventualmente, organizar todas as doenças mentais de acordo com a sua patologia subjacente.

O que os autores não conservaram foi a distinção do DSM-IV entre abuso de substância e dependência de substância. De acordo com o DSM-IV, um indivíduo era diagnosticado com dependência em vez de abuso de substância baseado em tolerância, afastamento, uso da substância em largas quantidades ou durante um período mais longo do que o que se pretendia, assim como um desejo de abandonar o uso ou tentativas malsucedidas de reduzi-lo (American Psychiatric Association, 2000, p. 197). Os autores do DSM-5 estavam preocupados com o fato de que os critérios de dependência de substância não podiam ser distinguidos entre alguém com tolerância, abstinência e dependência farmacológica – uma consequência esperada em alguém que recebeu prescrição de doses de manutenção de, digamos, metadona e benzodiazepínicos – e alguém que desenvolveu dependência psicológica pelo abuso de substâncias. Em outras palavras, eles acreditavam que as versões mais antigas do DSM não consideravam de maneira suficiente o intuito de uma pessoa que usou uma substância de forma potencialmente abusiva. Essa mudança no DSM-5 corrige um problema frequentemente visto na prática clínica: o psiquiatra pode diagnosticar o paciente como tendo "dependência iatrogênica de opiáceos com dependência psicológica", diagnóstico que não havia no DSM-IV, mas que, entretanto, caracterizava claramente o uso de substância pelos pacientes. O DSM-5 resolve esse problema removendo as várias categorias de dependência de substâncias.

Em vez disso, ele fornece categorias de uso, intoxicação e abstinência, juntamente com categorias de transtornos mentais induzidos por substâncias. Embora os critérios sejam distintos para cada substância, eles seguem o padrão geral estabelecido para o álcool. O diagnóstico de um transtorno por uso de álcool exige, no mínimo, dois dos seguintes sintomas no período de doze meses: tolerância; abstinência; beber mais álcool ou por um período mais longo do que o pretendido; tentativas malsucedidas de reduzir ou parar o uso; gastar uma parte significativa do seu tempo obtendo ou se recuperando do uso de álcool; fissura por álcool; uso recorrente que resulta na falha em cumprir obrigações importantes; uso contínuo apesar de sua associação com problemas interpessoais; reduzir ou desistir de importantes atividades sociais, profissionais ou recreativas devido ao uso de álcool; uso recorrente em situações que são fisicamente perigosas; uso contínuo apesar da consciência de que o álcool causa ou agrava um problema físico ou psicológico.

A apresentação de Kagiso preenche claramente os critérios de um transtorno por uso de álcool. Além disso, seria apropriado usar dois especificadores para melhor caracterizar o diagnóstico dela. Visto que foi admitida em uma instalação interna de tratamento, sua trajetória poderia ser descrita como "em um ambiente controlado" sob a rubrica do DSM-5, e por se enquadrar em quatro ou mais dos critérios, seu diagnóstico poderia ser descrito como grave.

Transtorno da Personalidade Narcisista

Keith é um professor assistente de 33 anos de idade, a quem foi negada, recentemente, a estabilidade como professor, apesar de ter escrito o que chama de "a melhor tese da minha área no último século". Depois de receber a notícia de que não ganharia estabilidade, Keith deixou seu cargo de forma raivosa. Ele procurou assistência jurídica para processar a universidade, mas disse que "nenhum dos advogados que contatei são suficientemente bem preparados para me representar", insistindo que eles precisariam de um doutorado em seu próprio campo, bem como um diploma em direito de uma "universidade entre as cinco mais bem posicionadas em pesquisa" para compreender a sua situação. O encontro com Keith se deu porque um advogado sugeriu que um psicoterapeuta poderia ajudá-lo a elaborar uma estratégia apropriada. Keith começa o encontro perguntando sobre sua escolaridade e pedindo cópias "dos seus 10 artigos mais importantes". Ele nega ter os sintomas maníaco, depressivo e psicótico e insiste que seu único problema é que "outras pessoas não conseguem me entender". Ele foi noivo por duas vezes, mas nunca se casou porque "elas não eram suficientemente notáveis". Quando questionado se tinha amigos próximos, ele nomeou várias figuras históricas, dizendo: "esse é o tipo de pessoa a quem vejo como meus pares". Quando perguntado sobre seus colegas na universidade, ele reclamou dizendo que tinham muita "inveja de mim para serem verdadeiros pares".

No DSM-5, os transtornos da personalidade podem ser diagnosticados por um de dois sistemas. O primeiro é um sistema categórico conhecido por qualquer entrevistador que tenha experimentado o DSM-IV. Esse sistema é o texto principal do DSM-5 e é aprovado para uso clínico regular. (É também o sistema usado nos Capítulos 3 e 6 deste livro.) O segundo é um sistema dimensional, o qual é formado pelos "Instrumentos de Avaliação e Modelos Emergentes" do DSM-5 e é aprovado para uso em pesquisa. Nós podemos examinar a apresentação de Keith usando os dois sistemas.

No modelo categórico aprovado para o trabalho clínico, a apresentação de Keith se adequa perfeitamente aos critérios de um transtorno da personalidade narcisista. Ele valida pelo menos cinco das manifestações enumeradas desse transtorno da personalidade. Todas as nove manifestações permanecem as mesmas entre o DSM-IV e o DSM-5. O diagnóstico permanece sem critérios de exclusão.

O que mudou? O DSM-5 continua a listar dez transtornos da personalidade específicos e as manifestações indicativas de cada transtorno permanecem as mesmas. A definição geral de um transtorno da personalidade como "padrão persistente de experiência interna e comportamento que se desvia acentuadamente das expectativas da cultura do indivíduo" (American Psychiatric Association, 2013, p. 645) permanece a mesma. Os transtornos da personalidade continuam sendo organizados em: Grupo A, para pessoas que muitas vezes parecem estranhas ou excêntricas; Grupo B, para pessoas que frequentemente parecem dramáticas, emotivas ou erráticas; e Grupo C, para pessoas que muitas vezes parecem ansiosas ou medrosas.

Em resumo, o DSM-5 endossa um sistema diagnóstico para uso clínico no qual transtornos da personalidade são organizados tendo como base as aparências. Os autores reconhecem que mesmo quando usado de forma apropriada, seu sistema categórico atual muitas vezes leva ao diagnóstico de múltiplos transtornos da personalidade na mesma pessoa e difunde o uso de diagnósticos de transtorno da personalidade não especificados.

Para resolver esses problemas, o DSM-5 define uma abordagem dimensional baseada em traços psicológicos subjacentes como a forma de identificar transtornos da personalidade no futuro. O modelo dimensional foi considerado como não estando pronto para o DSM-5, mas isso pode muito bem acontecer no DSM-5.1, então, nós o analisamos aqui.

A abordagem dimensional é uma mudança notável nas características categóricas e na conceituação de transtornos da personalidade. Em um nível prático, o grupo de trabalho de transtornos da personalidade do DSM-5 eliminou quatro transtornos da personalidade – paranoica, esquizoide, histriônica e dependente – depois de determinar que a eles faltava evidência suficiente para sua utilidade e validade. O grupo de trabalho do DSM-5 encontrou evidências suficientes para apoiar a retenção de apenas seis transtornos da personalidade categorizados no DSM-5 – antissocial, evitativa, *borderline*, narcisista, obsessivo-compulsiva e esquizotípica – e refinou por completo seus critérios diagnósticos. Em geral, o grupo de trabalho reduziu a atenção ao comportamento nos diagnósticos categóricos de transtornos da personalidade em favor da avaliação de deficiências funcionais. Em resumo, eles encorajam o diagnóstico de um transtorno da personalidade apenas quando uma pessoa tiver uma capacidade diminuída para estabelecer uma identidade coerente, para ser autodirigida, para desenvolver empatia com outros e para desenvolver relacionamentos recíprocos. Você ainda continua a identificar traços de personalidade patológica, mas apenas depois de estabelecer, primeiramente, se o paciente tem algum prejuízo no autofuncionamento ou no funcionamento interpessoal.

Os autores do DSM-5 conceberam essa abordagem dimensional para limitar o diagnóstico de transtornos da personalidade àqueles com mais forte base de evidência, para reduzir o diagnóstico de múltiplos transtornos da personalidade em uma única pessoa e para remover o diagnóstico de transtorno da personalidade não especificado de outro modo. Com o modelo dimensional, você pode diagnosticar um dos seis transtornos da personalidade nomeados anteriormente e especificar traços adicionais para cada um ou pode usar um novo diagnóstico de transtorno da personalidade – especificado pelo traço – para indicar a presença de traços específicos que não alcançam o nível de um diagnóstico particular.

O exemplo de Keith ilustra várias dessas mudanças. No modelo categórico mantido no DSM-5, um número arbitrário de traços de personalidade conduziu a um diagnóstico. No modelo dimensional proposto no DSM-5, o diagnóstico de transtorno da personalidade narcisista começa com prejuízos no autofuncionamento ou no funcionamento interpessoal. Para preencher os critérios, um paciente deve ter um prejuízo no autofuncionamento conforme indicado, seja pela excessiva referência a outros para a sua autodefinição e autoestima, seja pela definição de metas baseadas na obtenção de aprovação de outros. Ele também deve ter prejuízo no funcionamento interpessoal, como foi indicado, por uma ausência de empatia ou por inabilidade de experimentar relacionamentos emocionalmente íntimos com outras pessoas. Diferentemente de modelos anteriores de transtornos da personalidade, esses prejuízos funcionais são comuns a todos os transtornos da personalidade. Se um paciente confirma esses prejuízos no autofuncionamento e no funcionamento interpessoal, o entrevistador é levado a caracterizar quais traços de personalidade patológica estão presentes. Eu esboço um modelo disso no Capítulo 12, "Diagnósticos Dimensionais de Transtornos da Personalidade". Se nós usarmos esse modelo para considerar a apresentação de Keith, os traços de personalidade patológica são grandiosidade e busca de atenção.

Grandiosidade e busca de atenção são o que o modelo dimensional do DSM-5 chama de "facetas" de antagonismo, um dos Cinco Fatores usados como princípio organizador para diagnósticos de transtornos da personalidade. Na literatura médica, o *Modelo dos Cinco Fatores* normalmente se refere aos traços de personalidade adaptativa de neuroticismo, extroversão, afabilidade, meticulosidade e abertura à experiência (Digman, 1990). Visto que o grupo de trabalho do DSM-5 construiu esses critérios diagnósticos a partir de um modelo com base no déficit e não nos pontos fortes, eles organizaram os transtornos da personalidade em torno de cinco traços mal-adaptativos relacionados: afetividade negativa, distanciamento, antagonismo, desinibição e psicoticismo. Os autores encontraram fortes evidências para esses cinco traços mal-adaptativos como estáveis e preditivos de problemas de autofuncionamento e funcionamento interpessoal. Além disso, eles identificaram "facetas" para cada um desses cinco traços mal-adaptativos. No total, o DSM-5 enumera 25 facetas organizadas em cinco domínios para cada um dos traços mal-adaptativos listados anteriormente. O Modelo dos Cinco Fatores substitui o chamado modelo de grupo de versões categóricas, no qual os transtornos da personalidade são organizados em transtornos dos Grupos A, B e C.

A presença de grandiosidade e busca de atenção é necessária, mas não é suficiente para um diagnóstico de transtorno da personalidade narcisista no modelo dimensional. Para fazer um diagnóstico, você precisa encontrar evidências de prejuízo no autofuncionamento e no funcionamento interpessoal. Os autores do DSM-5 fornecem uma escala de 5 pontos, indo de 0 (pouco ou nenhum prejuízo) a 4 (prejuízo extremo), que eles chamam de *Escala do Nível de Funcionamento da Personalidade*, que está incluída no Capítulo 12 do guia. Essa escala é um exemplo de avaliação dimensional diretamente incorporada a critérios diagnósticos em um esforço para diagnosticar pacientes apenas quando o diagnóstico tem maior poder preditivo de disfunção. Baseado em suas análises de dados, os autores do DSM-5 concluíram que a presença de traços de personalidade é mais significativa quando um paciente está experimentando um prejuízo profundo em seu autofuncionamento e funcionamento interpessoal. No exemplo de Keith, mesmo este breve esboço sugere que seus traços narcisistas estão interferindo, no mínimo, em seu trabalho e em sua vida amorosa. Depois de uma avaliação completa, seu nível de prejuízo seria provavelmente de 4 (Prejuízo Extremo) na Escala do Nível de Funcionamento da Personalidade.

Contudo, se Keith tivesse se apresentado com prejuízos no autofuncionamento e no funcionamento interpessoal suficientes para preencher os critérios de um transtorno da personalidade, mas não tivesse exibido os traços específicos associados a um determinado transtorno da personalidade, ele seria diagnosticado com um transtorno da personalidade – especificado pelo traço no modelo dimensional. Usando os cinco domínios nomeados anteriormente, você poderia conduzir uma visão geral da personalidade suficiente para especificar certos traços e fazer o diagnóstico. Se isso pode orientar um diagnóstico e um tratamento, você pode alternativamente usar as 25 facetas de traços para criar um perfil da personalidade junto com o diagnóstico. Esse processo, que utiliza o Formulário para Classificação de Traços de Personalidade, é descrito no Capítulo 12.

Ao ler sobre ele, o processo provavelmente parece confuso. Seu mérito é que ele limita os transtornos da personalidade nomeados àqueles com maior validade e utilidade, exige a evidência de prejuízos sérios no autofuncionamento e no funcionamento interpessoal e, implicitamente, define o funcionamento de uma personalidade saudável, tudo isso enquanto permite a você fazer um diagnóstico quando avalia alguém com tais prejuízos, mesmo se todos os critérios para um diagnóstico específico não forem atendidos. Os autores do DSM5 concebem o diagnóstico dimensional de um transtorno da personalidade como algo que ocorre em um processo passo a passo, começando por determinar se a apresentação de um paciente atende os critérios de um transtorno da personalidade. Essa determinação é baseada em: 1) a medida em que um paciente experimenta prejuízos no autofuncionamento e no funcionamento interpessoal e 2) a medida em que um paciente preenche os critérios para um dos seis transtornos da personalidade nomeados ou, finalmente, para o transtorno da personalidade – especificado pelo traço, listando quais dos cinco traços mal-adaptativos (afetividade negativa, distanciamento, antagonismo, desinibição e psicotismo) o paciente expressa. Essas mudanças no processo diagnóstico para transtornos da personalidade são uma tentativa de usar a melhor evidência disponível, enquanto se é flexível o suficiente para a prática clínica, e estão refletidas nos critérios operacionalizados apresentados no Capítulo 12 deste guia.

Reordenamento de Transtornos

Além de fazer várias mudanças categóricas, algumas das quais eu discuto anteriormente, os autores do DSM-5 reorganizaram a sequência de transtornos ao eliminar o sistema multiaxial e ao integrar considerações de desenvolvimento e temperamento na organização do DSM-5.

Embora as edições anteriores não exigissem o uso do sistema multiaxial, ele foi adotado amplamente na prática clínica. Desde sua introdução no DSM-III, uma geração de médicos tem documentado transtornos mentais primários no Eixo I; retardo mental; transtornos da personalidade e mecanismos de defesa característicos no Eixo II; condições médicas gerais que contribuem para o sofrimento mental no Eixo III; problemas psicossociais no Eixo IV; e a pontuação na escala de Avaliação Global de Funcionamento no Eixo V. Ao apresentar o diagnóstico de uma pessoa junto com o sistema multiaxial, os médicos chamaram a atenção para a multiplicidade de fatores envolvidos no sofrimento mental. Em um sistema diagnóstico categórico que evita explicitamente a discussão da etiologia do sofrimento mental, os diagnósticos resultantes são implicitamente divididos pela suposta etiologia, com doenças mentais "reais" no Eixo I, patologia do caráter no Eixo II, doenças médicas no Eixo III e problemas sociais no Eixo IV. A esse respeito, um diagnóstico multiaxial foi o resultado desconcertante de uma entrevista diagnóstica a partir de um manual que manteve silêncio intencional sobre etiologia.

Em virtude de os autores do DSM-5 terem preservado os princípios não teóricos e categóricos das edições anteriores, eles logicamente abandonaram o sistema multiaxial. Em vez disso, o resultado de uma entrevista diagnóstica do DSM-5 é agora um ou vários diagnósticos, quando indicados, e todos listados juntos. Os autores do DSM-5 fizeram desaparecer o Eixo I no Eixo III de maneira a formar uma única lista de diagnósticos que inclui aqueles previamente listados nos Eixos I e II, junto com condições médicas não psiquiátricas que contribuem significativamente para o transtorno mental de uma pessoa. Devido ao fato de que o Eixo III muitas vezes se tornou uma lista de todos os problemas médicos pelos quais uma pessoa passou, não era incomum para um estagiário escrupuloso listar, por exemplo, o braço quebrado na adolescência e agora totalmente recuperado como um dos diagnósticos admissionais de um homem de meia idade. O braço quebrado era listado mesmo que ele não tivesse qualquer efeito discernível sobre o sofrimento mental apresentado pelo homem. Não há necessidade de se listar uma condição médica histórica ou crônica na lista de diagnósticos do DSM-5, a não ser que isso altere sua interpretação ou tratamento do transtorno mental de uma pessoa.

Além disso, o sistema multiaxial consistiu de categorias fundamentalmente diferentes – diagnósticos bem estruturados do Eixo I ao III, uma lista desestruturada de problemas sociais no Eixo IV e uma avaliação funcional no Eixo V – e, assim, diagnósticos implicitamente confusos e avaliações funcionais. Os Eixos IV e V eram ambos largamente mal utilizados, seja como uma lista desestruturada de problemas psicossociais no caso do Eixo IV, seja como estimativas brutas de gravidade da doença para garantir a aprovação de seguradoras no caso do Eixo V. No lugar do Eixo IV, o DSM-5 usa os códigos mais formais V e Z da CID-9 e da CID-10, respectivamente (World Health Organization, 1992), para listar problemas psicossociais e ambientais que alteram o diagnóstico, o tratamento e o prognóstico do transtorno mental de uma pessoa. Em vez do Eixo V, que confundia a gravidade do sintoma e o seu prejuízo funcional (Goldman et al., 1992), o DSM-5 usa a Escala de Avaliação de Incapacidade da Organização Mundial da Saúde, Versão 2 (WHODAS 2.0; World Health Organization, 2010), que é uma avaliação devidamente validada do funcionamento em seis subescalas. Uma lista dos códigos V da CID-9-MC e dos códigos Z da CID-10-MC, bem como informações sobre a WHODAS 2.0, podem ser encontradas nos Capítulos 6 e 11, respectivamente.

Nas versões anteriores do DSM, os transtornos eram agrupados por sua idade normal desde o início: primeira infância, segunda infância, adolescência e idade adulta. Em contraste, os autores do DSM-5 organizaram os transtornos pela fenomenologia e patologia comuns e não pela idade de início. Como resultado, transtornos que são mais frequentemente diagnosticados em crianças, como transtorno de ansiedade de separação ou pica, são encontrados ao lado de seus respectivos vizinhos patológicos – nesses casos, transtornos de ansiedade e transtornos alimentares, respectivamente. Além disso, os critérios do DSM-5 para uma condição mais comumente diagnosticada em adultos, como transtorno de ansiedade ou transtorno depressivo, incluem informações adicionais sobre como o desenvolvimento influencia o início, a apresentação e o curso de um transtorno. O objetivo é mostrar como uma pessoa pode passar por um transtorno mental de formas distintas durante vários estágios de desenvolvimento. Para enfatizar ainda mais a perspectiva do desenvolvimento, os autores do DSM-5 apresentam as categorias patológicas mais ou menos na mesma ordem em que elas se apresentam, começando com transtornos do neurodesenvolvimento e terminando com transtornos parafílicos.

Os autores do DSM-5 também agrupam as categorias de transtorno pela presença de fatores internalizantes ou externalizantes. Transtornos associados a fatores internalizantes, como transtornos depressivos e transtornos de ansiedade, são apresentados antes no DSM-5. Eles são seguidos por transtornos associados a fatores externalizantes, como transtornos antissociais e transtornos da eliminação, porque os autores implicitamente apontam para futuras edições nas quais os transtornos psiquiátricos serão provavelmente organizados por suas disfunções subjacentes. De forma semelhante, o DSM-5 inclui a etiologia para vários transtornos neurocognitivos. Eu já antecipo que, à medida que as causas de transtornos mentais são identificadas, versões futuras do DSM irão similarmente identificá-las nos critérios diagnósticos.

Finalmente, o DSM-5 substitui a classificação "sem outra especificação" (SOE) por "outro especificado" e por "não especificado". O diagnóstico SOE do DSM-IV permitia que um clínico iniciasse um tratamento para um paciente cuja apresentação não foi consistente com um diagnóstico mais específico. A heterogeneidade dessa categoria desencorajou a pesquisa, frustrou a epidemiologia e diminuiu a utilidade clínica do diagnóstico (Fairburn e Bohn, 2005). Em algumas situações, ao menos, os diagnósticos SOE foram percebidos como menos estáveis ao longo do tempo, quando comparados com diagnósticos que preencheram critérios mais específicos (Rondeau et al., 2011), diminuindo a sua confiabilidade e validade.

Os diagnósticos "não especificado" e "outro especificado" são percebidos em cada capítulo do DSM-5 e fornecem mais detalhes do que seções comparáveis do SOE no DSM-IV. Em geral, os entrevistadores são aconselhados a considerar o diagnóstico "não especificado" quando uma pessoa experimenta sintomas característicos de um transtorno metal que causam sofrimento clinicamente significativo, mas que não preenchem inteiramente os critérios de um diagnóstico determinado. Se um entrevistador deseja comunicar a razão específica pela qual uma pessoa não preenche determinados critérios, ele é encorajado a usar o diagnóstico "outro especificado". Por exemplo, uma pessoa que experimenta alucinações auditivas persistentes, na ausência de outras características de esquizofrenia, seria diagnosticada com outro transtorno do espectro da esquizofrenia e outro transtorno psicótico especificado (alucinações auditivas persistentes).

Conclusão

Os autores do DSM-5 revisaram os critérios diagnósticos e a conceituação de todos os diagnósticos para que reflitam os avanços recentes. Neste capítulo, demonstrei como critérios e conceituações mudaram para cada um dos quatro diagnósticos, selecionados para discussão por causa de sua importância para a prática clínica. Considerar esses quatro diagnósticos representativos ilustra a difícil tarefa encarada pelos autores do DSM-5 no sentido de usar os melhores dados disponíveis ao criarem critérios diagnósticos úteis. Como clínico e professor, penso que os critérios para transtorno depressivo maior, esquizofrenia e transtorno por uso de álcool atingem o equilíbrio correto ao removerem subtipos e qualificadores que eram muitas vezes difíceis de distinguir. Nesse ponto, considero os critérios categóricos para transtornos da personalidade inadequados e seus critérios dimensionais mais fáceis de apreciar do que de pôr em prática.

No entanto, essa mudança é também a mais empolgante pra mim, pois reflete melhor a complexidade das pessoas que sofrem. De fato, isso serve como um modelo para a versão operacionalizada do exame diagnóstico no Capítulo 6, onde são colocadas algumas perguntas de triagem e, então, é estabelecido o prejuízo antes de se pedir critérios mais específicos. Ao que parece, uma versão disso é o futuro do diagnóstico psiquiátrico. Se, em vários pontos dos dois últimos séculos, nossos sistemas diagnósticos foram projetados para um asilo, um campo de batalha, um ambulatório ou para a pesquisa universitária (p. ex., Grob, 1991; Houts, 2000), o sistema diagnóstico do futuro provavelmente será projetado para um profissional da saúde mental no papel de especialista. Em um mundo com um número limitado de profissionais da saúde mental, nós provavelmente focaremos em diagnosticar e iniciar o tratamento. No capítulo seguinte, apresento uma forma de se fazer isso.

SEÇÃO II

Capítulo 6

A Entrevista Diagnóstica Baseada no DSM-5

No Capítulo 3, "A Entrevista Diagnóstica de 30 Minutos", delineei uma entrevista diagnóstica que incluiu uma pergunta de triagem para cada uma das categorias de transtornos mentais do DSM-5. Se uma pessoa responde afirmativamente a uma dessas perguntas, o que você faz? Neste capítulo, eu demonstro como as perguntas de triagem são as vias da entrevista diagnóstica psiquiátrica. Um bom entrevistador percorre essas vias com o paciente e, quando possível, atinge um diagnóstico específico e preciso ao longo do caminho.

Este capítulo segue a ordem dos transtornos do DSM-5, começando com os transtornos do neurodesenvolvimento. Para cada categoria de diagnósticos do DSM-5, seja transtornos bipolares ou transtornos da eliminação, a seção começa com uma ou mais perguntas de triagem do modelo de entrevista apresentado no Capítulo 3. Após as perguntas de triagem, há perguntas adicionais. Se as perguntas adicionais incluírem uma medida de comprometimento ou de tempo, isso significa que são exigidas pelos critérios diagnósticos subsequentes. Ao colocar as perguntas adicionais antes daquelas sobre os sintomas incluídos nos critérios diagnósticos, estou tentando deixar a entrevista mais eficiente, enquanto asseguro o diagnóstico completo de um transtorno mental.

As perguntas de triagem e as adicionais são seguidas pelos critérios diagnósticos. Quando eles precisam ser inferidos pelo entrevistador, eu forneço lembretes em itálico para o sintoma em questão. Estruturei essas perguntas de modo que uma resposta afirmativa corresponda aos critérios para esse sintoma. Quando os critérios diagnósticos são observados em vez de inferidos, como no caso do discurso desorganizado ou do retardo psicomotor ou, ainda, da hiperatividade autonômica, eles são listados como instruções ao entrevistador em caracteres retos. O número mínimo de sintomas necessários para se chegar a um diagnóstico em particular está sublinhado.

As perguntas incluídas especificamente para crianças e adolescentes estão sombreadas. É claro, eu não listo todas as perguntas possíveis de serem usadas para se inferir um sintoma relevante, mas essas são especificamente projetadas para seguir o DSM-5. Para tornar o processo diagnóstico o mais claro possível, incluí critérios negativos para um diagnóstico do DSM-5 sob a rubrica "Exclusão". Por exemplo, o DSM-5 observa que a apresentação de uma pessoa não satisfaz os critérios de esquizofrenia se ela experimentar sintomas psicóticos apenas como efeito fisiológico direto de uma substância. Esses critérios de exclusão normalmente não exigem que você faça uma pergunta específica; eles dependem, porém, da história que você obtém. Os subtipos, os especificadores e as escalas de gravidade mais comuns estão listados sob a rubrica "Modificadores". Por questões de concisão, este guia inclui as perguntas diagnósticas mais comuns para os transtornos do DSM-5. A ideia é focar na aprendizagem dos critérios diagnósticos para os transtornos paradigmáticos em cada seção antes de explorar os diagnósticos relacionados, isto é, conhecer as vias principais do DSM-5 antes de aprender sobre suas vias secundárias.

Neste livro, as vias secundárias são chamadas de "alternativas", um termo que não é usado no DSM-5. Essas alternativas incluem apenas os diagnósticos relacionados do mesmo capítulo do DSM-5. Por exemplo, o transtorno de adaptação está listado como uma alternativa ao transtorno de estresse pós-traumático (TEPT), pois eles estão agrupados no DSM-5. Por sua vez, a lesão cerebral traumática e outros diagnósticos listados no diagnóstico diferencial não estão na seção "alternativas" para o TEPT, porque estão em seções diferentes do DSM-5. Para cada diagnóstico listado nas "alternativas", os critérios diagnósticos essenciais estão incluídos e o entrevistador é encaminhado para as páginas correspondentes do DSM-5, para que leia detalhadamente os critérios diagnósticos e o material associado.

Embora este guia inclua todos os diagnósticos contidos no DSM-5, ele elimina critérios repetitivos, especialmente para os vários transtornos mentais associados a outra condição clínica (primariamente não psiquiátrica) ou a transtornos mentais induzidos por substância, em que, geralmente, os sintomas de um transtorno estão presentes como um efeito direto de uma outra condição médica ou do uso de uma substância.

Como esta visão geral sugere, este livro não substitui o DSM-5, mas serve como uma ferramenta de diagnóstico prática, uma versão operacionalizada do DSM-5 – o equivalente à versão esboçada da rua de uma cidade que um dispositivo GPS apresenta – em vez de um retrato detalhado de cada via secundária. Este livro o ajudará a chegar ao seu destino de forma oportuna, mas sem a riqueza de detalhes do DSM-5. Em suma, esse processo da entrevista diagnóstica pode soar confuso; contudo, após você começar com um diagnóstico comum (digamos, transtorno bipolar), ler atentamente o material da entrevista uma vez e praticá-lo algumas vezes, a organização deve se tornar clara.

Transtornos do Neurodesenvolvimento

DSM-5 p. 31–86

Perguntas de triagem para uma pessoa (ou cuidador): *Você teve quaisquer problemas comportamentais ou de aprendizagem durante o início da sua infância? Ao entrar na escola, teve problemas para se relacionar socialmente ou acompanhar academicamente seus colegas por causa de problemas comportamentais ou de aprendizagem?*

Se a resposta for sim, pergunte: *Você tem problemas para se concentrar ou enfrenta dificuldades por ser impulsivo ou hiperativo? Tem dificuldades para se comunicar com outras pessoas ou em interações sociais? Existem comportamentos incômodos específicos que repete frequentemente e acha difícil controlar? Você tem mais dificuldades para aprender do que seus colegas de classe?*

- Se déficits no funcionamento intelectual ou em habilidades acadêmicas específicas predominam, vá para os critérios de deficiência intelectual (transtorno do desenvolvimento intelectual).
- Se predominarem déficits em interações sociais ou comportamentos motores que causam prejuízo, vá para os critérios de transtorno do espectro autista.
- Se predominarem a desatenção, a hiperatividade ou a impulsividade, vá para os critérios de transtorno de déficit de atenção/hiperatividade.

1. Deficiência Intelectual (Transtorno do Desenvolvimento Intelectual)
    a. Inclusão: Requer déficits intelectuais, começando durante o período do desenvolvimento, que prejudiquem a função adaptativa, conforme manifestado por <u>ambos</u> os sintomas a seguir.
        i. Déficits nas funções intelectuais, como raciocínio, solução de problemas, planejamento, pensamento abstrato, juízo, aprendizagem acadêmica e aprendizagem pela experiência confirmados tanto pela avaliação clínica quanto por testes de inteligência padronizados e individualizados.
        ii. Funcionamento adaptativo prejudicado, normalizado para padrões socioculturais e de desenvolvimento, que restringe a participação e o desempenho em um ou mais aspectos das atividades cotidianas. As limitações resultam na neces-

sidade de apoio contínuo na escola, no trabalho ou para a vida independente.
b. Modificadores
   i. Gravidade (ver DSM-5, p. 34-36, Tabela 1)
      - Leve
      - Moderada
      - Grave
      - Profunda
c. Alternativas
   i. Se uma pessoa com menos de 5 anos de idade não consegue alcançar os marcos do desenvolvimento esperados em várias áreas da função intelectual e não é capaz de passar por avaliações sistemáticas do funcionamento intelectual, considere atraso global do desenvolvimento (ver DSM-5, p. 41). Esse diagnóstico requer futura reavaliação.
   ii. Se uma pessoa com mais de 5 anos de idade apresenta deficiência intelectual que não pode ser bem caracterizada por causa de prejuízos sensoriais ou físicos associados, considere deficiência intelectual não especificada (ver DSM-5, p. 41). Esse diagnóstico deve ser usado apenas em circunstâncias excepcionais e requer reavaliação eventual.
   iii. Se uma pessoa tem dificuldades persistentes na aquisição e no uso da linguagem (falada, escrita, de sinais ou outras modalidades), que começam no período precoce do desenvolvimento e resultam em limitações funcionais substanciais, considere o diagnóstico de transtorno da linguagem (os critérios completos estão disponíveis no DSM-5, p. 42). O transtorno da linguagem ocorre como um comprometimento primário ou pode coexistir com outros transtornos. Esse diagnóstico não deve ser usado caso as dificuldades linguísticas sejam mais bem explicadas pela deficiência auditiva ou outro prejuízo sensorial, deficiência intelectual ou atraso global do desenvolvimento, ou sejam causadas por outra condição clínica ou neurológica.
   iv. Se uma pessoa tem dificuldades persistentes para produção da fala que interfiram na sua inteligibilidade ou impeçam a comunicação verbal de mensagens, considere transtorno da fala (os critérios completos estão disponíveis no DSM-5, p. 44). Os sintomas devem ter se iniciado no período precoce do desenvolvimento e resultar em limitações na comunicação efetiva, na participação social, nos desempenhos escolar e profissional, individualmente

ou em qualquer combinação. O transtorno da fala ocorre como um comprometimento primário ou coexiste com outros transtornos ou condições congênitas ou adquiridas. Esse diagnóstico não deve ser usado caso as dificuldades de fala sejam devidas a condições clínicas ou neurológicas adquiridas ou congênitas.

v. Se uma pessoa tem perturbações acentuadas e frequentes na fluência normal e no padrão temporal da fala que sejam inapropriadas para a idade e habilidades linguísticas da pessoa, considere transtorno da fluência com início na infância (gagueira) (os critérios completos estão disponíveis no DSM-5, p. 45-46). Os sintomas devem começar em período precoce do desenvolvimento. O distúrbio deve causar ansiedade em relação à fala ou à capacidade de se comunicar efetivamente. Esse transtorno pode coexistir com outros transtornos. O diagnóstico, contudo, não deve ser usado se o transtorno for passível de atribuição a um déficit motor da fala ou sensorial, for causado por outra condição médica ou neurológica, ou for mais bem explicado por outro transtorno mental.

vi. Se uma pessoa possui dificuldades persistentes no uso social da comunicação verbal e não verbal que limitam funcionalmente a comunicação efetiva, a participação social, as relações sociais, o sucesso acadêmico ou o desempenho funcional, considere transtorno da comunicação social (pragmática) (os critérios completos estão disponíveis no DSM-5, p. 47-48). Os sintomas começam em período precoce do desenvolvimento. O transtorno pode coexistir com outros transtornos. Esse diagnóstico, no entanto, não deve ser usado se os sintomas forem mais bem explicados pela deficiência intelectual, pelo atraso global do desenvolvimento ou por outro transtorno mental, ou que seja causado por outra condição clínica ou neurológica.

vii. Se uma pessoa tem sintomas de um transtorno da comunicação que causam prejuízo ou sofrimento clinicamente significativo, mas não satisfazem todos os critérios para um transtorno da comunicação ou outro transtorno do neurodesenvolvimento, considere transtorno da comunicação não especificado (ver DSM-5, p. 49).

viii. Se uma pessoa tem dificuldades persistentes na aprendizagem e no uso de habilidades acadêmicas que se iniciam durante a idade escolar e, eventualmente, resultam em interferência significativa no desempenho acadêmico e profissional, considere transtorno específico da aprendizagem (todos os critérios, juntamente com as classificações da gravidade, estão disponíveis no DSM-5, p. 66-68). Para satisfazer os critérios, as habilidades atuais devem estar bem abaixo da média para a idade, o gênero, o grupo cultural e o nível de educação da pessoa. Os sintomas não devem ser mais bem explicados por outro transtorno intelectual, médico, mental, neurológico ou sensorial.

2. Transtorno do Espectro Autista

   a. Inclusão: Requer déficits persistentes na comunicação social e na interação social, em múltiplos contextos, que estão presentes no período precoce do desenvolvimento, mas que podem não estar manifestos até que as demandas sociais excedam as capacidades limitadas e que ocasionam prejuízo clinicamente significativo ao funcionamento. O transtorno é acentuado, por exemplo, por todos os déficits persistentes na comunicação e nas interações sociais apresentados a seguir.

      i. Déficits na reciprocidade socioemocional: *Ao encontrar alguém, como você se apresenta? Acha difícil cumprimentar outra pessoa? Você acha difícil compartilhar seus interesses, pensamentos e sentimentos com outras pessoas? Sente repulsa ao ouvir sobre quais são os interesses das outras pessoas ou como elas se sentem?*

      ii. Déficits nos comportamentos comunicativos não verbais usados para a interação social; esses são comumente observados pelo entrevistador e variam desde a comunicação verbal e não verbal pouco integrada, passando à anormalidade no contato visual e linguagem corporal ou déficits na compreensão e no uso de comunicação, até a ausência total de expressões faciais ou gestos.

      iii. Déficits para desenvolver e manter relacionamentos: *Você não tem interesse em outras pessoas? É incapaz de participar de brincadeiras imaginativas com outras pessoas? Acha difícil fazer novos amigos? Quando a situação ao seu redor muda, você acha difícil ajustar seu próprio comportamento em resposta a essa mudança?*

   b. Inclusão: Além disso, o diagnóstico requer ao menos dois dos seguintes sinais de padrões restritos e repetitivos de comportamento, interesses ou atividades.

      i. Movimentos motores, uso de objetos ou fala estereotipados ou repetitivos, como estereotipias motoras simples, ecolalia, uso repetitivo de objetos ou frases idiossincráticas.

ii. Insistência nas mesmas coisas, adesão excessiva a rotinas ou esquiva a mudanças: *Você tem rotinas especiais ou padrões de comportamento? O que acontece quando não consegue seguir essas rotinas ou desempenhar esses comportamentos? Você tem dificuldades para mudar?*
iii. Interesses restritos ou foco de intensidade anormal: *Você foca intensamente ou se interessa muito por apenas algumas poucas coisas?*
iv. Hiper ou hiporreatividade a estímulos sensoriais: *Como você reage ao experimentar algo doloroso? E algo quente? E algo frio? Há sons, texturas ou cheiros aos quais você reage intensamente? Você fica fascinado por luzes ou objetos que giram?*

c. Modificadores
  i. Especificadores
    - Com (ou sem) comprometimento intelectual concomitante
    - Com (ou sem) comprometimento da linguagem concomitante
    - Associado a alguma condição médica ou genética conhecida ou a fator ambiental
    - Associado a outro transtorno do neurodesenvolvimento, mental ou comportamental
    - Com catatonia
  ii. A gravidade é codificada separadamente para prejuízos na comunicação social e para os padrões restritos e repetitivos de comportamento.
    - Nível 1: Exigindo apoio
    - Nível 2: Exigindo apoio substancial
    - Nível 3: Exigindo apoio muito substancial

d. Alternativas
  i. Se uma pessoa apresenta desempenho motor coordenado substancialmente abaixo dos níveis esperados, que interfere significativamente em atividades cotidianas ou no desempenho escolar e que se inicia em período precoce do desenvolvimento, considere transtorno do desenvolvimento da coordenação (os critérios completos estão no DSM-5, p. 74). Os exemplos incluem falta de coordenação, assim como lentidão e imprecisão no desempenho de habilidades motoras. A perturbação não pode ser ocasionada por outra condição clínica ou neurológica, ou ser mais bem explicada por outro transtorno mental.

ii. Se uma pessoa apresenta comportamento motor repetitivo, aparentemente direcionado e sem propósito claro, como apertar as mãos ou abanar, balançar o corpo, bater a cabeça, morder-se, considere transtorno do movimento estereotipado (os critérios completos estão no DSM-5, p. 77-78). A perturbação motora causa prejuízo ou sofrimento clinicamente significativo. O comportamento motor não é decorrente dos efeitos fisiológicos diretos de uma substância ou de uma condição clínica geral, e não é mais bem explicado pelos sintomas de outro transtorno mental.

iii. Um tique é uma vocalização ou um movimento motor repentino, rápido, recorrente e não ritmado. Se uma pessoa experimenta tiques motores e vocais que começaram antes dos 18 anos de idade, considere transtorno de Tourette (os critérios completos estão no DSM-5, p. 81). Os tiques podem aumentar e diminuir em frequência, mas devem persistir por pelo menos um ano após o seu início. Os tiques não podem ser decorrentes de efeitos fisiológicos diretos de outra condição médica ou de uma substância.

iv. Se uma pessoa experimenta tiques motores ou vocais, mas não ambos, durante sua doença, e jamais foram preenchidos os critérios para transtorno de Tourette, considere transtorno de tique motor ou vocal persistente (crônico) (os critérios completos estão no DSM-5, p. 81). O início ocorre antes dos 18 anos de idade, e os tiques podem aumentar ou diminuir em frequência, mas devem ter persistido por mais de um ano desde seu início.

v. Se uma pessoa experimenta tiques motores e/ou vocais por pelo menos um ano, começando antes dos 18 anos de idade, e os tiques não são decorrentes das consequências fisiológicas diretas de uma substância ou de alguma outra condição médica, e ela jamais satisfez os critérios para transtorno de Tourette ou transtorno de tique motor ou vocal persistente (crônico), considere transtorno de tique transitório (os critérios completos estão no DSM-5, p. 81).

vi. Se uma pessoa experimenta tiques que não satisfazem os critérios para um transtorno de tique especificado porque os movimentos ou vocalizações são atípicos em relação à idade no início ou na apresentação clínica, considere outro transtorno de tique especificado ou transtorno de tique não especificado (ver DSM-5, p. 85).

3. Transtorno de Déficit de Atenção/Hiperatividade
   a. Inclusão: Requer um padrão de comportamento, com início antes dos 12 anos de idade, que esteja presente em múltiplos ambientes e resulte em dificuldades de desempenho social, educacional ou profissional. Os sintomas devem estar presentes de maneira persistente por pelo menos seis meses em um grau inconsistente com o nível de desenvolvimento. O transtorno é manifestado por pelo menos seis dos seguintes sintomas de falta de atenção.

      i. Não reparar em detalhes: *Durante pelo menos os últimos seis meses, as outras pessoas lhe disseram que você muitas vezes negligencia ou deixa passar detalhes, ou que cometeu erros por descuido em seu trabalho?*

      ii. Falta de atenção em tarefas: *Você frequentemente tem dificuldade para permanecer focado em uma tarefa ou atividade, como ler um texto longo ou escutar uma palestra ou conversa?*

      iii. Parece não ouvir: *As outras pessoas lhe dizem que, ao falar com você, muitas vezes sua mente parece estar em outro lugar ou parece que você não está ouvindo?*

      iv. Não consegue terminar tarefas: *Você frequentemente enfrenta dificuldades para terminar trabalhos escolares, tarefas ou deveres no local de trabalho porque perde o foco ou perde o rumo facilmente?*

      v. Dificuldade para organizar tarefas: *Você frequentemente acha difícil organizar tarefas ou atividades? Tem dificuldades para gerenciar seu tempo ou não consegue cumprir os prazos?*

      vi. Evita tarefas que exigem atividade mental prolongada: *Você com frequência evita tarefas que exigem esforço mental prolongado?*

      vii. Perde coisas necessárias para as tarefas com frequência: *Você perde com frequência coisas que são essenciais para as tarefas e atividades, como materiais escolares, livros, ferramentas, carteiras, chaves, papéis importantes, óculos ou o seu telefone?*

      viii. Distrai-se facilmente: *Você acha que se distrai facilmente, e com frequência, com coisas ou pensamentos que não estão relacionados à atividade ou tarefa que deveria estar realizando?*

      ix. Esquece-se de coisas com frequência: *Você é frequentemente esquecido em suas atividades diárias? As pessoas o acham distraído?*

b. Inclusão: Alternativamente, requer a presença de pelo menos seis das seguintes manifestações de hiperatividade e impulsividade ao longo do mesmo período.
   i. Remexe-se: *Ao longo dos últimos seis meses, você se pegou remexendo as suas mãos ou pés? Você acha difícil sentar sem se contorcer?*
   ii. Levanta-se da cadeira: *Quando está em uma situação em que se espera que se mantenha sentado, você se levanta da cadeira com frequência?*
   iii. Corre ou sobe nas coisas: *Você frequentemente corre ou sobe nas coisas em situações em que fazer isso é inapropriado?*
   iv. Incapaz de ficar quieto: *Você se vê incapaz de brincar ou se envolver em atividades de lazer calmamente?*
   v. Hiperatividade: *Você frequentemente se sente como se "não conseguisse parar" ou age como se estivesse "com o motor ligado"? As outras pessoas o(a) descrevem como se agisse sempre dessa forma? Você se sente desconfortável ao permanecer sentado e parado por muito tempo?*
   vi. Fala excessivamente: *Você fala demais com frequência?*
   vii. Responde antes do tempo: *Você frequentemente tem dificuldade para aguardar a sua vez em uma conversa? Você frequentemente completa as sentenças de outra pessoa ou deixa escapar uma resposta antes que a pergunta seja completada?*
   viii. Reluta em esperar sua vez: *Você frequentemente tem dificuldades para esperar sua vez ou aguardar em uma fila?*
   ix. Interrompe ou se intromete: *Você se mete nas atividades, conversas ou jogos das outras pessoas com frequência? Você frequentemente começa a usar as coisas de outras pessoas sem permissão?*
c. Exclusão: Se os critérios não forem atendidos em dois ou mais ambientes ou se não há evidência de que os sintomas inferem no funcionamento, os sintomas ocorrem apenas no contexto de um transtorno psicótico ou os sintomas são mais bem explicados por outro transtorno mental, não faça o diagnóstico.
d. Modificadores
   i. Especificadores
      - Apresentação combinada: Se tanto os critérios da desatenção quanto da hiperatividade-impulsividade forem preenchidos nos últimos seis meses.
      - Apresentação predominantemente desatenta: Se os critérios da desatenção forem preenchidos nos últimos seis meses, mas os da hiperatividade-impulsividade não forem.

- Apresentação predominantemente hiperativa/impulsiva: Se os critérios da hiperatividade-impulsividade forem preenchidos nos últimos seis meses, mas os da desatenção não forem.
  ii. Especificadores
  - Em remissão parcial
  iii. Gravidade
  - Leve: Poucos sintomas, caso os tenha, estão presentes, além daqueles necessários para fazer o diagnóstico, e eles resultam em não mais do que pequenos prejuízos no funcionamento social ou profissional.
  - Moderada: Sintomas ou prejuízo funcional entre "leve" e "grave" estão presentes.
  - Grave: Muitos sintomas além daqueles necessários para fazer o diagnóstico estão presentes, ou vários sintomas particularmente graves estão presentes, ou os sintomas podem resultar em prejuízo acentuado no funcionamento social ou profissional.
e. Alternativas: Se uma pessoa apresenta sintomas subliminares ou se você ainda não teve oportunidade suficiente para verificar todos os critérios, considere outro transtorno de déficit de atenção/hiperatividade especificado ou transtorno de déficit de atenção/hiperatividade não especificado (ver DSM-5, p. 65-66). Os sintomas devem estar associados a prejuízo e não ocorrerem exclusivamente durante o curso da esquizofrenia ou de outro transtorno psicótico, não sendo mais bem explicados por outro transtorno mental.

Espectro da Esquizofrenia e Outros Transtornos Psicóticos

DSM-5 p. 87–122

Perguntas de triagem: *Você teve visões ou viu coisas que outras pessoas não viram? Ouviu ruídos, sons ou vozes que outras pessoas não ouviram? Já se sentiu como se pessoas estivessem lhe seguindo ou tentando machucá-lo(a) de alguma forma? Você já achou que possuía poderes especiais, como ler a mente das outras pessoas? Ao assistir TV ou escutar um programa de rádio, já achou que estivessem se referindo a você?*

Se a resposta for sim, pergunte: *Essas experiências influenciam o seu comportamento ou lhe dizem para fazer coisas? Essas experiências já lhe causaram problemas significativos com amigos ou parentes, no trabalho ou em outro ambiente?*

- Se a resposta for sim, vá para os critérios de esquizofrenia.

1. Esquizofrenia
   a. Inclusão: Requer pelo menos seis meses de sinais contínuos de perturbação, que podem incluir sintomas prodrômicos ou residuais. Durante ao menos um mês desse período, pelo menos <u>dois</u> dos seguintes sintomas estão presentes e pelos menos <u>um</u> dos sintomas deve ser delírios, alucinações ou discurso desorganizado.
      i. Delírios: *Alguém está tentando machucá-lo(a) ou feri-lo(a)? Ao ler um livro, assistir televisão ou usar um computador, você chega a pensar que há mensagens destinadas somente para você? Você tem poderes ou capacidades especiais?*
      ii. Alucinações: *Quando acordado, você já ouviu uma voz diferente do que seus próprios pensamentos e que as outras pessoas não conseguem ouvir? Quando acordado, já viu coisas que outras pessoas não podem ver?*
      iii. Discurso desorganizado como descarrilamento ou incoerência frequentes
      iv. Comportamento grosseiramente desorganizado ou catatônico
      v. Sintomas negativos, como expressão emocional diminuída ou abulia
   b. Exclusão: Se a perturbação é atribuível aos efeitos fisiológicos de alguma substância (p. ex., drogas de abuso, medicamentos) ou a outra condição clínica, não faça o diagnóstico.

c. Exclusão: Se uma pessoa foi diagnosticada com transtorno do espectro autista ou transtorno da comunicação com início na infância, a esquizofrenia pode ser diagnosticada somente se delírios ou alucinações proeminentes também estiverem presentes por pelo menos um mês.
d. Modificadores
  i. Especificadores
   - Primeiro episódio, atualmente em episódio agudo
   - Primeiro episódio, atualmente em remissão parcial
   - Primeiro episódio, atualmente em remissão completa
   - Episódios múltiplos, atualmente em episódio agudo
   - Episódios múltiplos, atualmente em remissão parcial
   - Episódios múltiplos, atualmente em remissão completa
   - Contínuo
   - Não especificado
  ii. Especificador adicional
   - Com catatonia: Use quando pelo menos três dos seguintes estiverem presentes: estupor, catalepsia, flexibilidade cérea, mutismo, negativismo, postura fixa, maneirismos, estereótipos, agitação, caretas, ecolalia, ecopraxia.
  iii. Gravidade
   - A gravidade é classificada por uma avaliação quantitativa dos sintomas primários de psicose, cada um desses pode ser classificado por sua gravidade atual em uma escala com cinco pontos (ver Capítulo 11, "Instrumentos de Avaliação Selecionados do DSM-5", p. 211-214).
e. Alternativas
  i. Caso uma pessoa tenha comportamentos, percepções e pensamentos excêntricos e pouca capacidade para relacionamentos próximos, considere transtorno da personalidade esquizotípica (os critérios completos estão no DSM-5, p. 655-656). Se a perturbação ocorre exclusivamente no contexto da esquizofrenia, de um episódio depressivo ou maníaco com características psicóticas ou do transtorno do espectro autista, não faça o diagnóstico.
  ii. Se uma pessoa experimenta apenas delírios, bizarros ou não, jamais atendeu a todos os critérios de esquizofrenia e tem um funcionamento que não está acentuadamente prejudicado além das ramificações de seu delírio, considere transtorno delirante (os critérios completos estão no DSM-5, p. 90-91). Os critérios incluem múltiplos especifica-

dores. Esse diagnóstico não deve ser usado se os delírios se devem a efeitos psicológicos de uma substância ou de outra condição clínica. Não use esse diagnóstico se os delírios são mais bem explicados por outro transtorno mental.

iii. Se uma pessoa teve, por pelo menos um dia, mas durante menos de um mês, sintomas de esquizofrenia, considere transtorno psicótico breve (os critérios completos estão no DSM-5, p. 94). O início é agudo, há menos sintomas negativos e menos prejuízos funcionais, além de sempre ocorrer um retorno ao nível anterior de funcionamento.

iv. Se uma pessoa teve, por pelo menos um mês, mas durante menos de seis meses, sintomas de esquizofrenia, considere transtorno esquizofreniforme (os critérios completos estão no DSM-5, p. 96-97). Esse diagnóstico não deve ser usado se a perturbação se deve aos efeitos psicológicos de uma substância ou de outra condição clínica.

v. Se uma pessoa que preenche os critérios de esquizofrenia também manifesta perturbações marcantes do humor – tanto episódios depressivos como episódios maníacos – por pelos menos metade do tempo em que tem preenchidos os critérios de esquizofrenia, considere transtorno esquizoafetivo (os critérios completos estão no DSM-5, p. 105-106). Ao longo da vida, a pessoa deve ter tido, por pelo menos duas semanas, delírios ou alucinações na ausência de um episódio de humor maior.

vi. Se uma substância ou medicamento causa diretamente um episódio psicótico, considere transtorno psicótico induzido por substância/medicamento (os critérios completos estão no DSM-5, p. 110-111). Os critérios incluem múltiplos especificadores para substâncias individuais.

vii. Se outra condição clínica causa diretamente o episódio psicótico, considere transtorno psicótico devido a outra condição médica (os critérios completos estão no DSM-5, p. 115-116). Esse diagnóstico não deve ser usado durante um episódio de *delirium* ou quando o episódio psicótico é mais bem explicado por outro transtorno mental.

viii. Se uma pessoa tem sintomas psicóticos que causam sofrimento clinicamente significativo ou prejuízo funcional sem atender a todos os critérios de outro transtorno psicótico, considere transtorno do espectro da esquizofrenia e outro transtorno psicótico não especificado (ver DSM-5, p. 122). Se você quiser comunicar a razão específica pela qual os sintomas de uma pessoa não satisfazem aos critérios, considere outro transtorno do espectro da esquizofrenia e outro transtorno psicótico especificado (ver DSM-5, p. 122). Os exemplos incluem alucinações auditivas persistentes na ausência de quaisquer outras características e sintomas delirantes no parceiro de um indivíduo com transtorno delirante.

Transtorno Bipolar e Transtornos Relacionados

DSM-5 p. 123–154

Perguntas de triagem: *Houve ocasiões em que você sentiu, por pelo menos alguns dias, o oposto da depressão? Estava tão alegre ou feliz que isso fez com que se sentisse diferente do habitual?*

    Se a resposta for sim, pergunte: *Nessas ocasiões, você se sentiu assim o dia inteiro ou pela maior parte do dia? Essas situações já duraram pelo menos uma semana ou resultaram em sua hospitalização? Esses períodos já lhe causaram problemas significativos com amigos ou parentes, no trabalho ou em outro ambiente?*

- Se a resposta for sim, vá para os critérios de transtorno bipolar tipo I.
- Se a resposta for não, vá para os critérios de transtorno bipolar tipo II.

1. Transtorno bipolar tipo I
   a. Inclusão: Requer pelo menos <u>três</u> dos seguintes critérios durante um episódio maníaco.
      i. Autoestima inflada ou grandiosidade: *Durante esse período, você se sentiu especialmente confiante, como se pudesse realizar algo extraordinário que não poderia ter feito caso não se sentisse assim?*
      ii. Redução da necessidade de sono: *Durante esse período, você notou alguma mudança na quantidade de sono necessária para se sentir descansado? Você se sentiu descansado depois de ter dormido menos de três horas?*
      iii. Mais loquaz do que o habitual: *Durante esse período, alguém lhe disse que você falou mais do que o habitual ou que era difícil interrompê-lo?*
      iv. Fuga de ideias: *Durante esse período, seus pensamentos estavam acelerados? Você tinha tantas ideias que não conseguia acompanhá-las?*
      v. Distratibilidade: *Durante esse período, você teve mais problemas para focar do que o habitual? Você se distraía facilmente?*
      vi. Atividade direcionada a objetivos: *Durante esse período, como você passou o seu tempo? Viu-se mais ativo do que o habitual?*
      vii. Envolvimento excessivo em atividades com elevado potencial para consequências dolorosas: *Durante esse período, envolveu-se em atividades que eram incomuns a você? Gastou dinheiro, usou substâncias ou se envolveu em atividades sexuais de uma forma que*

seja incomum para você? Alguma dessas atividades causou problemas para alguém?
b. Exclusão: A ocorrência do(s) episódio(s) maníaco(s) e depressivo(s) maior(es) não é mais bem explicada por transtorno esquizoafetivo, esquizofrenia, transtorno esquizofreniforme, transtorno delirante, outro transtorno do espectro da esquizofrenia e outro transtorno psicótico especificado ou transtorno do espectro da esquizofrenia e outro transtorno psicótico não especificado.
c. Exclusão: O episódio não é decorrente dos efeitos fisiológicos de uma substância ou de outra condição clínica. Entretanto, um episódio maníaco que surge durante tratamento antidepressivo, mas que persiste além dos efeitos fisiológicos do tratamento, satisfaz os critérios diagnósticos.
d. Modificadores
  i. Episódio atual ou mais recente
     - Maníaco
     - Hipomaníaco
     - Depressivo maior
     - Não especificado (utilize quando os sintomas satisfazem os critérios, mas não a sua duração)
  ii. Especificadores
     - Com sintomas ansiosos
     - Com características mistas: Use se pelo menos três dos sintomas de um episódio depressivo maior estiverem simultaneamente presentes.
     - Com ciclagem rápida
     - Com características melancólicas
     - Com características atípicas
     - Com características psicóticas congruentes com o humor
     - Com características psicóticas incongruentes com o humor
     - Com catatonia
     - Com início no periparto
     - Com padrão sazonal
  iii. Curso e gravidade
     - Episódio atual ou mais recente maníaco, hipomaníaco, depressivo maior, não especificado
        - Leve, moderado, grave
        - Com características psicóticas
        - Em remissão parcial, em remissão completa
        - Não especificado

e. Alternativas

   i. Se uma substância causa o episódio diretamente, incluindo uma substância prescrita para tratar a depressão, considere transtorno bipolar e transtorno relacionado induzido por substância/medicamento (os critérios completos estão no DSM-5, p. 142-143).

   ii. Se outra condição clínica causa o episódio, considere transtorno bipolar e transtorno relacionado devido a outra condição médica (os critérios completos estão no DSM-5, p. 145-146).

2. Transtorno Bipolar Tipo II

   a. Inclusão: Requer pelo menos <u>três</u> dos seguintes critérios durante um episódio hipomaníaco com duração de pelo menos quatro dias.

   i. Autoestima inflada ou grandiosidade: *Durante esse período, você se sentiu especialmente confiante, como se pudesse realizar algo extraordinário que não poderia ter feito caso não se sentisse assim?*

   ii. Redução da necessidade de sono: *Durante esse período, você notou alguma mudança na quantidade de sono necessária para se sentir descansado? Sentiu-se descansado depois de ter dormido menos de três horas?*

   iii. Mais loquaz do que o habitual: *Durante esse período, alguém lhe disse que você falou mais do que o habitual ou que estava difícil interrompê-lo?*

   iv. Fuga de ideias: *Durante esse período, seus pensamentos estavam acelerados? Você tinha tantas ideias que não conseguia acompanhá-las?*

   v. Distratibilidade: *Durante esse período, você teve mais problemas para focar do que o habitual? Distraía-se facilmente?*

   vi. Atividade direcionada a objetivos: *Durante esse período, como você passou o seu tempo? Sentiu-se mais ativo do que o habitual?*

   vii. Envolvimento excessivo em atividades com elevado potencial para consequências dolorosas: *Durante esse período, envolveu-se em atividades que eram incomuns a você? Gastou dinheiro, usou substâncias ou se envolveu em atividades sexuais de uma forma que seja incomum para você? Alguma dessas atividades causou problemas para alguém?*

   b. Exclusão: Se nunca houve um episódio maníaco ou se o episódio for atribuível aos efeitos fisiológicos de uma substância/medicamento, o diagnóstico não é feito.

c. Exclusão: Se o episódio hipomaníaco é mais bem explicado por transtorno esquizoafetivo, esquizofrenia, transtorno esquizofreniforme, transtorno delirante, outro transtorno do espectro da esquizofrenia e outro transtorno psicótico especificado ou transtorno do espectro da esquizofrenia e outro transtorno psicótico não especificado, o diagnóstico não é feito.
d. Modificadores
  i. Especificar episódio atual ou mais recente
     - Hipomaníaco
     - Depressivo maior
  ii. Especificadores
     - Com sintomas ansiosos
     - Com características mistas: Use se pelo menos três dos sintomas de um episódio depressivo maior estiverem simultaneamente presentes.
     - Com ciclagem rápida
     - Com características psicóticas congruentes com o humor
     - Com características psicóticas incongruentes com o humor
     - Com catatonia
     - Com início no periparto
     - Com padrão sazonal
     - Não especificado
  iii. Curso e gravidade
     - Em remissão parcial
     - Em remissão completa
     - Leve
     - Moderada
     - Grave
e. Alternativas
  i. Se uma pessoa relata dois ou mais anos de múltiplos sintomas hipomaníacos e depressivos que jamais aumentaram até o nível de um episódio hipomaníaco ou depressivo maior, considere transtorno ciclotímico, (os critérios completos estão no DSM-5, p. 139-140). Durante o mesmo período antes citado de dois anos (um ano para crianças e adolescentes), os períodos hipomaníaco e depressivo estiveram presentes por pelo menos metade do tempo, e o indivíduo não permaneceu sem os sintomas por mais de dois meses consecutivos. Se os sintomas decorrem dos efeitos fisiológicos de uma substância ou de outra condição médica, o diagnóstico não é feito.

ii. Se uma pessoa experimenta sintomas característicos do transtorno bipolar que causam sofrimento clinicamente significativo ou prejuízo funcional sem atender a todos os critérios de um transtorno bipolar, considere transtorno bipolar e transtorno relacionado não especificado (ver DSM-5, p. 149). Se você quiser comunicar a razão específica pela qual os sintomas de uma pessoa não atingem os critérios, considere outro transtorno bipolar e transtorno relacionado especificado (ver DSM-5, p. 148). Os exemplos incluem episódio hipomaníaco e ciclotimia de curta duração sem episódio depressivo maior anterior.

Transtornos Depressivos

DSM-5 p. 155-188

Perguntas de triagem: *Você tem se sentido triste, melancólico, para baixo, deprimido ou irritável? Você perdeu o interesse ou obtém menos prazer em relação às coisas de que costumava gostar?*

Se a resposta for sim, pergunte: *Esses períodos já duraram pelo menos duas semanas e lhe causaram problemas significativos com amigos ou parentes, no trabalho ou em outro ambiente?*

- Se a resposta for sim, vá para os critérios para transtorno depressivo maior.
- Se uma criança de 6 anos de idade responder que não, faça a pergunta de triagem sobre irritabilidade que aparece a seguir, logo após as alternativas para transtorno depressivo maior.

1. Transtorno depressivo maior, episódios únicos ou recorrentes

    a. Inclusão: Requer a presença de pelo menos <u>cinco</u> dos sintomas a seguir, que devem incluir humor deprimido ou perda de interesse ou prazer (anedonia) durante o mesmo episódio de duas semanas.

       i. Humor deprimido pela maior parte do dia (já avaliado)
       ii. Acentuada diminuição de interesse em atividades ou prazeres (já avaliado)
       iii. Perda ou ganho significativo de peso: *Durante esse período, você notou alguma mudança em seu apetite e em seu peso?*
       iv. Insônia ou hipersonia: *Durante esse período, o quanto e quão bem você dormiu?*
       v. Agitação ou retardo psicomotor: *Durante esse período, alguém lhe disse que você parecia estar se movimentando mais rápido ou mais devagar do que o habitual?*
       vi. Fadiga ou perda de energia: *Durante esse período, como era o seu nível de energia? Alguém lhe disse que você parecia estar desgastado ou com menos energia do que o habitual?*
       vii. Sentimentos de inutilidade ou de culpa excessiva: *Durante esse período, você sentiu um grande remorso ou culpa em relação a eventos ou relacionamentos atuais ou passados?*
       viii. Concentração diminuída: *Durante esse período, você foi incapaz de tomar decisões ou de se concentrar como de costume?*

ix. Pensamentos recorrentes de morte ou suicídio: *Durante esse período, você pensou em morte mais do que de costume? Pensou em ferir a si mesmo ou em tirar a sua própria vida?*
b. Exclusão: Se nunca houve um episódio maníaco ou um episódio hipomaníaco, ou se o episódio depressivo maior for atribuível aos efeitos fisiológicos de uma substância ou de outra condição clínica, o diagnóstico não é feito.
c. Exclusão: Se o episódio depressivo maior é mais bem explicado por transtorno esquizoafetivo, esquizofrenia, transtorno esquizofreniforme, transtorno delirante, outro transtorno do espectro da esquizofrenia e outro transtorno psicótico especificado ou transtorno do espectro da esquizofrenia e outro transtorno psicótico não especificado, o diagnóstico não é feito.
d. Modificadores
   i. Especificadores
   - Com sintomas ansiosos
   - Com características mistas: Use se pelo menos três dos sintomas de um episódio depressivo maior estiverem simultaneamente presentes.
   - Com características melancólicas
   - Com características atípicas
   - Com características psicóticas congruentes com o humor
   - Com características psicóticas incongruentes com o humor
   - Com catatonia
   - Com início no periparto
   - Com padrão sazonal
   ii. Curso e gravidade
   - Episódio único
   - Episódio recorrente
   - Em remissão parcial
   - Em remissão completa
   - Leve
   - Moderada
   - Grave
   - Com características psicóticas
   - Não especificado
e. Alternativas
   i. Se uma pessoa manifesta depressão ou anedonia por pelo menos dois anos, resultando em sofrimento ou prejuízo clinicamente significativo, junto com pelo menos <u>dois</u>

dos sintomas de um episódio depressivo maior, considere transtorno depressivo persistente (distimia) (os critérios completos estão no DSM-5, p. 168-169). Se uma pessoa experimenta dois meses contínuos sem sintomas depressivos, não faça o diagnóstico. Se a pessoa já teve sintomas que satisfazem aos critérios de um transtorno bipolar ou transtorno ciclotímico, não faça o diagnóstico. Caso a perturbação seja mais bem explicada por um transtorno psicótico ou decorra dos efeitos fisiológicos de uma substância ou de outra condição clínica, não faça o diagnóstico.

ii. Se uma mulher descreve mudanças acentuadas de humor que começam na semana anterior à sua menstruação, diminuem dentro de poucos dias após o início da menstruação e desaparecem na semana após a menstruação, considere transtorno disfórico pré-menstrual (os critérios completos estão no DSM-5, p. 171-172). Os critérios diagnósticos incluem, pelos menos, um dos seguintes: labilidade afetiva acentuada; irritabilidade acentuada ou conflitos interpessoais; humor deprimido acentuado; e ansiedade acentuada. Pelo menos um dos seguintes sintomas também deve estar presente (para alcançar um total de cinco sintomas quando combinados com os sintomas já citados): interesse diminuído pelas atividades habituais; sentimento subjetivo de dificuldade em se concentrar; letargia, fadiga fácil ou falta de energia acentuada; alteração acentuada do apetite; hipersonia ou insônia; sentir-se sobrecarregado(a); e sintomas físicos como sensibilidade ou inchaço das mamas, dor articular ou muscular, sensação de "inchaço" e ganho de peso.

iii. Se uma substância causa o episódio diretamente, incluindo uma substância prescrita para tratar a depressão, considere um transtorno depressivo induzido por substância/medicamento (os critérios completos estão no DSM-5, p. 175-176).

iv. Se outra condição clínica causa o episódio, considere um transtorno depressivo devido a outra condição médica (os critérios completos estão no DSM-5, p. 180-181).

v. Se uma pessoa experimenta um episódio depressivo que causa sofrimento clinicamente significativo ou prejuízo funcional sem atender a todos os critérios de um transtorno depressivo, considere transtorno depressivo não especificado (ver DSM-5, p. 184). Se você quiser comunicar a razão específica pela qual os sintomas de uma pessoa não atinjam os critérios, considere outro transtorno depressivo especificado (ver DSM-5, p. 183-184). Os exemplos incluem depressão breve recorrente e episódio depressivo com sintomas insuficientes.

Pergunta de triagem sobre irritabilidade para crianças: *Você já perdeu a calma, gritou ou se expressou de forma inadequada?*
Se a resposta for sim, pergunte: *Você perde a calma todos os dias ou de vez em quando? A sua irritação ou os seus gritos causam problemas em casa ou na escola?*

- Se a resposta for sim, vá para os critérios de transtorno disruptivo da desregulação do humor.
- Se a resposta for não, busque informações secundárias de cuidadores ou vá para outra categoria diagnóstica.

2. Transtorno Disruptivo da Desregulação do Humor
   a. Inclusão: Requer explosões de raiva recorrentes e graves em resposta a um estressor comum, com uma ocorrência média de, pelo menos, três por semana, por pelo menos um ano. As explosões devem ocorrer em pelo menos dois ambientes distintos, como na escola ou em casa, ser grave em pelo menos um ambiente, iniciar antes dos 10 anos de idade e ser caracterizado pelos três sintomas a seguir:
      i. Explosões de raiva ou comportamentais: *Quando você fica aborrecido ou perde a calma, o que acontece? Você grita, dá tapas, socos, morde ou bate em outra pessoa, quebra ou destrói coisas?*
      ii. Reação desproporcional: *Ao se aborrecer ou perder a calma, você sabe o que o incomoda? Que tipos de coisas o incomodam tanto a ponto de fazê-lo gritar ou bater?*
      iii. Humor persistentemente irritável ou zangado entre explosões de raiva: *Quando não está gritando ou aborrecido, como você se sente por dentro? Você normalmente se sente mal humorado, zangado, irritável ou triste?*
   b. Exclusão: Essas respostas devem ser inconsistentes com o grau de desenvolvimento da criança.
   c. Exclusão: Se os comportamentos ocorrem exclusivamente durante um episódio de transtorno depressivo maior e são mais bem explicados por outro transtorno mental (p. ex., transtorno do espectro autista, transtorno de estresse pós-traumático, transtorno de ansiedade de separação, transtorno depressivo persistente [distimia]), não faça o diagnóstico.

d. Exclusão: Se os sintomas são consequência dos efeitos psicológicos de uma substância ou de outra condição clínica ou neurológica, não faça o diagnóstico.
e. Exclusão: Se uma criança foi diagnosticada com transtorno de oposição desafiante, transtorno explosivo intermitente ou transtorno bipolar, não faça o diagnóstico.
f. Alternativa: Se houve um período, durante o último ano, com duração de pelo menos um dia, no qual a criança tenha exibido humor anormalmente elevado e três critérios de episódio maníaco, considere a possibilidade de um transtorno bipolar (ver DSM-5, p. 123–154).

Transtornos de Ansiedade

DSM-5 p. 189–234

Perguntas de triagem: *Durante os últimos meses, você tem se preocupado com frequência com uma série de coisas em sua vida? Você tem dificuldade para controlar ou parar de se preocupar? Um ataque de pânico é um pico súbito de ansiedade ou medo intenso que surge do nada sem nenhuma razão aparente, ou em situações em que você não esperava que pudesse ocorrer. Você tem tido ataques de pânico recorrentes? Essas experiências já lhe causaram problemas significativos com amigos ou parentes, no trabalho ou em outro ambiente?*

Se a resposta for sim, pergunte: *Você consegue identificar situações sociais, objetos ou lugares específicos que fazem com que se sinta muito ansioso ou choroso?*

- Se uma fobia específica for obtida, vá para critérios de transtorno de fobia específica.
- Se não, vá para critérios de transtorno do pânico. Então, vá para critérios de transtorno de ansiedade generalizada.

1. Fobia Específica
   a. Inclusão: Requer que uma pessoa tenha experimentado, por pelo menos seis meses, medo, ansiedade ou esquiva, conforme caracterizados pelos três sintomas a seguir.
      i. Medo específico: *Você tem medo de uma situação ou objeto específico, como voar, alturas, animais ou alguma outra coisa, a ponto de sua exposição a esse objeto ou situação lhe causar medo ou ansiedade imediatamente? O que é?*
      ii. Medo ou ansiedade provocada pela exposição: *Ao encontrar esse objeto ou situação, você experimenta uma sensação imediata de medo ou ansiedade? Para crianças, pergunte: ao encontrar esse objeto ou situação, você chora, faz birra ou se agarra no seu pai ou na sua mãe?*
      iii. Esquiva: *Você se pega tomando medidas para evitar esse objeto ou situação? Quais? Quando tem que encontrar esse objeto ou situação, você experimenta medo ou ansiedade intensos?*
   b. Exclusão: O medo, a ansiedade e a esquiva não se restringem a objetos ou situações relacionadas a obsessões, lembranças de eventos traumáticos, separação de casa ou de figuras de apego, ou situações sociais.

c. Modificadores
    i. Especificadores
       - Descritivos
         - Animal
         - Ambiente natural
         - Sangue-injeção-ferimentos
         - Situacional
         - Outro
d. Alternativas
    i. Se uma pessoa relata sofrimento impróprio e excessivo em relação ao estágio de desenvolvimento ao se separar de casa ou de uma figura importante de apego, ou expressa preocupação persistente de que sua figura de apego pode se machucar ou morrer, que resulta em relutância ou recusa em se separar de casa ou de uma figura importante de apego, considere transtorno de ansiedade de separação (os critérios completos estão no DSM-5, p. 190-191). O início desse transtorno acontece antes dos 18 anos de idade. A duração mínima necessária dos sintomas para satisfazer os critérios diagnósticos é de quatro semanas para crianças e adolescentes, mas de pelo menos seis meses para adultos.
    ii. Se uma pessoa fracassa consistentemente para falar em situações sociais específicas por pelo menos um mês, de modo que isso interfira no seu sucesso educacional ou profissional, considere mutismo seletivo (os critérios completos estão no DSM-5, p. 195). Se a perturbação decorre de um desconhecimento ou desconforto com o idioma, não faça o diagnóstico. Se a perturbação for mais bem explicada por um transtorno da comunicação, transtorno do espectro autista ou transtorno psicótico, não faça o diagnóstico.
    iii. Se uma pessoa relata pelo menos seis meses de ansiedade ou medo acentuado e desproporcional em relação a situações como transporte público, espaços abertos, permanecer em locais fechados, permanecer em uma fila ou ficar em meio a uma multidão ou estar fora de casa sozinho, e se esses medos fazem com que ela evite ativamente essas situações, considere agorafobia (os critérios completos estão no DSM-5, p. 218).
    iv. Se uma pessoa relata pelo menos seis meses de ansiedade ou medo acentuado em relação a (ou se esquiva de) situações sociais em que ela teme que outras pessoas a ob-

servem ou a examinem, e esse temor é desproporcional à ameaça real apresentada pelas situações sociais, e o medo, a ansiedade ou a esquiva causa prejuízo ou sofrimento clinicamente significativo, considere transtorno de ansiedade social (fobia social) (os critérios completos estão no DSM-5, p. 202-203).
2. Transtorno de Pânico
   a. Inclusão: Requer ataques de pânico recorrentes, conforme caracterizado por pelo menos <u>quatro</u> dos seguintes sintomas:
      i. Palpitações, coração acelerado, taquicardia: *Quando você experimenta esses picos súbitos de desconforto ou medo intenso, seu coração palpita ou acelera?*
      ii. Sudorese: *Durante esses eventos, você percebe que sua mais do que o habitual?*
      iii. Tremores ou abalos: *Durante esses eventos, você treme ou apresenta abalos?*
      iv. Sensações de falta de ar ou sufocamento: *Durante esses eventos, você se sente como se estivesse sendo sufocado ou não consegue recuperar o fôlego?*
      v. Sensações de asfixia: *Durante esses eventos, você se sente como se estivesse engasgando, como se algo estivesse bloqueando a sua garganta?*
      vi. Dor ou desconforto torácico: *Durante esses eventos, você sente desconforto ou dor em seu peito?*
      vii. Náusea ou desconforto abdominal: *Durantes esses eventos, você se sente enjoado ou com ânsia de vômito?*
      viii. Sensação de tontura, instabilidade, vertigem ou desmaio: *Durante esses eventos, você sente tontura, vertigem ou como se fosse desmaiar?*
      ix. Calafrios ou ondas de calor: *Durante esses eventos, você sente muito frio ou sente um calor intenso?*
      x. Parestesias: *Durante esses eventos, você sente dormência ou formigamento?*
      xi. Desrealização ou despersonalização: *Durante esses eventos, você sente como se as pessoas ou lugares que lhe são familiares são irreais, ou que está tão desligado do seu corpo que é como se estivesse fora dele ou assistindo a si mesmo?*
      xii. Medo de perder o controle: *Durante esses eventos, você sente medo de que possa estar perdendo o controle ou até mesmo "enlouquecendo"?*
      xiii. Medo de morrer: *Durante esses eventos, você teme que possa estar morrendo?*

b. Inclusão: Pelo menos um ataque de pânico é seguido por, ao menos, um mês de um dos seguintes sintomas:
   i. Preocupação persistente em relação às consequências: *Você se sente persistentemente apreensivo ou preocupado com ataques de pânico adicionais? Sente-se persistentemente apreensivo ou preocupado que esses ataques signifiquem que você esteja tendo um ataque cardíaco, perdendo o controle ou "enlouquecendo"?*
   ii. Mudança desadaptativa para evitar ataques: *Você fez alterações desadaptativas significativas em seu comportamento, como se esquivar de exercícios ou de situações pouco familiares, para evitar ataques?*
c. Exclusão: Caso a perturbação seja mais bem explicada por outro transtorno mental ou decorra dos efeitos fisiológicos de uma substância/medicamento ou de outra condição médica, não faça o diagnóstico.
d. Alternativas
   i. Se uma pessoa relata ataques de pânico como descrito, mas não tem preocupação persistente com as consequências nem desenvolve alterações comportamentais desadaptativas e significativas para evitar ataques de pânico, considere a utilização do especificador de ataque de pânico (ver DSM-5, p. 214-215). O especificador de ataque de pânico pode ser usado com outros transtornos de ansiedade, assim como com transtornos depressivos, traumáticos e por uso de substâncias.

3. Transtorno de Ansiedade Generalizada
   a. Inclusão: Requer ansiedade e preocupação persistentes e excessivas, difíceis de controlar, ocorrendo na maioria dos dias por pelo menos seis meses, com diversos eventos ou atividades, associadas a pelos menos três dos seguintes sintomas.
      i. Inquietação: *Quando pensa sobre eventos ou atividades que lhe provocam ansiedade ou preocupação, você se sente inquieto(a) ou com os nervos à flor da pele?*
      ii. Fatigabilidade: *Você frequentemente se sente cansado ou se cansa facilmente?*
      iii. Dificuldade de concentração: *Quando está ansioso ou preocupado, você frequentemente acha difícil se concentrar ou tem sensações de "branco" na mente?*
      iv. Irritabilidade: *Quando está ansioso ou preocupado, você frequentemente se sente irritável ou facilmente aborrecido?*
      v. Tensão muscular: *Quando está ansioso ou preocupado, você frequentemente experimenta tensão muscular?*

vi. Perturbação do sono: *Você encontra dificuldades de iniciar ou manter o sono, ou experimenta sono insatisfatório e inquieto?*
b. Exclusão: Caso a ansiedade e a preocupação sejam mais bem explicadas por outro transtorno mental ou decorra do efeito fisiológico de uma substância/medicamento ou de outra condição clínica não faça o diagnóstico.
c. Alternativas
   i. Se uma substância causa o episódio diretamente, incluindo um medicamento prescrito para tratar um transtorno mental, considere um transtorno de ansiedade induzido por substância/medicamento (os critérios completos estão no DSM-5, p. 226-227).
   ii. Se outra condição clínica causa diretamente a ansiedade e a preocupação, considere um transtorno psicótico devido a outra condição médica (os critérios completos estão no DSM-5, p. 230-231).
   iii. Se uma pessoa tem sintomas característicos de um transtorno de ansiedade que causam sofrimento clinicamente significativo ou prejuízo funcional sem atender a todos os critérios de outro transtorno de ansiedade, considere transtorno de ansiedade não especificado (ver DSM-5, p. 234). Se você quiser comunicar a razão específica pela qual os sintomas de uma pessoa não satisfazem aos critérios de um transtorno de ansiedade específico, considere outro transtorno de ansiedade especificado (ver DSM-5, p. 233-234). Os exemplos incluem ataques de *khyâl* (ataques de vento), *ataque de nervios* (ataque de nervos) e ansiedade generalizada não ocorrendo na maioria dos dias.

Transtorno Obsessivo-compulsivo e Transtornos Relacionados

DSM-5 p. 235–264

Perguntas de triagem: *Você é frequentemente acometido(a) por imagens, pensamentos ou impulsos indesejados? Há quaisquer ações que sente que deve fazer de modo a evitar ou reduzir o sofrimento associado a essas imagens, pensamentos e impulsos indesejados?*

    Se a resposta for sim, pergunte: *Essas experiências ou comportamentos já lhe causaram problemas significativos com amigos ou parentes, no trabalho ou em outro ambiente?*

- Se a resposta for sim, vá para os critérios de transtorno obsessivo-compulsivo.
- Se a resposta for não, vá para as perguntas de triagem sobre comportamentos repetitivos com foco no corpo, que seguem a seção sobre transtorno obsessivo-compulsivo a seguir.

1. Transtorno Obsessivo-compulsivo
   a. Inclusão: Requer a presença de pensamentos obsessivos, comportamentos compulsivos, ou ambos, conforme manifestado pelos sintomas a seguir.
      i. Pensamentos obsessivos (como definidos por ambas as perguntas): *Quando experimenta imagens, pensamentos ou impulsos indesejados, eles o deixam realmente ansioso ou aflito? Você tem que se esforçar para ignorar ou reprimir esses pensamentos?*
      ii. Comportamentos compulsivos (como definido por ambas as perguntas): *Algumas pessoas tentam reverter ideias intrusivas por meio da execução repetitiva de algum tipo de ação, como lavar as mãos ou verificar as fechaduras, ou por meio de uma ação mental, como contar, rezar ou repetir palavras silenciosamente. Você faz alguma coisa desse tipo? Você acha que fazer isso reduzirá seu sofrimento ou evitará algo que teme que aconteça?*
   b. Inclusão: As obsessões ou compulsões tomam tempo (p. ex., tomam mais de uma hora por dia) ou causam sofrimento ou prejuízo clinicamente significativo.
   c. Exclusões:
      i. Se as obsessões ou as compulsões forem mais bem explicadas por outro transtorno mental, não faça esse diagnóstico. Se os sintomas obsessivo-compulsivos forem decorrentes

de efeitos fisiológicos de uma substância ou outra condição médica, não faça o diagnóstico.
  ii. Se uma pessoa relatar que essas imagens, pensamentos ou impulsos intrusivos são prazerosos, ela não atende os critérios de um transtorno obsessivo-compulsivo. Em vez disso, considere transtornos por uso de substâncias, transtornos da personalidade e transtornos parafílicos.
  iii. Se uma pessoa relatar imagens, pensamentos ou impulsos intrusivos centrados em preocupações realistas, considere um transtorno de ansiedade.
d. Modificadores
  i. Especificadores
     - *Insight*
       - Com *insight* bom ou razoável: Use se uma pessoa reconhecer que suas crenças são definitiva ou provavelmente falsas.
       - Com *insight* pobre: Use se uma pessoa pensa que suas crenças são provavelmente verdadeiras.
       - Com *insight* ausente/crenças delirantes: Use se uma pessoa está completamente convencida de que suas crenças são verdadeiras.
     - Relacionado a tique: Use se uma pessoa atende aos critérios para um transtorno de tique crônico ao longo da vida ou atual.
e. Alternativas
  i. Se uma pessoa relata imagens, pensamentos ou impulsos intrusos centrados em sua imagem corporal, considere transtorno dismórfico corporal (os critérios completos estão no DSM-5, p. 242-243). Os critérios incluem preocupação com defeitos percebidos na aparência física que vão além da preocupação em relação ao peso ou à gordura corporal em uma pessoa com transtorno alimentar, comportamentos repetitivos ou atos mentais em resposta às preocupações com a aparência, e sofrimento ou prejuízo clinicamente significativo por causa da preocupação.
  ii. Se uma pessoa relata dificuldade persistente de se desfazer de pertences, independentemente do seu valor, considere transtorno de acumulação (os critérios completos estão no DSM-5, p. 247). Os critérios incluem impulsos fortes para conservar itens, sofrimento associado ao seu descarte e acumulação de inúmeros pertences que obstruem a casa ou o local de trabalho até o ponto em que esse lugar não pode mais ser usado para a sua função pretendida.

iii. Se uma substância causa a condição diretamente, incluindo uma substância prescrita para tratar a depressão, considere transtorno obsessivo-compulsivo e transtorno relacionado induzido por substância/medicamento (os critérios completos estão no DSM-5, p. 257-258).
iv. Se outra condição clínica causa diretamente o episódio, considere transtorno obsessivo-compulsivo e transtorno relacionado devido a outra condição médica (os critérios completos estão no DSM-5, p. 260-261).
v. Se uma pessoa tem sintomas característicos de um transtorno obsessivo-compulsivo e transtorno relacionado que causam sofrimento clinicamente significativo ou prejuízo funcional sem atender a todos os critérios de outro transtorno obsessivo-compulsivo e transtorno relacionado, considere transtorno obsessivo-compulsivo e transtorno relacionado não especificado (ver DSM-5, p. 264). Se você quiser comunicar a razão específica pela qual os sintomas de uma pessoa não satisfazem aos critérios de um transtorno obsessivo-compulsivo e transtorno relacionado, considere outro transtorno obsessivo-compulsivo e transtorno relacionado especificado (ver DSM-5, p. 263-264). Os exemplos incluem transtorno de comportamento repetitivo com foco no corpo, ciúme obsessivo e *koro*.

2. Comportamentos repetitivos com foco no corpo
   a. Inclusão: O DSM-5 inclui duas condições, tricotilomania (transtorno de arrancar o cabelo) e transtorno de escoriação (*skin-picking*), com critérios praticamente idênticos. Esses diagnósticos exigem a presença dos três sintomas a seguir.
      i. Comportamento: *Você frequentemente puxa seu cabelo ou belisca sua pele de tal maneira que isso causa perda de cabelo ou lesões cutâneas?*
      ii. Tentativas repetidas para mudar: *Você tentou repetidamente diminuir ou parar esse comportamento?*
      iii. Prejuízo: *Esse comportamento faz com que se sinta envergonhado ou que está fora de controle? Você evita ambientes sociais ou de trabalho por causa desses comportamentos?*
   b. Alternativas
      i. Se o comportamento se deve a outra condição clínica, é mais bem explicada por outro transtorno mental ou é resultado de uso de substâncias, você não deve diagnosticar tricotilomania ou transtorno de escoriação.

Transtornos Relacionados a Trauma e a Estressores

DSM-5 p. 265-290

Perguntas de triagem: *Qual foi a pior coisa que já lhe aconteceu? Você já experimentou ou testemunhou um evento no qual ficou seriamente ferido(a) ou em que sua vida esteve em perigo ou, ainda, um evento em que pensou que seria seriamente ferido(a) ou em que estaria em perigo?*
Se a resposta for sim, pergunte: *Você pensa sobre esses eventos ou os revive? Pensar sobre essas experiências já lhe causou problemas significativos com amigos ou parentes, no trabalho ou em outro ambiente?*

- Se a resposta for sim, vá para os critérios para transtorno de estresse pós-traumático.
- Se uma criança diz não, mas a sua família ou os seus cuidadores relatam perturbações em seus apegos primários, vá para os critérios para transtorno de apego reativo.

1. Transtorno de Estresse Pós-traumático
    a. Inclusão: Requer exposição a episódio concreto ou ameaça de morte, lesão grave ou violação sexual. Por exposição, entende-se ter sofrido ou testemunhado o episódio. Além disso, uma pessoa deve ter, pelo menos, <u>um</u> dos seguintes sintomas de intrusão por pelo menos um mês após a experiência traumática.
        i. Lembrança traumática: *Após essa experiência, você chegou a ter lembranças intrusivas da experiência quando não queria pensar sobre ela?* Para as crianças, qualifica-se a reencenação repetitiva em brincadeiras. *Você reencena repetidamente essa experiência com seus brinquedos ou bonecos, ou quando está brincando?*
        ii. Sonhos: *Você teve sonhos angustiantes e recorrentes relacionados à experiência?* Para as crianças, qualificam-se os pesadelos sem conteúdo identificável. *Você tem pesadelos frequentes que não consegue lembrar ou descrever?*
        iii. Flashbacks: *Após essa experiência, você sentiu como se ela estivesse acontecendo novamente, como em um flashback de que o evento está acontecendo de novo?* Para crianças, isso pode ser observado em suas brincadeiras.
        iv. Sofrimento de exposição: *Quando está perto de outras pessoas, lugares e objetos que lhe lembram dessa experiência, você sente sofrimento intenso ou prolongado?*

v. Reações fisiológicas: *Quando está perto ou pensa sobre pessoas, lugares e objetos que o fazem lembrar essa experiência, você tem respostas físicas angustiantes?*
b. Inclusão: Além disso, uma pessoa deve experimentar, pelo menos, <u>um</u> dos seguintes sintomas de esquiva por ao menos um mês após a experiência traumática.
    i. Recordações internas: *Você se esforça para evitar pensamentos, sentimentos ou sensações físicas que trazem à tona lembranças dessa experiência?*
    ii. Recordações externas: *Você se esforça para evitar pessoas, lugares e objetos que trazem à tona lembranças dessa experiência?*
c. Inclusão: Além disso, uma pessoa deve experimentar, pelo menos, <u>dois</u> dos seguintes sintomas negativos por ao menos um mês.
    i. Prejuízo na memória: *Você tem dificuldade para se lembrar de partes importantes da experiência?*
    ii. Autoimagem negativa: *Você tem pensamentos negativos frequentes sobre você mesmo, outras pessoas ou o mundo?*
    iii. Culpa: *Você frequentemente culpa a si mesmo ou aos outros por sua experiência, mesmo quando sabe que nem você nem eles foram responsáveis?*
    iv. Estado emocional negativo: *Você fica para baixo, zangado, envergonhado ou temeroso pela maior parte do tempo?*
    v. Participação reduzida: *Você está muito menos interessado em atividades em que costumava participar?*
    vi. Distanciamento: *Você se sente alheio ou isolado de outras pessoas por causa dessa experiência?*
    vii. Incapacidade de vivenciar emoções positivas *Você acha que não pode se sentir feliz, amado ou satisfeito? Você se sente perplexo ou como se não pudesse amar?*
d. Inclusão: Além disso, uma pessoa deve experimentar, pelo menos, <u>dois</u> dos seguintes comportamentos de excitação.
    i. Irritável ou agressivo: *Você frequentemente age de forma muito mal-humorada ou fica agressivo?*
    ii. Descaso: *Você frequentemente age com descaso ou de modo autodestrutivo?*
    iii. Hipervigilância: *Você sempre está com os nervos à flor da pele?*
    iv. Sobressalto exagerado: *Você se sobressalta facilmente?*
    v. Concentração prejudicada: *Você tem dificuldades para se concentrar em uma tarefa ou em um problema?*
    vi. Perturbação do sono: *Você encontra dificuldades para iniciar ou manter o sono, ou muitas vezes acorda sem se sentir descansado?*

e. Exclusão: O episódio não é diretamente causado por uma substância ou por outra condição clínica.
f. Modificadores
  i. Subtipos
   - Com sintomas dissociativos, seja de despersonalização ou de desrealização
   - Transtorno de estresse pós-traumático em crianças de 6 anos ou menos: Reservado para crianças com menos de 6 anos de idade que experimentaram, testemunharam ou souberam de trauma experimentado por um dos pais ou por outro cuidador (todos os critérios estão em DSM-5, p. 272-274).
  ii. Especificadores
   - Com expressão tardia: Utilize caso uma pessoa não exiba todos os critérios diagnósticos até, pelo menos, seis meses após a experiência traumática.
g. Alternativas
  i. Se o episódio durar menos de um mês e a experiência tiver ocorrido no mês anterior, e se a pessoa tem ao menos nove dos sintomas pós-traumáticos descritos anteriormente, considere transtorno de estresse agudo (todos os critérios estão no DSM-5, p. 280-281).
  ii. Se o episódio começou em até três meses desde a experiência e uma pessoa não preenche os critérios sintomáticos e comportamentais para o transtorno de estresse pós-traumático, considere um transtorno de adaptação (todos os critérios estão no DSM-5, p. 287). Os critérios incluem sofrimento intenso desproporcional em relação a um estressor agudo, podendo ser traumático ou não traumático, e prejuízo significativo no funcionamento.
  iii. Se uma pessoa tem sintomas característicos de um transtorno relacionado a trauma e a estressores que causam sofrimento clinicamente significativo ou prejuízo funcional sem atender a todos os critérios de um dos transtornos determinados, considere transtorno relacionado a trauma e a estressores não especificado (ver DSM-5, p. 290). Se você quiser comunicar a razão específica pela qual os sintomas de uma pessoa não satisfazem aos critérios de um transtorno relacionado a trauma e a estressores especificado, considere outro transtorno relacionado a trauma e a estressores especificado (ver DSM-5, p. 289-290). Os exemplos incluem

transtorno de luto complexo persistente e transtornos similares ao de adaptação, com início tardio de sintomas ocorrendo mais de três meses depois do estressor.
2. Transtorno de Apego Reativo
   a. Inclusão: Requer que uma criança tenha passado por extrema carência de cuidado, antes dos 5 anos de idade, que resultem em ambos os comportamentos a seguir.
      i. Rara ou pouca busca por conforto emocional: *Quando se sente realmente zangado, aborrecido ou triste, você raramente busca por conforto ou consolo em outra pessoa?*
      ii. Resposta rara ou mínima ao conforto: *Quando se sente realmente zangado, aborrecido ou triste e alguém diz ou faz alguma coisa boa para você, você se sente apenas um pouco melhor?*
   b. Inclusão: Requer a experiência persistente de pelo menos dois dos estados a seguir.
      i. Falta relativa de resposta emocional e social a outras pessoas: *Ao interagir com outras pessoas, você costuma responder com muito pouco sentimento ou emoção?*
      ii. Afeto positivo limitado: *Você costuma ter dificuldades para se sentir empolgado, autoconfiante e alegre?*
      iii. Episódios de irritabilidade, tristeza ou temor inexplicados, evidentes até mesmo durante interações não ameaçadoras com cuidadores: *Você frequentemente tem episódios em que fica irritado, triste ou com medo de um cuidador adulto que não representa uma ameaça para você?*
   c. Inclusão: Requer a experiência persistente de pelo menos um dos estados a seguir.
      i. Negligência ou privação social na forma de ausência persistente de atendimento às suas necessidades emocionais básicas de conforto, estimulação e afeto
      ii. Mudanças repetidas de cuidadores, limitando as oportunidades de formar vínculos estáveis
      iii. Criação em contextos peculiares que limitam gravemente oportunidades de formar vínculos estáveis
   d. Exclusões
      i. Se a criança não tem uma idade de desenvolvimento mínima de 9 meses, não faça o diagnóstico.
      ii. Se uma criança preenche os critérios diagnósticos para transtorno do espectro autista, não faça o diagnóstico.

e. Modificadores
   i. Especificadores
      - Persistente: Use quando o transtorno estiver presente por mais de 12 meses.
   ii. Gravidade: Especificado como grave quando a criança preenche todos os sintomas do transtorno, e cada sintoma se manifesta em níveis relativamente elevados.
f. Alternativa: Se uma criança mais jovem que passou por extrema carência de cuidado tem comportamento externalizante profundamente perturbado, considere transtorno de interação social desinibida (todos os critérios estão no DSM-5, p. 268-269). Os critérios incluem pelo menos dois dos sintomas a seguir: discrição reduzida com adultos desconhecidos, comportamento verbal ou físico excessivamente familiar, diminuição de retorno ao cuidador adulto depois de aventurar-se e vontade de sair com um adulto estranho com mínima ou pouca hesitação.

Transtornos Dissociativos

DSM-5 p. 291–307

Perguntas de triagem: *Todo mundo tem dificuldade para se lembrar de coisas algumas vezes, mas você perde a noção do tempo, esquece detalhes importantes sobre si mesmo(a) ou encontra evidências de que tomou parte em eventos de que não pode se lembrar? Você já se sentiu como se as pessoas ou lugares que lhes são familiares fossem irreais, ou se sentiu tão desligado(a) do seu corpo que é como se estivesse fora dele ou assistindo a si mesmo(a)?*

Se a resposta for sim, pergunte: *Essas experiências já lhe causaram problemas significativos com amigos ou parentes, no trabalho ou em outro ambiente?*

- Se predomina a amnésia, vá para os critérios da amnésia dissociativa.
- Se predomina a despersonalização ou a desrealização, vá para os critérios do transtorno de despersonalização/desrealização.

1. Amnésia Dissociativa
   a. Inclusão: Requer a presença de incapacidade de recordar informações autobiográficas importantes que vão além do esquecimento comum, mais frequentemente manifestada por pelo menos <u>um</u> dos seguintes sintomas.
      i. Amnésia localizada ou seletiva: *Você se acha incapaz de recordar um ou mais eventos específicos em sua vida, especialmente eventos que foram realmente estressantes ou mesmo traumáticos?*
      ii. Amnésia generalizada: *Você se acha incapaz de recordar momentos importantes em sua história de vida ou detalhes de sua própria identidade?*
   b. Exclusões:
      i. Se a perturbação é mais bem explicada por transtorno dissociativo de identidade, transtorno de estresse pós-traumático, transtorno de estresse agudo, transtorno de sintomas somáticos ou transtorno neurocognitivo maior ou menor, não faça o diagnóstico.
      ii. Se a perturbação se deve aos efeitos fisiológicos de uma substância ou de outra condição clínica ou neurológica, não faça o diagnóstico.
   c. Modificadores
      i. Especificadores
         - Com fuga dissociativa: Use quando uma pessoa se envolver em viagens intencionais ou perambulação sem rumo associada à amnésia.

d. Alternativas

   i. Se uma pessoa relata uma ruptura de identidade, caracterizada pela presença de dois ou mais estados de personalidade distintos ou de uma experiência de possessão, que causa sofrimento clinicamente significativo ou prejuízo funcional, considere o transtorno dissociativo de identidade (os critérios completos estão no DSM-5, p. 292). Os critérios incluem lacunas recorrentes na recordação que sejam inconsistentes com esquecimento comum e experiências dissociativas que não sejam uma parte normal de uma prática religiosa ou cultural amplamente aceita e que não sejam atribuíveis aos efeitos fisiológicos de uma substância ou de outra condição clínica.

2. Transtorno de Despersonalização/Desrealização

   a. Inclusão: Requer pelo menos uma das seguintes manifestações.

      i. Despersonalização: *Você frequentemente tem experiências de irrealidade ou distanciamento – como se fosse um observador externo de sua mente, pensamentos, sentimentos, sensações, corpo ou de todo o seu ser?*

      ii. Desrealização: *Você frequentemente tem experiências de irrealidade ou distanciamento do ambiente ao redor – como se percebesse, com frequência, pessoas ou lugares como irreais, oníricos, nebulosos, inertes ou visualmente distorcidos?*

   b. Inclusão: Requer teste de realidade intacto. *Durante essas experiências, você pode distingui-las de eventos reais – o que está acontecendo fora de você?*

   c. Exclusões:

      i. Se a perturbação se deve aos efeitos fisiológicos de uma substância ou de outra condição clínica ou neurológica, não faça o diagnóstico.

      ii. Se a despersonalização ou a desrealização ocorre exclusivamente como sintoma ou durante o curso de outro transtorno mental, não faça o diagnóstico.

   d. Alternativas

      i. Se uma pessoa está experimentando um transtorno cujos sintomas proeminentes são amnésicos, mas não satisfazem aos critérios para um transtorno específico, considere outro transtorno dissociativo especificado ou transtorno dissociativo não especificado (ver DSM-5, p. 306-307). Os exemplos incluem perturbações dissociativas subliminares de identidade e memória, síndromes crônicas e recorrentes de sintomas dissociativos mistos, perturbações de identidade em indivíduos sujeitos a períodos prolongados de persuasão coercitiva intensa, reações dissociativas agudas a situações estressantes, estados psicóticos agudos misturados com sintomas dissociativos em uma pessoa que não preenche os critérios para *delirium* ou transtorno psicótico, e transe dissociativo.

Transtorno de Sintomas Somáticos e Transtornos Relacionados

DSM-5 p. 309–328

Perguntas de triagem: *Você se preocupa mais com sua saúde do que a maioria das pessoas? Você fica doente com mais frequência do que outras pessoas?*

Se a resposta for sim, pergunte: *Essas experiências afetam significativamente sua vida diária?*

Se a resposta for sim, pergunte: *O que é pior para você: preocupar-se com os sintomas que experimenta ou com sua saúde e a possibilidade de que esteja doente?*

- Se a preocupação com sintomas predominar, vá para os critérios para transtorno de sintomas somáticos.
- Se a preocupação com o fato de estar doente predominar, vá para os critérios para transtorno de ansiedade de doença.

1. Transtorno de Sintomas Somáticos
    a. Inclusão: Requer pelo menos <u>um</u> sintoma somático que seja angustiante. *Você experimenta sintomas que fazem com que você se sinta ansioso ou aflito? Esses sintomas perturbam significativamente sua vida diária?*
    b. Inclusão: Requer pelo menos <u>um</u> dos seguintes pensamentos, sentimentos ou comportamentos, por pelo menos seis meses.
        i. Pensamentos desproporcionais: *Quão sérias são suas preocupações com a saúde? Você pensa nelas com frequência?*
        ii. Nível de ansiedade persistentemente elevado: *Você sente um nível de preocupação ou de ansiedade persistentemente elevado em relação às suas preocupações com a saúde?*
        iii. Investimento excessivo: *Você investe muito mais tempo e energia nas preocupações com sua saúde do que gostaria?*
    c. Modificadores
        i. Especificadores
            - Com dor predominante
            - Persistente
        ii. Gravidade
            - Leve: Um dos sintomas especificados em (a)
            - Moderada: Dois ou mais dos sintomas especificados em (a)

- Grave: Dois ou mais sintomas especificados em (a), além da presença de múltiplas queixas somáticas (ou um sintoma somático muito grave).
d. Alternativas
    i. Se uma pessoa estiver focada na perda da função corporal em vez do sofrimento que um sintoma particular causa, considere o transtorno conversivo (transtorno de sintomas neurológicos funcionais) (os critérios completos estão no DSM-5, p. 319). Os critérios para esse transtorno incluem sintomas ou déficits que afetam o funcionamento motor ou sensorial voluntário, evidência clínica de que esses sintomas ou déficits são inconsistentes com uma doença neurológica ou clínica reconhecida, e prejuízo significativo no funcionamento social ou ocupacional.
    ii. Se uma pessoa tem uma condição médica distinta de um transtorno mental, mas os fatores comportamentais ou psicológicos afetam de maneira adversa o curso de sua condição médica ao retardar a recuperação, diminuir a adesão, aumentar significativamente os riscos para a saúde ou influenciar a fisiopatologia subjacente, considere os fatores fisiológicos que afetam outras condições médicas (os critérios completos estão no DSM-5, p. 322-323).
    iii. Se uma pessoa falsifica sinais ou sintomas físicos ou fisiológicos, ou induz lesão ou doença para se apresentar aos outros, de maneira fraudulenta, como doente, debilitada ou lesionada, considere transtorno factício (os critérios completos estão no DSM-5, p. 325). Para os critérios serem satisfeitos, a pessoa precisa exibir esses comportamentos mesmo na ausência de recompensas externas óbvias. Os sintomas não podem ser mais bem explicados por outro transtorno mental, como transtorno psicótico.
    iv. Se uma pessoa falsifica sinais ou sintomas físicos ou fisiológicos, ou induz lesão ou doença para apresentar outra pessoa aos outros, de maneira fraudulenta, como doente, debilitada ou lesionada, considere transtorno factício imposto a outro (os critérios completos estão no DSM-5, p. 325). O diagnóstico é atribuído ao perpetrador em vez da vítima, e para os critérios serem atendidos, o comportamento precisa ocorrer até mesmo na ausência de recompensas externas óbvias e não ser mais bem explicado por outro transtorno mental, como transtorno psicótico.

2. Transtorno de Ansiedade de Doença
   a. Inclusão: Requer <u>todos</u> os sintomas a seguir por pelo menos seis meses e a <u>ausência</u> de sintomas somáticos.
      i. Preocupação: *Você se acha incapaz de evitar pensamentos sobre ter ou adquirir uma doença séria?*
      ii. Ansiedade: *Você sente um nível elevado de preocupação ou de ansiedade em relação a ter ou adquirir uma doença séria?*
      iii. Comportamentos associados: *Essas preocupações afetaram o seu comportamento? Algumas pessoas se veem verificando frequentemente o seu corpo em busca de sinais de doença, lendo sobre doenças o tempo todo, ou se esquivando de pessoas, lugares ou objetos para evitar doenças. Você se vê fazendo qualquer uma dessas coisas ou coisas como essas?*
   b. Exclusão: Se os sintomas de uma pessoa são mais bem explicados por outro transtorno mental, não faça o diagnóstico.
   c. Modificadores
      i. Subtipos
         - Busca de cuidado
         - Evitação de cuidado
      ii. Curso
         - Transitório
   d. Alternativas
      i. Se uma pessoa endossa sintomas característicos de um transtorno de sintomas somáticos que causam sofrimento ou prejuízo clinicamente significativo sem atender a todos os critérios de um transtorno de sintomas somáticos e transtorno relacionado especificado, considere transtorno de sintomas somáticos e transtorno relacionado não especificado (ver DSM-5, p. 328). Se você quiser comunicar as razões específicas pelas quais os critérios não foram atendidos em sua totalidade, considere outro transtorno de sintomas somáticos e transtorno relacionado especificado (ver DSM-5, p. 327-328). Exemplos de outras apresentações em outra categoria especificada incluem transtorno de sintomas somáticos breve, transtorno de ansiedade de doença breve, transtorno de ansiedade de doença sem comportamentos excessivos relacionados à saúde e pseudociese.

Transtornos Alimentares

DSM-5 p. 329–354

Perguntas de triagem: *O que você acha da sua aparência? Você restringe ou evita certos alimentos de forma que isso afeta negativamente sua saúde ou peso?*

Se a resposta for sim, pergunte: *Ao considerar a si próprio, a forma ou o peso do seu corpo é uma das coisas mais importantes para você?*

- Se a resposta for sim, vá para os critérios de anorexia nervosa.
- Se for não, vá para os critérios de transtorno alimentar restritivo/evitativo.

1. Anorexia Nervosa
   a. Inclusão: Requer a presença dos <u>três</u> sintomas a seguir.
      i. Restrição de ingestão calórica que leva a baixo peso corporal ajustado para idade, trajetória de desenvolvimento, saúde física e sexo: *Você limitou a quantidade de comida que come para atingir um baixo peso corporal? Qual foi o menor peso que você já teve? Qual é o seu peso agora?*
      ii. Medo de ganhar peso ou comportamento que interfere no ganho de peso: *Você já experimentou medo intenso de ganhar peso ou de engordar? Houve alguma vez em que se encontrava com um baixo peso e ainda assim fez coisas para interferir no ganho de peso?*
      iii. Perturbação na percepção do próprio peso ou da própria forma: *Como você experimenta o peso e a forma do seu corpo? Como você acha que ter um peso corporal significativamente baixo afetará sua saúde física?*
   b. Modificadores
      i. Subtipos
         - Tipo restritivo: Use quando uma pessoa não relatar episódios recorrentes de compulsão alimentar ou purgação nos últimos três meses.
         - Tipo compulsão alimentar purgativa: Use quando uma pessoa relatar episódios recorrentes de compulsão alimentar ou purgação nos últimos três meses.
      ii. Especificadores
         - Em remissão parcial
         - Em remissão completa

iii. Gravidade (baseada no índice de massa corporal [IMC])
- Leve: IMC ≥ 17 kg/m^2
- Moderada: IMC 16-16,99 kg/m^2
- Grave: IMC 15-15,99 kg/m^2
- Extrema: IMC < 15 kg/m^2

c. Alternativas

 i. Se uma pessoa relatar compulsão alimentar recorrente, recorrência de comportamentos compensatórios inapropriados para prevenir o ganho de peso (p. ex., uso indevido de laxantes ou outros medicamentos, vômitos autoinduzidos, exercícios excessivos), e autoimagem indevidamente influenciada pela forma ou pelo peso de seu corpo, considere bulimia nervosa (todos os critérios estão no DSM-5, p. 345). O diagnóstico requer que a compulsão alimentar e os comportamentos compensatórios ocorram, em média, pelo menos uma vez por semana durante três meses. O diagnóstico não pode ser feito se a compulsão alimentar e os comportamentos compensatórios ocorrem apenas durante episódios de anorexia nervosa.

 ii. Se uma pessoa tem episódios recorrentes de compulsão alimentar, caracterizado <u>tanto</u> pela ingestão de uma quantidade de alimento definitivamente maior do que a maioria das pessoas consumiria no mesmo período sob circunstâncias semelhantes <u>como</u> por uma sensação de falta de controle sobre a ingestão durante o episódio, considere transtorno de compulsão alimentar (os critérios completos estão no DSM-5, p. 350). Os episódios de compulsão alimentar estão associados a, pelo menos, <u>três</u> dos seguintes aspectos: comer muito mais rapidamente do que o normal; comer até se sentir desconfortavelmente cheio; ingerir grandes quantidades de alimento sem estar com sensação física de fome; comer sozinho por vergonha do quanto se come; e sentir-se desgostoso de si mesmo, deprimido ou muito culpado depois de comer em demasia. Para que o diagnóstico seja feito, a pessoa precisa experimentar sofrimento intenso com relação à compulsão alimentar, e essa compulsão precisa ocorrer, em média, pelo menos uma vez por semana durante três meses. Finalmente, a compulsão alimentar não pode ocorrer exclusivamente durante o curso da anorexia nervosa ou da bulimia nervosa.

2. Transtorno Alimentar Restritivo/Evitativo
   a. Inclusão: Requer perturbação alimentar significativa manifestada por fracasso persistente em satisfazer as necessidades nutricionais e/ou energéticas apropriadas, associada a pelo menos um dos seguintes aspectos.
      i. Perda significativa de peso: *Você evita certos alimentos ou restringe o que come a ponto de que isso tenha afetado seriamente o seu peso? Você experimentou uma perda significativa de peso como resultado?* Para crianças: *Você evita ou restringe alimentos a ponto de não ter crescido dentro da taxa esperada?*
      ii. Deficiência nutricional significativa: *Você evita ou restringe alimentos a ponto de que isso tenha afetado significativamente sua saúde, como experimentar uma deficiência nutricional significativa?*
      iii. Dependência de alimentação enteral ou suplementos nutricionais orais: *Você evitou ou restringiu alimentos a ponto de depender de alimentação por sonda ou de suplementos nutricionais orais para manter a nutrição?*
      iv. Interferência marcante no funcionamento psicossocial: *A evitação ou a restrição de alimentos prejudicou sua capacidade de participar em atividades sociais habituais ou criou dificuldades para formar ou sustentar relacionamentos? Você consegue comer com outras pessoas ou participar de atividades sociais quando há presença de comida?*
   b. Exclusão: Se a perturbação alimentar é mais bem explicada por indisponibilidade de alimento, por uma prática culturalmente aceita ou por práticas relacionadas a uma perturbação na imagem corporal, não faça o diagnóstico.
   c. Exclusão: Se a perturbação alimentar se deve a outra condição clínca ou é mais bem explicada por outro transtorno mental, não faça o diagnóstico.
   d. Alternativas
      i. Se uma pessoa ingere persistentemente substâncias não alimentares durante um período mínimo de um mês, considere pica (ver DSM-5, p. 329-330). É preciso que a ingestão de substâncias não nutritivas, não alimentares, seja inapropriada ao seu estágio de desenvolvimento e não deva fazer parte de uma prática cultural ou socialmente aceita.
      ii. Se uma pessoa regurgita alimentos repetidamente durante um período mínimo de um mês, considere o transtorno de ruminação (os critérios completos estão no DSM-5, p. 332). Para esse diagnóstico, a regurgitação não pode ocorrer

como resultado de uma condição gastrintestinal ou de outra condição clínica, e a regurgitação não pode ocorrer exclusivamente durante o curso de anorexia nervosa, bulimia nervosa, transtorno de compulsão alimentar ou transtorno alimentar restritivo/evitativo.

iii. Se uma pessoa tem uma perturbação atípica, mista ou sublimiar em sua alimentação, ou se você não possui informações suficientes para que seja feito um diagnóstico mais específico, considere outro transtorno alimentar especificado ou transtorno alimentar não especificado (ver DSM-5, p. 353-354). O DSM-5 também permite o uso dessa categoria para síndromes específicas que não estejam formalmente inclusas, como o transtorno de purgação e a síndrome do comer noturno.

Transtornos da Eliminação

DSM-5 p. 355–360

Perguntas de triagem: *Você já passou urina ou fezes repetidamente em suas roupas, cama, no chão ou em outro local inapropriado?*

- Se passou urina, vá para os critérios de enurese.
- Se passou fezes, vá para os critérios de encoprese.

1. Enurese
   a. Inclusão: Além da eliminação repetida de urina, intencional ou involuntária, na cama ou nas roupas de uma pessoa, requer a seguinte frequência.
      i. Ocorre no mínimo duas vezes por semana por, pelo menos, três meses consecutivos: *Isso ocorreu pelo menos duas vezes por semana? Isso também ocorreu por três meses seguidos?*
   b. Exclusões
      i. Se uma pessoa tem menos de 5 anos de idade ou idade do desenvolvimento equivalente, não faça o diagnóstico.
      ii. Se o comportamento se deve aos efeitos fisiológicos de uma substância ou de outra condição clínica por meio de um mecanismo que não seja a obstipação, não faça o diagnóstico.
   c. Modificadores
      i. Exclusivamente noturna
      ii. Exclusivamente diurna
      iii. Noturna e diurna
2. Encoprese
   a. Inclusão: Além da eliminação repetida de fezes, intencional ou involuntária, em locais inapropriados (p. ex.: roupas, chão), requer a seguinte frequência.
      i. Ocorre no mínimo mensalmente, por pelo menos três meses consecutivos: *Isso ocorreu pelo menos uma vez por mês? Isso também ocorreu por três meses seguidos?*
   b. Exclusões
      i. Se uma pessoa tem menos de 4 anos de idade ou idade do desenvolvimento equivalente, não faça o diagnóstico.

ii. Se a perturbação é atribuível aos efeitos fisiológicos de uma substância ou de outra condição clínica ou neurológica, não faça o diagnóstico.
c. Modificadores
   i. Com constipação e incontinência por extravasamento
   ii. Sem constipação e incontinência por extravasamento
d. Alternativas
   i. Se uma pessoa experimenta sintomas característicos de um transtorno da eliminação que causam sofrimento ou prejuízo clinicamente significativo sem atender a todos os critérios de um transtorno da eliminação, considere transtorno da eliminação não especificado (ver DSM-5, p. 360). Se você quiser comunicar as razões específicas pelas quais os critérios não foram atendidos em sua totalidade, considere outro transtorno da eliminação especificado (ver DSM-5, p. 360).

Transtornos do Sono-Vigília

DSM-5 p. 361–422

Perguntas de triagem: *Seu sono é frequentemente inadequado ou de pouca qualidade? Ou, pelo contrário, muitas vezes sente sonolência excessiva? Você com frequência tem uma necessidade irreprimível de dormir ou súbitos lapsos em seu sono? Você, ou alguém que durma com você, já observou comportamentos incomuns durante seu sono? Você, ou alguém que durma com você, já observou uma parada respiratória sua ou que lhe falta ar enquanto dorme?*

- Se a insatisfação com a quantidade ou a qualidade do sono predomina, vá para os critérios para transtorno de insônia.
- Se o sono excessivo predomina, vá para os critérios para transtorno de hipersonolência.
- Se uma necessidade irreprimível de dormir ou súbitos lapsos no sono predominam, vá para os critérios para narcolepsia.
- Se predomina o comportamento do sono incomum (parassonias), vá para os critérios para síndrome das pernas inquietas.
- Se predominam problemas de respiração durante o sono, vá para os critérios para apneia e hipopneia obstrutivas do sono.

1. Transtorno de Insônia
   a. Inclusão: Requer insatisfação com a quantidade ou a qualidade do sono, pelo menos três noites por semana, durante pelo menos três meses, manifestada por ao menos <u>um</u> dos seguintes sintomas.
      i. Dificuldade em conciliar o sono: *Você frequentemente tem problemas para começar a dormir?* **Para crianças:** *Você frequentemente tem problemas para começar a dormir sem a ajuda de um dos seus pais ou de outra pessoa?*
      ii. Dificuldade em manter o sono: *Depois de começar a dormir, você frequentemente desperta quando não quer acordar? Você frequentemente tem dificuldade para voltar a dormir depois de despertar?* **Para crianças:** *Se você desperta quando gostaria de continuar dormindo, é necessária a ajuda de um dos seus pais ou de outra pessoa para voltar a dormir?*
      iii. Despertar antes do horário habitual: *Você frequentemente acorda mais cedo do que pretendia e se vê incapaz de voltar a dormir?*
   b. Exclusão: As dificuldades relacionadas ao sono devem ocorrer a despeito de oportunidades adequadas para dormir.

c. Exclusão: Se a insônia é mais bem explicada ou ocorre exclusivamente durante o curso de outro transtorno do sono-vigília, é atribuível aos efeitos fisiológicos de uma substância ou é mais bem explicada por uma condição clínica ou um transtorno mental coexistente, não faça o diagnóstico.
d. Modificadores
   i. Especificadores
      - Com comorbidade mental causada por transtorno não relacionado ao sono, incluindo transtornos por uso de substâncias
      - Com outra comorbidade médica
      - Com outro transtorno do sono
   ii. Curso
      - Episódico
      - Recorrente
      - Persistente
e. Alternativas
   i. Se uma pessoa tem um padrão persistente ou recorrente de interrupções no sono que levam à sonolência excessiva, insônia, ou ambas, e essa interrupção se deve, primariamente, a uma alteração no sistema circadiano ou a um desequilíbrio entre o ritmo circadiano endógeno e os horários de sono-vigília impostos pelos horários dos ambientes físico, social ou profissional do indivíduo, considere um transtorno do sono-vigília do ritmo circadiano (todos os critérios, juntamente com múltiplos subtipos, estão no DSM-5, p. 390-391). A perturbação do sono deve causar sofrimento clinicamente significativo ou prejuízo funcional.
   ii. Se o uso de substância, a intoxicação ou a abstinência está etiologicamente relacionado(a) à insônia, considere transtorno do sono tipo insônia induzido por substância/medicamento (todos os critérios, juntamente com múltiplos subtipos, estão no DSM-5, p. 414-415). A perturbação não pode ser mais bem explicada por *delirium*, transtorno do sono não induzido por substância ou sintomas do sono normalmente associados a uma intoxicação ou síndrome de abstinência. O transtorno deve causar sofrimento significativo ou prejuízo funcional.
   iii. Se uma pessoa preenche todos os critérios para um transtorno de insônia, mas a duração for menor do que três me-

ses, considere transtorno de insônia não especificado (ver DSM-5, p. 421). O diagnóstico é reservado para sintomas de insônia que produzem sofrimento significativo ou prejuízo funcional. Se você quiser comunicar a razão pela qual os sintomas de uma pessoa não satisfazem à totalidade dos critérios de um transtorno de ansiedade específico, considere outro transtorno de insônia especificado (ver DSM-5, p. 421).
2. Transtorno de Hipersonolência
   a. Inclusão: Requer sonolência excessiva por pelo menos três vezes por semana por, no mínimo, três meses, apesar de o período principal do sono durar no mínimo 7 horas, e sofrimento significativo ou prejuízo funcional em decorrência disso. A hipersonolência é manifestada por pelo menos um dos seguintes sintomas.
      i. Períodos recorrentes de sono: *Você frequentemente tem vários períodos de sono no mesmo dia?*
      ii. Episódio de sono não reparador prolongado: *Você frequentemente tem um episódio principal de sono, durando no mínimo 9 horas, que não é revigorante ou reparador?*
      iii. Inércia do sono: *Você frequentemente tem dificuldade de estar totalmente acordado? Após despertar, sente-se atordoado ou nota que tem dificuldade para se envolver em tarefas ou atividades que de outra forma seriam simples para você?*
   b. Exclusão: Se a hipersonia ocorre exclusivamente durante o curso de outro transtorno do sono, é mais bem explicada por outro transtorno do sono ou é atribuível aos efeitos fisiológicos de uma substância, não faça o diagnóstico.
   c. Modificadores
      i. Especificadores
         - Com transtorno mental, incluindo transtornos relacionados ao uso de substâncias.
         - Com condição mental
         - Com outro transtorno do sono
      ii. Curso
         - Agudo: Use quando a duração for menor do que um mês.
         - Subagudo: Use quando a duração for de um a três meses.
         - Persistente: Use quando a duração for maior do que três meses.

iii. Gravidade
- Leve: Dificuldade em manter o estado de alerta durante o dia por um período de 1 a 2 dias por semana.
- Moderada: Dificuldade em manter o estado de alerta durante o dia por um período de 3 a 4 dias por semana.
- Grave: Dificuldade em manter o estado de alerta durante o dia por um período de 5 a 7 dias por semana.

d. Alternativa: Se o uso de substância, a intoxicação ou a abstinência está etiologicamente relacionado(a) à sonolência durante o dia, considere transtorno do sono tipo sonolência durante o dia induzido por substância/medicamento (todos os critérios, juntamente com múltiplos subtipos, estão no DSM-5, p. 414-415). A perturbação não pode ser mais bem explicada por *delirium*, transtorno do sono não induzido por substância ou sintomas do sono normalmente associados a uma intoxicação ou síndrome de abstinência. O transtorno deve causar sofrimento significativo ou prejuízo funcional.

3. Narcolepsia
   a. Inclusão: Requer períodos de necessidade irresistível de dormir ou cair no sono por, no mínimo, três vezes por semana durante os últimos três meses, juntamente com, pelo menos, um dos seguintes aspectos.
      i. Episódios de cataplexia:
         - Para uma pessoa com narcolepsia de longa duração: *Por pelo menos algumas vezes por mês, você percebe que, após rir ou fazer uma brincadeira, perde subitamente tônus muscular em ambos os lados do seu corpo, mas mantém a consciência?*
         - Para crianças ou pessoas com ≤ seis meses de narcolepsia: *Pelo menos algumas vezes por mês, você subitamente faz caretas, abre bastante sua boca e põe a língua para fora, ou perde o tônus muscular de todo o seu corpo?*
      ii. Deficiência de hipocretina: Medida usando os valores de imunorreatividade da hipocretina-1 no líquido cerebrospinal (LCS).
      iii. Polissonografia do sono noturno demonstrando latência do sono REM de ≤15 minutos ou teste de latência múltipla do sono demonstrando média de latência do sono de ≤8 minutos e ≥ períodos de REM no início do sono.

b. Modificadores
  i. Subtipos
     - Narcolepsia sem cataplexia, porém com deficiência de hipocretina
     - Narcolepsia com cataplexia, porém sem deficiência de hipocretina
     - Ataxia cerebelar dominante autossômica, surdez e narcolepsia
     - Narcolepsia autossômica dominante, obesidade e diabetes tipo 2
     - Narcolepsia secundária a outra condição médica
  ii. Gravidade
     - Leve: A cataplexia é infrequente (menos de uma vez por semana), necessidade de cochilos apenas uma ou duas vezes por dia e sono noturno menos fragmentado
     - Moderada: Cataplexia uma vez por dia ou em intervalos de alguns dias, sono noturno fragmentado e necessidade de vários cochilos por dia
     - Grave: Cataplexia resistente a medicamentos, com múltiplos ataques diários, sonolência quase constante e sono noturno fragmentado (i.e., movimentos, insônia e sonhos vívidos).
4. Apneia e Hipopneia Obstrutivas do Sono
  a. Inclusão: Requer episódios repetidos de obstrução da via aérea superior durante o sono. São necessárias evidências polissonográficas de, pelo menos, cinco apneias ou hipopneias obstrutivas por hora de sono e qualquer um entre os seguintes sintomas.
     i. Perturbações na respiração noturna: *Você perturba com frequência a pessoa com quem você dorme com roncos, respiração difícil, respiração ofegante ou pausas respiratórias durante o sono?*
     ii. Sonolência durante o dia, fadiga ou sono não reparador: *Quando tem uma oportunidade para dormir, você ainda acorda no dia seguinte se sentindo exausto, sonolento ou fatigado?*
  b. Inclusão: Alternativamente, o diagnóstico pode ser feito por evidências polissonográficas de 15 ou mais apneias ou hipopneias obstrutivas por hora de sono, independentemente da presença de sintomas.

c. Modificadores
   i. Gravidade
      - Leve: Use quando o índice de apneia e hipopneia de uma pessoa é menor do que 15.
      - Moderada: Use quando o índice de apneia e hipopneia de uma pessoa está entre 15 e 30.
      - Grave: Use quando o índice de apneia e hipopneia de uma pessoa é maior do que 30.
d. Alternativas
   i. Se uma pessoa demonstra cinco ou mais apneias centrais por hora de sono durante o exame polissonográfico, e essa perturbação não é mais bem explicada por nenhum outro transtorno do sono atual, considere apneia central do sono (os critérios completos estão no DSM-5, p. 383-384).
   ii. Se uma pessoa apresenta episódios de respiração fraca associados a níveis elevados de dióxido de carbono e/ou de dessaturação de oxigênio arterial durante o exame polissonográfico e essa perturbação não é mais bem explicada por outro transtorno do sono atual, considere hipoventilação relacionada ao sono (os critérios completos estão no DSM-5, p. 387). Esse transtorno é mais comumente associado a transtornos clínicos ou neurológicos, obesidade, uso de medicamentos ou transtornos por uso de substância.
5. Síndrome das Pernas Inquietas
   a. Inclusão: Requer uma necessidade de movimentar as pernas, em geral acompanhada por, ou em resposta a, sensações desconfortáveis e desagradáveis nas pernas, no mínimo três vezes por semana por, pelo menos, três meses, manifestada por todos os sintomas a seguir.
      i. Necessidade de movimentar as pernas: *Enquanto está dormindo, você frequentemente experimenta sensações desconfortáveis ou desagradáveis nas pernas? Experimenta, com frequência, um impulso para mover suas pernas?*
      ii. Aliviado com o movimento: *Essas sensações ou impulsos são aliviados de forma parcial ou completa pelo movimento das pernas?*
      iii. Agravamento noturno: *Em que parte do dia você experimenta o impulso para mover suas pernas? Isso é pior à noite do que durante o dia?*

b. Exclusões
   i. Se esses sintomas são atribuíveis a uma condição clínica ou aos efeitos fisiológicos de uma substância, ou são mais bem explicados por outro transtorno mental ou condição comportamental, não faça esse diagnóstico.
c. Alternativas
   i. Se uma pessoa experimenta episódios recorrentes de despertares incompletos, em que experimenta um despertar abrupto e aterrorizante (terror no sono) ou se levanta da cama e deambula (sonambulismo), em geral durante o primeiro terço do episódio de sono principal, considere transtornos de despertar do sono não REM (todos os critérios estão no DSM-5, p. 399-400). Durante um episódio, a pessoa experimenta pouca ou nenhuma imagem onírica, amnésia e praticamente não responde aos esforços de outras pessoas.
   ii. Se uma pessoa experimenta repetidos sonhos extremamente disfóricos e bem lembrados e se torna rapidamente orientado e alerta ao despertar desses sonhos, considere transtorno do pesadelo (todos os critérios estão no DSM-5, p. 404). A perturbação onírica, ou a perturbação do sono produzida ao se acordar de um pesadelo, causa sofrimento clinicamente significativo ou prejuízo funcional. Os sonhos disfóricos não ocorrem exclusivamente durante outro transtorno mental ou não são um efeito fisiológico do uso de uma substância/medicamento ou de outra condição clínica.
   iii. Se uma pessoa experimenta episódios repetidos de despertar durante o sono associados a vocalização e/ou a comportamentos complexos o suficiente para resultar em lesão em si própria ou no parceiro de leito, considere transtorno comportamental do sono REM (todos os critérios estão no DSM-5, p. 408). Esses comportamentos surgem durante o sono REM e ocorrem, em geral, mais de 90 minutos depois do início do sono. Ao acordar, a pessoa fica imediatamente desperta, alerta e orientada. O diagnóstico requer evidências polissonográficas de perturbação do sono REM ou evidências de que os comportamentos são nocivos, potencialmente nocivos ou disruptivos.

iv. Se o uso de substância, a intoxicação ou a abstinência está etiologicamente relacionado(a) à parassonia, considere transtorno do sono tipo parassonia induzido por substância/medicamento (todos os critérios estão no DSM-5, p. 414-415). A perturbação não pode ser mais bem explicada por *delirium*, transtorno do sono não induzido por substância ou sintomas do sono normalmente associados a uma intoxicação ou síndrome de abstinência. O transtorno deve causar sofrimento significativo ou prejuízo funcional.
v. Se uma pessoa tem uma perturbação atípica, mista ou sublimiar em seu sono e vigília, considere outro transtorno do sono-vigília especificado ou transtorno do sono-vigília não especificado (ver DSM-5, p. 422).

Disfunções Sexuais

DSM-5 p. 423–450

Perguntas de triagem: *Você tem se sentido menos interessado(a) em sexo do que o habitual ou experimentou dificuldades de desempenho sexual?*
   Se a resposta for sim, pergunte: *Essas experiências duraram, pelo menos, seis meses e causaram prejuízo ou sofrimento significativos?*

- Se o desinteresse por sexo predomina, vá para critérios de transtorno do interesse/excitação sexual feminino, para mulheres, ou transtorno do desejo sexual masculino hipoativo, para homens.
- Se as dificuldades no desempenho sexual predominam, vá para transtorno do orgasmo feminino, para mulheres, ou transtorno erétil, para homens.

1. Transtorno Erétil
   a. Inclusão: Requer a presença de, pelo menos, <u>um</u> dos seguintes sintomas em quase todas as ocasiões de atividade sexual, por no mínimo seis meses.
      i. Dificuldade para obter ereção: *Durante a atividade sexual, você notou uma dificuldade acentuada para obter ereção?*
      ii. Dificuldade para manter: *Você tem dificuldade acentuada em manter uma ereção até o fim da atividade sexual?*
      iii. Diminuição na rigidez que interfere na atividade: *Você experimentou uma diminuição na rigidez das suas ereções grave o suficiente para interferir na atividade sexual?*
   b. Exclusão: Se um homem tem disfunção sexual que é mais bem explicada por um transtorno mental não sexual, perturbação grave do relacionamento ou outro estressor importante, ou é atribuível aos efeitos de uma substância/medicamento ou de outra condição clínica, não faça o diagnóstico.
   c. Modificadores
      i. Subtipos
         - Generalizado: Não se limita a determinados tipos de estimulação, situações ou parceiros
         - Situacional: Ocorre somente com determinados tipos de estimulação, situações ou parceiros

ii. Especificadores
   - Ao longo da vida: A perturbação existe desde que o indivíduo se tornou sexualmente ativo.
   - Adquirido: A perturbação iniciou depois de um período de função sexual relativamente normal.
iii. Gravidade
   - Leve: Evidência de sofrimento leve em relação aos sintomas
   - Moderada: Evidência de sofrimento moderado em relação aos sintomas
   - Grave: Evidência de sofrimento grave ou extremo em relação aos sintomas

d. Alternativas
   i. Se um homem relata que durante quase todas ou em todas as experiências sexuais com parceira, ao longo dos últimos seis meses, ele não conseguiu ejacular ou teve um retardo acentuado na ejaculação, considere ejaculação retardada (todos os critérios estão no DSM-5, p. 424). Se os sintomas são mais bem explicados por um transtorno mental não sexual ou uma perturbação grave do relacionamento, não faça o diagnóstico.
   ii. Se um homem relata que ejaculou dentro de aproximadamente um minuto após a penetração vaginal durante quase todas ou em todas as experiências com parceira durante, no mínimo, os últimos seis meses, sem querer fazê-lo, considere ejaculação prematura (precoce) (todos os critérios estão no DSM-5, p. 443-444).

2. Transtorno do Orgasmo Feminino
   a. Inclusão: Requer a presença de um dos seguintes sintomas durante todas ou quase todas as experiências sexuais, por no mínimo seis meses.
      i. Orgasmos retardados, ausentes ou infrequentes: *Você leva muito mais tempo do que o normal para alcançar o orgasmo, ou raramente ou nunca tem um orgasmo?*
      ii. Intensidade reduzida de orgasmos: *Você percebeu que a intensidade de seus orgasmos está acentuadamente reduzida?*
   b. Exclusão: Se uma mulher tem disfunção sexual que é mais bem explicada por um transtorno mental não sexual, pertur-

bação grave do relacionamento ou outro estressor importante, ou é atribuível aos efeitos de uma substância/medicamento ou de outra condição clínica, não faça o diagnóstico.
   c. Modificadores
      i. Subtipos
         - Generalizado: Não se limita a determinados tipos de estimulação, situações ou parceiros
         - Situacional: Ocorre somente com determinados tipos de estimulação, situações ou parceiros
      ii. Especificadores
         - Ao longo da vida: A perturbação existe desde que o indivíduo se tornou sexualmente ativo
         - Adquirido: A perturbação se iniciou depois de um período de função sexual relativamente normal
         - Nunca experimentou um orgasmo em nenhuma situação
      iii. Gravidade
         - Leve: Evidência de sofrimento leve em relação aos sintomas
         - Moderado: Evidência de sofrimento moderado em relação aos sintomas
         - Grave: Evidência de sofrimento grave ou extremo em relação aos sintomas
   d. Alternativas
      i. Se uma mulher relata um mínimo de seis meses de dificuldade acentuada para ter relação sexual, dor vulvovaginal ou pélvica intensa durante a relação sexual vaginal, medo ou ansiedade intensa de dor vulvovaginal ou pélvica ou de penetração vaginal, tensão ou contração acentuada dos músculos do assoalho pélvico durante tentativas de penetração, considere transtorno da dor gênito-pélvica/penetração (todos os critérios estão no DSM-5, p. 437).
3. Transtorno do Interesse/Excitação Sexual Feminino
   a. Inclusão: Requer pelo menos seis meses sem ou com redução significativa do interesse ou da excitação sexual, manifestada por pelo menos <u>três</u> dos seguintes sintomas.
      i. Ausência ou redução do interesse sexual: *Você percebeu se a intensidade ou a frequência do seu interesse em atividade sexual é inexistente ou acentuadamente reduzida?*

ii. Ausência ou redução de pensamentos sexuais: *Você percebeu se a intensidade ou a frequência de seus pensamentos ou fantasias sexuais é inexistente ou acentuadamente reduzida?*
iii. Nenhuma iniciativa ou iniciativa reduzida: *Você percebeu se a intensidade ou a frequência com que inicia a atividade sexual, ou responde à iniciativa do(a) parceiro(a), é inexistente ou acentuadamente reduzida?*
iv. Ausência ou redução na excitação/prazer sexual: *Ao se envolver em encontros sexuais, você percebeu que quase todo o tempo a sua experiência de excitação ou prazer sexual é inexistente ou acentuadamente reduzida?*
v. Ausência ou redução da resposta sexual: *Você percebeu se a intensidade ou a frequência com que tem interesse sexual em resposta a sinais eróticos é inexistente ou acentuadamente reduzida?*
vi. Ausência ou redução de sensações sexuais: *Ao se envolver em encontros sexuais, você percebeu que quase todo o tempo a intensidade ou a frequência com que tem sensações genitais ou não genitais é inexistente ou acentuadamente reduzida?*

b. Exclusão: Se uma mulher tem disfunção sexual que é mais bem explicada por um transtorno mental não sexual, perturbação grave do relacionamento ou outro estressor importante, ou é atribuível aos efeitos de uma substância/medicamento ou de outra condição clínica, não faça o diagnóstico.

c. Modificadores

   i. Subtipos
      - Generalizado: Não se limita a determinados tipos de estimulação, situações ou parceiros
      - Situacional: Ocorre somente com determinados tipos de estimulação, situações ou parceiros
      - Ao longo da vida: A perturbação existe desde que o indivíduo se tornou sexualmente ativo
      - Adquirido: A perturbação se iniciou depois de um período de função sexual relativamente normal

   ii. Gravidade
      - Leve: Evidência de sofrimento leve em relação aos sintomas
      - Moderado: Evidência de sofrimento moderado em relação aos sintomas
      - Grave: Evidência de sofrimento grave ou extremo em relação aos sintomas

d. Alternativas
   i. Se uma mulher tem perturbação clinicamente significativa na função sexual diretamente associada ao uso ou à descontinuação de uma substância ou medicamento, considere uma disfunção sexual induzida por substância/medicamento (todos os critérios estão no DSM-5, p. 446-447).
   ii. Se uma mulher tem uma disfunção sexual, mas os sintomas não satisfazem ao limite de outro diagnóstico de disfunção sexual, a etiologia é incerta ou há informações insuficientes para diagnosticar uma disfunção sexual atual, considere disfunção sexual não especificada (ver DSM-5, p. 450). Se você quiser comunicar a razão específica pela qual os sintomas de uma pessoa não satisfazem completamente aos critérios, considere outra disfunção sexual especificada (ver DSM-5, p. 450).
4. Transtorno do Desejo Sexual Masculino Hipoativo
   a. Inclusão: Requer pensamentos ou fantasias sexuais e desejo deficientes (ou ausentes) de forma persistente ou recorrente por pelo menos seis meses.
      i. Ausência de pensamentos sexuais: *Você percebeu se a intensidade ou a frequência de seus pensamentos, desejos ou fantasias sexuais é inexistente ou acentuadamente reduzida?*
   b. Exclusão: Se um homem tem disfunção sexual que é mais bem explicada por um transtorno mental não sexual, perturbação grave do relacionamento ou outro estressor importante, ou é atribuível aos efeitos de uma substância/medicamento ou de outra condição clínica, não faça o diagnóstico.
   c. Modificadores
      i. Subtipos
         - Generalizado: Não se limita a determinados tipos de estimulação, situações ou parceiros
         - Situacional: Ocorre somente com determinados tipos de estimulação, situações ou parceiros
         - Ao longo da vida: A perturbação existe desde que o indivíduo se tornou sexualmente ativo
         - Adquirido: A perturbação se iniciou depois de um período de função sexual relativamente normal
      ii. Gravidade
         - Leve: Evidência de sofrimento leve em relação aos sintomas

- Moderado: Evidência de sofrimento moderado em relação aos sintomas
- Grave: Evidência de sofrimento grave ou extremo em relação aos sintomas

d. Alternativas

   i. Se um homem tem perturbação clinicamente significativa na função sexual diretamente associada ao uso ou à descontinuação de uma substância ou medicamento, considere uma disfunção sexual induzida por substância/medicamento (todos os critérios estão no DSM-5, p. 446-447).

   ii. Se um homem tem uma disfunção sexual, mas os sintomas não satisfazem ao limite de outro diagnóstico de disfunção sexual, a etiologia é incerta ou há informações insuficientes para diagnosticar uma disfunção sexual atual, considere disfunção sexual não especificada (ver DSM-5, p. 450). Se você quiser comunicar a razão específica pela qual os sintomas de uma pessoa não satisfazem completamente aos critérios, considere outra disfunção sexual especificada (ver DSM-5, p. 450).

Disforia de Gênero

DSM-5 p. 451–460

Perguntas de triagem: *Você se sente desconfortável com o seu gênero?*
Se a resposta for sim, pergunte: *Esse desconforto durou pelo menos seis meses e chegou ao ponto em que você realmente se sente como se o seu gênero fosse incongruente com sua identidade de gênero? Esse desconforto já lhe causou problemas significativos com amigos ou parentes, no trabalho ou em outro ambiente?*

- Se uma criança ou um de seus pais disser que sim, vá para a disforia de gênero em crianças.
- Se um adolescente ou um adulto disser que sim, vá para a disforia de gênero em adolescentes e adultos.

1. Disforia de Gênero em Crianças
    a. Inclusão: Requer pelo menos seis das seguintes manifestações (uma delas deve ser um forte desejo de pertencer ao outro gênero), com pelo menos seis meses de duração.
        i. Desejo de pertencer ao outro gênero: *Você já teve um forte desejo de pertencer a um gênero diferente do seu? Você insiste que as pessoas lhe tratem como membro de um gênero diferente do seu?*
        ii. Vestir-se como o sexo oposto (*cross-dressing*): *Você tem uma forte preferência por roupas normalmente associadas a um gênero diferente do seu?*
        iii. Fantasia com papéis transgêneros: *Ao se divertir com jogos de fantasia, você tem uma forte preferência por papéis transgêneros?*
        iv. Brincadeiras com papéis transgêneros: *Ao brincar, você tem uma forte preferência por brinquedos ou atividades que a maioria das pessoas associa ao outro gênero?*
        v. Amigos de brincadeiras transgêneros: *Você tem uma forte preferência em ter amigos do outro gênero?*
        vi. Rejeição de brinquedos, jogos e atividades tipicamente associadas ao outro gênero: *Você rejeita fortemente brinquedos, jogos e atividades tipicamente associadas a gênero diferente do seu?*
        vii. Repulsa da anatomia: *Você tem uma forte repulsa da sua anatomia sexual?*

viii. Desejo de ter as características do outro sexo: *Você já teve um forte desejo de ter as características sexuais primárias ou secundárias do sexo oposto, mais de acordo com sua vivência de gênero?*

b. Especificadores
- Com um transtorno de desenvolvimento sexual

2. Disforia de Gênero em Adolescentes e Adultos
   a. Inclusão: Exige ao menos <u>duas</u> das seguintes manifestações, com pelo menos seis meses de duração.
      i. Incongruência: *Você já teve um sentimento profundo de que suas características sexuais primárias ou secundárias não correspondem à sua identidade sexual?*
      ii. Desejo de mudar: *Você já sentiu um profundo desejo de mudar suas características sexuais primárias ou secundárias porque elas não correspondem à sua identidade de gênero?*
      iii. Desejo de ter características sexuais do outro gênero: *Você já teve um forte desejo pelas características sexuais primárias ou secundárias do sexo oposto, que correspondem à sua experiência de gênero?*
      iv. Desejo de pertencer a outro gênero: *Você já sentiu um forte desejo de pertencer a um gênero diferente do seu?*
      v. Desejo de ser tratado como outro gênero: *Você já sentiu um forte desejo de ser tratado como sendo de outro gênero?*
      vi. Convicção de ter os sentimentos de outro gênero: *Você já experimentou uma forte convicção de que suas reações e seus sentimentos pertencem a outro gênero?*
   b. Modificadores
      i. Especificadores
         - Com um transtorno de desenvolvimento sexual
         - Pós-transição: O indivíduo fez a transição para viver em tempo integral no gênero desejado (com ou sem legalização de mudança de gênero) e foi submetido (ou está se preparando para ter) a pelo menos um procedimento ou regime de tratamento médico transexual
   c. Alternativas
      i. Se uma pessoa tem sintomas característicos de disforia de gênero que causam sofrimento ou prejuízo clinicamente significativo sem atender a todos os critérios para disforia de gênero, considere disforia de gênero não especificada

(ver DSM-5, p. 460). Se você quiser comunicar a razão específica pela qual os sintomas de uma pessoa não satisfazem a todos os critérios, considere outra disforia de gênero especificada (ver DSM-5, p. 460).

Transtornos Disruptivos, do Controle de Impulsos e da Conduta

DSM-5 p. 461–480

Perguntas de triagem: *Ocorre frequentemente de você ficar tão chateado(a) que faz ameaças verbais ou físicas ou até mesmo age de acordo com elas para machucar pessoas, animais ou propriedades? Você já foi agressivo(a) com pessoas e animais, destruiu propriedades, enganou outras pessoas ou roubou coisas?*

Se a resposta for sim, pergunte: *Esses comportamentos já lhe causaram problemas significativos com amigos ou parentes, na escola ou no trabalho, com autoridades ou em outro ambiente?*

- Se explosões comportamentais recorrentes predominarem, vá para os critérios de transtorno explosivo intermitente.
- Se as violações de regras recorrentes predominarem, vá para os critérios de transtorno da conduta.

1. Transtorno Explosivo Intermitente
    a. Inclusão: Requer explosões comportamentais recorrentes, nas quais a pessoa não controla seus impulsos agressivos, manifestadas conforme <u>um</u> dos aspectos a seguir.
        i. Agressão física ou verbal: *Nos últimos três meses, você teve explosões impulsivas em que se tornou agressivo, verbal e fisicamente, em relação a outras pessoas, animais ou propriedades? Essas explosões ocorreram, em média, pelo menos duas vezes por semana?*
        ii. Três explosões comportamentais envolvendo danos ou destruição de propriedade e/ou agressão física: *Nos últimos doze meses, você perdeu o controle de seu comportamento três vezes ou mais e destruiu propriedades ou agrediu outras pessoas?*
    b. Inclusão: Também requer todos os <u>três</u> aspectos a seguir.
        i. A magnitude da agressividade é desproporcional a qualquer provocação ou estressor psicossocial: *Examinando retrospectivamente essas explosões, você pode identificar quaisquer eventos ou estressores associados a elas? A sua resposta foi muito mais agressiva ou extrema do que esses eventos ou estressores?*
        ii. As explosões recorrentes não são nem premeditadas nem visam a um objetivo tangível: *Quando teve essas explosões,*

você estava se sentindo zangado ou impulsivo? As explosões ocorrem sem uma meta clara, como obter dinheiro ou intimidar alguém?
iii. As explosões causam sofrimento pessoal acentuado, prejudicam a função ou são associadas a consequências financeiras ou legais: *Como essas explosões afetam o modo como você se sente em relação a si mesmo e como é a sua convivência com amigos, familiares e outras pessoas? Você já sofreu consequências financeiras ou legais por causa de suas explosões?*
c. Exclusões
i. Se as explosões de agressividade recorrentes são explicadas plenamente por outro transtorno mental ou são atribuíveis a outra condição clínica ou a efeitos fisiológicos de uma substância/medicamento, não faça o diagnóstico.
ii. Para crianças: Se o comportamento agressivo ocorre apenas no contexto de um transtorno de adaptação, não faça o diagnóstico. Se a idade cronológica, ou o nível de desenvolvimento equivalente, for menor do que seis anos de idade, não faça o diagnóstico.
2. Transtorno da Conduta
a. Inclusão: Requer um padrão de comportamento repetitivo e persistente, no qual são violados direitos básicos de outras pessoas, normas ou regras sociais relevantes e apropriadas para a idade, tal como manifestado pela presença de ao menos três dos critérios a seguir, nos últimos doze meses, e pelo menos um dos seguintes critérios nos últimos seis meses.
i. Frequentemente provoca, ameaça ou intimida outros: *Você frequentemente provoca, ameaça ou intimida outras pessoas?*
ii. Frequentemente inicia brigas físicas: *Você frequentemente inicia brigas físicas?*
iii. Usou alguma arma que pode causar danos físicos graves a outros: *Você usou alguma arma que poderia causar danos físicos graves a outra pessoa, como bastão, tijolo, garrafa quebrada, faca ou arma de fogo?*
iv. Foi fisicamente cruel com pessoas: *Você causou dor ou sofrimento físico a outras pessoas?*
v. Foi fisicamente cruel com animais: *Você causou dor ou sofrimento físico em animais?*
vi. Roubou durante o confronto com uma vítima: *Você roubou ou tirou à força alguma coisa de alguém enquanto essa pessoa estava presente?*

vii. Forçou alguém a atividade sexual: *Você forçou alguém a atividade sexual?*
viii. Envolveu-se deliberadamente na provocação de incêndios com a intenção de causar danos graves: *Você provocou incêndios para causar danos sérios a uma pessoa, animal ou propriedade?*
ix. Destruiu deliberadamente a propriedade dos outros: *Você já destruiu deliberadamente os objetos pessoais de alguma outra pessoa?*
x. Invadiu a casa, o edifício ou o carro de outra pessoa: *Você já invadiu a casa, o edifício ou o carro de outra pessoa?*
xi. Mente com frequência para obter bens materiais ou favores ou para evitar obrigações: *Você mente com frequência para sair do trabalho ou para conseguir as coisas que você quer?*
xii. Furtou itens de valores consideráveis sem confrontar a vítima: *Você roubou ou tirou alguma coisa de alguém quando essa pessoa não estava presente?*
xiii. Frequentemente fica fora de casa à noite, apesar da proibição dos pais, com início antes dos 13 anos de idade: *Antes dos 13 anos de idade, você tinha um horário para voltar para casa que frequentemente violava, ficando fora mais tempo do que deveria?*
xiv. Fugiu de casa, passando a noite fora, pelo menos duas vezes enquanto morava com os pais ou em lar substituto (ou uma vez sem retornar por um longo período): *Você já fugiu de casa? Quantas vezes? Você já fugiu de casa e retornou só depois de muito tempo?*
xv. Com frequência falta às aulas, com início antes dos 13 anos de idade: *Antes dos 13 anos de idade, você faltava às aulas ou não ia à escola com frequência?*

b. Exclusão: Se uma pessoa tem 18 anos de idade ou mais e preenche os critérios para transtorno da personalidade antissocial, não faça o diagnóstico.
c. Modificadores
  i. Subtipos
   • Tipo com início na infância: Use quando pelo menos um sintoma de critério começar antes dos 10 anos de idade.
   • Tipo com início na adolescência: Use quando não houver presença de sintomas de critério antes dos 10 anos de idade.
   • Início não especificado: Use quando a idade de início for desconhecida.

ii. Especificadores

- Com emoções pró-sociais limitadas: Use para uma pessoa que tenha apresentado pelo menos duas das seguintes características de forma persistente: ausência de remorso ou culpa, insensível, falta de empatia, ausência de preocupação com o desempenho e afeto superficial ou deficiente. Para preencher os critérios, essas características devem ser apresentadas em múltiplos ambientes durante, no mínimo, doze meses. Isto é, essas características refletem o padrão típico de funcionamento interpessoal e emocional de uma pessoa e não apenas ocorrências ocasionais em algumas situações.

iii. Gravidade

- Leve: Poucos, se algum, problemas de conduta além daqueles requeridos para o diagnóstico e danos relativamente pequenos a outros
- Moderada
- Grave: Muitos problemas de conduta além daqueles requeridos para o diagnóstico e danos consideráveis a outros

d. Alternativas

i. Se uma pessoa exibe, no mínimo, seis meses de um padrão persistente de humor raivoso e irritável, de comportamento desafiante ou índole vingativa, considere transtorno de oposição desafiante (todos os critérios, juntamente com os especificadores, estão no DSM-5, p. 462-463). O padrão é manifestado por pelo menos quatro dos seguintes sintomas: perda frequente da calma; ser sensível ou facilmente incomodado por outros; ser raivoso e ressentido; questionar figuras de autoridade; desafiar acintosamente ou se recusar a obedecer a regras ou pedidos de figuras de autoridade; incomodar deliberadamente outras pessoas; culpar outras pessoas pelos próprios erros ou mau comportamento; e, pelo menos, dois episódios de atitudes cruéis ou vingativas nos últimos seis meses. Os comportamentos também devem causar prejuízo clinicamente significativo e não podem ocorrer exclusivamente durante o curso de um transtorno psicótico, por uso de substância, depressivo ou bipolar, e os critérios para transtorno disruptivo da desregulação do humor não podem ser satisfeitos. Além disso, é importante considerar a persistência e a frequência desses comportamentos em relação ao estágio de desenvolvimento de uma pessoa. No caso de crianças com menos de 5 anos de idade, o comportamento deve ocorrer na maioria dos dias por pelo menos seis meses. No caso de crianças com 5 anos ou mais, o comportamento deve ocorrer pelo menos uma vez por semana durante, no mínimo, seis meses.

ii. Se uma pessoa relata incêndio provocado de forma deliberada e proposital em, pelo menos, duas ocasiões, considere piromania (todos os critérios estão no DSM-5, p. 476). O diagnóstico requer tensão ou excitação afetiva antes do ato de provocar incêndio, fascinação com o fogo e prazer ou alívio ao provocar ou testemunhar incêndios. Se o incêndio for provocado com fins monetários, para ocultar atividades criminosas, para expressar raiva ou em resposta a uma alucinação, não faça o diagnóstico. Se o ato de provocar incêndio é mais bem explicado por deficiência intelectual, transtorno da conduta, mania ou transtorno da personalidade antissocial, não faça o diagnóstico.

iii. Se uma pessoa falha repetidamente em resistir aos impulsos de roubar objetos que não são necessários para seu uso pessoal ou em razão de seu valor monetário, considere cleptomania (todos os critérios estão no DSM-5, p. 478). O diagnóstico requer tensão ou excitação afetiva antes do roubo e prazer ou alívio no momento do roubo. Se o ato de furtar é cometido por raiva ou vingança, ou em resposta a uma alucinação, não faça o diagnóstico. Se o ato de furtar é mais bem explicado por transtorno da conduta, mania ou transtorno da personalidade antissocial, não faça o diagnóstico.

iv. Se uma pessoa exibe sintomas característicos de um transtorno disruptivo, do controle de impulsos e da conduta que causam sofrimento ou prejuízo clinicamente significativo sem atender a todos os critérios de um dos transtornos determinados anteriormente, considere transtorno disruptivo, do controle de impulsos e da conduta não especificado (ver DSM-5, p. 480). Se você quiser comunicar a razão específica pela qual uma pessoa não satisfaz a todos os critérios, considere outro transtorno disruptivo, do controle de impulsos e da conduta especificado (ver DSM-5, p. 480).

Transtornos Relacionados a Substâncias e Transtornos Aditivos

DSM-5 p. 481–590

Perguntas de triagem: *Com que frequência você bebe álcool? Em média, quando você bebe ao menos um drinque, quanto bebe? Você já teve problemas em decorrência da bebida? Quando para de beber, você passa por abstinência?*

Repita o mesmo para drogas ilícitas e medicamentos prescritos; comece perguntando: *Alguma vez você já experimentou drogas?*

Depois de questionar sobre drogas, pergunte: *Você aposta ou joga de uma forma que interfira em sua vida?*

Se a resposta for sim, pergunte: *Essas experiências já lhe causaram problemas significativos com amigos ou parentes, no trabalho ou em outro ambiente?*

- Se uma pessoa relata problemas com o uso de substâncias, vá para os critérios de transtorno por uso de substância para a substância em particular.
- Se uma pessoa relata problemas de intoxicação por substâncias, vá para os critérios de intoxicação por substância para a substância em particular.
- Se uma pessoa relata problemas com abstinência de substâncias, vá para os critérios de abstinência de substância para a substância em particular.
- Se uma pessoa relata problemas com jogo, vá para os critérios de transtorno do jogo.

1. Transtorno por Uso de Álcool
   a. Inclusão: Requer um padrão problemático de uso de álcool, levando a sofrimento ou prejuízo clinicamente significativos, manifestado por pelo menos <u>dois</u> dos seguintes critérios em um período de, no mínimo, doze meses:
      i. Beber mais álcool por um período mais longo do que o pretendido: *Ao beber, você acha que bebe mais, ou por um período mais longo, do que pretendia?*
      ii. Desejo persistente ou esforço malsucedido no sentido de reduzir o uso de álcool: *Você quer reduzir o uso ou parar de beber? Você já tentou e não conseguiu reduzir o uso ou parar de beber?*

iii. Grande quantidade de tempo gasto: *Você gasta uma grande quantidade de tempo para obter, beber ou se recuperar do uso de álcool?*
iv. Fissuras: *Você sente fortes fissuras ou desejos de beber álcool?*
v. Falha em cumprir obrigações importantes: *Você falhou repetidamente em cumprir obrigações importantes no trabalho, em casa ou na escola em decorrência do uso de álcool?*
vi. Uso contínuo apesar da consciência de problemas interpessoais ou sociais: *Você bebe álcool mesmo suspeitando ou sabendo que isso causa ou agrava problemas interpessoais ou sociais?*
vii. Desistência de atividades por causa do uso de álcool: *Há importantes atividades sociais, profissionais ou recreacionais que você abandonou ou reduziu em virtude do uso de álcool?*
viii. Uso em situações perigosas: *Você usou repetidamente álcool em situações que representavam perigo para a integridade física, como dirigir um carro ou operar uma máquina?*
ix. Uso contínuo apesar da consciência de problemas físicos ou psicológicos: *Você bebe álcool mesmo suspeitando ou sabendo que isso causa ou agrava problemas com seu corpo e mente?*
x. Tolerância, conforme manifestada por um dos seguintes.
    - Quantidades acentuadamente aumentadas: *Você acredita que, para se intoxicar ou atingir o efeito desejado do consumo de álcool, é preciso consumir muito mais álcool do que estava acostumado?*
    - Efeitos acentuadamente reduzidos: *Se você bebe a mesma quantidade de álcool com a qual estava acostumado, você acha que ela tem um efeito muito menor do que o habitual?*
xi. Abstinência, conforme manifestada por um dos seguintes.
    - Síndrome de abstinência característica de álcool: *Quando para de beber, você passa por uma abstinência?*
    - A mesma substância ou outra estreitamente relacionada é consumida para aliviar ou evitar os sintomas de abstinência: *Você já bebeu álcool ou tomou uma outra substância para prevenir a abstinência de álcool?*

b. Modificadores
   i. Especificadores
      - Em remissão inicial
      - Em remissão sustentada
      - Em ambiente protegido

ii. Gravidade
- Leve: Use quando dois ou três critérios estiverem presentes.
- Moderada: Use quando quatro ou cinco critérios estiverem presentes.
- Grave: Use quando seis ou mais critérios estiverem presentes.

c. Alternativas
  i. Se uma pessoa recebeu exposição mais do que mínima ao álcool a qualquer momento durante a gestação e tem prejuízos neurocognitivos e na autorregulação e déficits no funcionamento adaptativo, considere transtorno neurocomportamental associado a exposição pré-natal ao álcool (um outro transtorno do neurodesenvolvimento especificado; ver DSM-5, p. 86). O diagnóstico requer início dos sintomas antes da idade de 18 anos e sofrimento clinicamente significativo ou prejuízo funcional.
  ii. Se uma pessoa tem problemas associados ao uso de álcool que não sejam classificáveis como transtorno por uso de álcool, intoxicação por álcool, abstinência de álcool, *delirium* por intoxicação por álcool, *delirium* por abstinência de álcool, transtorno neurocognitivo induzido por álcool, transtorno psicótico induzido por álcool, transtorno bipolar induzido por álcool, transtorno depressivo induzido por álcool, transtorno de ansiedade induzido por álcool, disfunção sexual induzida por álcool ou transtorno do sono induzido por álcool, considere transtorno relacionado ao álcool não especificado (ver DSM-5, p. 503).

2. Intoxicação por Álcool
   a. Inclusão: Requer, no mínimo, <u>um</u> dos seguintes sinais ou sintomas logo após o uso de álcool.
      i. Fala arrastada
      ii. Incoordenação
      iii. Instabilidade de marcha
      iv. Nistagmo
      v. Prejuízo na atenção ou na memória
      vi. Estupor ou coma
   b. Inclusão: Requer alterações comportamentais ou psicológicas clinicamente significativas e problemáticas. *Desde que você começou esse episódio de consumo de álcool, observou quaisquer alte-*

rações significativas em seu comportamento, humor ou julgamento? Você fez coisas problemáticas ou teve pensamentos problemáticos que não teriam acontecido caso estivesse sóbrio?

c. Exclusão: Se os sintomas são atribuíveis a outra condição clínica ou são mais bem explicados por outro transtorno mental, incluindo intoxicação por outra substância, não faça o diagnóstico.

3. Abstinência de Álcool

   a. Inclusão: Requer pelo menos <u>dois</u> dos seguintes sintomas, desenvolvidos no prazo de algumas horas a poucos dias após a cessação (ou redução) do uso intenso e prolongado de álcool.

      i. Hiperatividade autonômica
      ii. Tremor aumentado nas mãos
      iii. Insônia *Nos últimos dias, você achou mais difícil adormecer e permanecer dormindo do que o habitual?*
      iv. Náusea ou vômito: *Nos últimos dias, você se sentiu enjoado, nauseado ou chegou a vomitar?*
      v. Alucinações ou ilusões visuais, táteis ou auditivas transitórias: *Nos últimos dias, você teve quaisquer experiências em que se preocupou com que sua mente estivesse lhe pregando peças, como ver, ouvir ou sentir coisas que outras pessoas não conseguem?*
      vi. Agitação psicomotora
      vii. Ansiedade: *Nos últimos dias, você se sentiu mais preocupado ou ansioso do que o habitual?*
      viii. Convulsões tônico-clônicas generalizadas

   b. Exclusão: Se os sinais ou sintomas são atribuíveis a outra condição clínica ou são mais bem explicados por outro transtorno mental, incluindo intoxicação por ou abstinência de outra substância, não faça o diagnóstico.

   c. Modificadores

      i. Especificadores

         • Com perturbações da percepção: Use quando as alucinações ocorrem com teste de realidade intacto ou quando ilusões auditivas, visuais ou táteis ocorrem na ausência de *delirium*.

4. Intoxicação por Cafeína

   a. Inclusão: Requer alterações comportamentais ou psicológicas clinicamente significativas e problemáticas logo após a ingestão de cafeína, normalmente mais de 250 mg (p. ex., 2 a 3 xícaras de café), manifestadas por, pelo menos, cinco dos seguintes sinais.

  i. Inquietação: *Nas últimas horas, você se sentiu menos capaz de permanecer descansado do que o habitual?*
  ii. Nervosismo: *Nas últimas horas, você se sentiu mais irrequieto ou nervoso do que o habitual?*
  iii. Excitação: *Nas últimas horas, você se sentiu mais excitado do que o habitual?*
  iv. Insônia: *Nas últimas horas, caso tenha tentado dormir, você achou mais difícil adormecer ou permanecer dormindo do que o habitual?*
  v. Rubor facial
  vi. Diurese: *Nas últimas horas, você urinou com mais frequência ou em maior quantidade do que o habitual?*
  vii. Perturbação gastrintestinal: *Nas últimas horas, você experimentou alguma irritação estomacal, náusea, vômito ou diarreia?*
  viii. Abalos musculares: *Nas últimas horas, você observou mais abalos musculares do que o habitual?*
  ix. Fluxo errático do pensamento e do discurso: *Nas últimas horas, você ou outra pessoa repararam que seus pensamentos ou discurso estavam intrincados ou mesmo confusos?*
  x. Taquicardia ou arritmia cardíaca
  xi. Períodos de energia inesgotável: *Nas últimas horas, você se sentiu com se tivesse tanta energia que não poderia esgotá-la?*
  xii. Agitação psicomotora

a. Exclusão: Se os sintomas são atribuíveis a outra condição clínica ou são mais bem explicados por outro transtorno mental, incluindo intoxicação por outra substância, não faça o diagnóstico.

b. Alternativa: Se uma pessoa tem problemas associados ao uso de cafeína que não sejam classificáveis como intoxicação por cafeína, abstinência de cafeína, transtorno de ansiedade induzido por cafeína ou transtorno do sono induzido por cafeína, considere transtorno relacionado à cafeína não especificado (ver DSM-5, p. 509).

5. Abstinência de Cafeína

a. Inclusão: Requer pelo menos três dos seguintes sintomas, desenvolvidos no prazo de 24 horas após a cessação (ou redução) do uso intenso e prolongado de cafeína.

i. Cefaleia: *Durante o último dia, você teve cefaleias?*
   ii. Fadiga ou sonolência acentuadas: *Durante o último dia, você se sentiu extremamente cansado ou sonolento?*
   iii. Humor disfórico, humor deprimido ou irritabilidade: *Durante o último dia, você se sentiu mais para baixo, deprimido ou mesmo irritável do que o habitual?*
   iv. Dificuldade de concentração: *Durante o último dia, você teve dificuldades para permanecer focado em uma tarefa ou atividade?*
   v. Sintomas gripais: *Durante o último dia, você experimentou sintomas gripais, náusea, vômitos, dor ou rigidez muscular?*
  b. Exclusão: Se os sintomas são atribuíveis a outra condição clínica ou são mais bem explicados por outro transtorno mental, incluindo intoxicação por ou abstinência de outra substância, não faça o diagnóstico.
6. Transtorno por Uso de *Cannabis*
  a. Inclusão: Requer um padrão problemático de uso de *Cannabis*, levando a sofrimento ou prejuízo clinicamente significativos, manifestado por pelo menos <u>dois</u> dos seguintes critérios, ocorrendo durante um período de 12 meses:
   i. Consumir mais *Cannabis* por um período mais longo do que o pretendido: *Ao usar* Cannabis, *você acha que usa mais, ou por um período mais longo, do que pretendia?*
   ii. Desejo persistente ou esforço malsucedido no sentido de reduzir o uso de *Cannabis*: *Você quer reduzir o uso ou parar de usar* Cannabis? *Você já tentou e não conseguiu reduzir o uso ou parar de usar* Cannabis?
   iii. Grande quantidade de tempo gasto: *Você gasta uma grande quantidade de tempo para obter, usar ou se recuperar do uso de* Cannabis?
   iv. Fissuras: *Você sente forte fissura ou desejo de usar* Cannabis?
   v. Falha em cumprir obrigações importantes: *Você falhou repetidamente em cumprir obrigações importantes no trabalho, em casa ou na escola em decorrência do uso de* Cannabis?
   vi. Uso contínuo apesar da consciência de problemas interpessoais ou sociais: *Você usa* Cannabis *mesmo suspeitando ou sabendo que isso causa ou agrava problemas interpessoais ou sociais?*
   vii. Desistência de atividades por causa do uso de *Cannabis*: *Há importantes atividades sociais, profissionais ou recreacionais que você abandonou ou reduziu em virtude do uso de* Cannabis?
   viii. Uso em situações perigosas: *Você usou repetidamente* Cannabis *em situações que representavam perigo para a integridade*

física, como dirigir um carro ou operar uma máquina durante intoxicação?
ix. Uso contínuo apesar da consciência de problemas físicos ou psicológicos: *Você usa Cannabis mesmo suspeitando ou sabendo que isso causa ou agrava problemas com seu corpo e mente?*
x. Tolerância, conforme manifestada por um dos seguintes.
   - Quantidades acentuadamente aumentadas: *Você acredita que, para se intoxicar ou atingir o efeito desejado do uso de Cannabis, é preciso fumar ou ingerir muito mais do que estava acostumado?*
   - Efeitos acentuadamente reduzidos: *Se você usa a mesma quantidade de Cannabis com a qual estava acostumado, você acha que ela tem um efeito muito menor do que o habitual?*
xi. Abstinência, conforme manifestada por um dos seguintes.
   - Síndrome de abstinência característica de *Cannabis*: *Quando você para de usar Cannabis, você passa por uma abstinência?*
   - A mesma, ou uma substância relacionada, é consumida para aliviar ou evitar os sintomas de abstinência: *Você usou Cannabis ou outra substância para prevenir a abstinência?*

b. Modificadores
   i. Especificadores
      - Em remissão inicial
      - Em remissão sustentada
      - Em ambiente protegido
   ii. Gravidade
      - Leve: Use quando dois ou três critérios estiverem presentes.
      - Moderada: Use quando quatro ou cinco critérios estiverem presentes.
      - Grave: Use quando seis ou mais critérios estiverem presentes.

c. Alternativa: Se uma pessoa enfrenta problemas associados ao uso de *Cannabis* que não sejam classificáveis como transtorno por uso de *Cannabis*, intoxicação por *Cannabis*, abstinência de *Cannabis*, *delirium* por intoxicação por *Cannabis*, transtorno psicótico induzido por *Cannabis*, transtorno de ansiedade induzido por *Cannabis* ou transtorno do sono induzido por *Cannabis*, considere transtorno relacionado a *Cannabis* não especificado (ver DSM-5, p. 519).

7. Intoxicação por *Cannabis*
   a. Inclusão: Requer pelo menos <u>dois</u> dos seguintes sinais ou sintomas.
      i. Conjuntivas hiperemiadas
      ii. Aumento do apetite: *Nas últimas horas, você se sentiu mais faminto do que o habitual?*
      iii. Boca seca: *Nas últimas horas, você observou que sua boca ficou seca?*
      iv. Taquicardia
   b. Inclusão: Requer alterações comportamentais ou psicológicas clinicamente significativas e problemáticas. *Desde que começou esse episódio de uso de* Cannabis, *você observou quaisquer alterações significativas em seu humor, julgamento, capacidade de interagir com os demais ou senso de tempo? Você fez coisas ou teve pensamentos problemáticos que não teriam acontecido sem a* Cannabis?
   c. Exclusão: Se os sintomas são atribuíveis a outra condição clínica ou são mais bem explicados por outro transtorno mental, incluindo intoxicação por outra substância, não faça o diagnóstico.
   d. Modificadores
      i. Com perturbações da percepção: Use quando as alucinações ocorrem com teste de realidade intacto ou quando ilusões auditivas, visuais ou táteis ocorrem na ausência de *delirium*.

8. Abstinência de *Cannabis*
   a. Inclusão: Requer pelo menos <u>três</u> dos seguintes sintomas, desenvolvidos no prazo de uma semana após a cessação (ou redução) do uso intenso e prolongado de *Cannabis*.
      i. Irritabilidade, raiva ou agressividade: *Durante a última semana, você se sentiu mais irritável ou raivoso, ou como se estivesse pronto para confrontar ou atacar alguém?*
      ii. Nervosismo ou ansiedade: *Durante a última semana, você se sentiu mais preocupado ou ansioso do que o habitual?*
      iii. Dificuldades relacionadas ao sono: *Durante a última semana, você teve sonhos perturbadores ou achou mais difícil do que o habitual começar e continuar a dormir?*
      iv. Apetite reduzido ou perda de peso: *Durante a última semana, você esteve menos faminto ou até perdeu peso?*

v. Inquietação: *Durante a última semana, você se sentiu menos capaz de permanecer descansado do que o habitual?*
vi. Humor deprimido: *Durante a última semana, você se sentiu mais para baixo ou deprimido do que o habitual?*
vii. Sintomas somáticos causando desconforto significativo: *Durante a última semana, você sentiu algum desconforto físico incomum, como dor estomacal, tremores, sudorese, febre, calafrios ou cefaleia?*

b. Exclusão: Se os sinais ou sintomas são atribuíveis a outra condição clínica ou são mais bem explicados por outro transtorno mental, incluindo intoxicação por ou abstinência de outra substância, não faça o diagnóstico.

9. Transtorno por Uso de Fenciclidina ou de Outros Alucinógenos

a. Inclusão: Requer um padrão problemático de uso de fenciclidina ou outros alucinógenos, levando a sofrimento ou prejuízo clinicamente significativos, manifestado por pelo menos <u>dois</u> dos seguintes critérios, ocorrendo durante um período de 12 meses.

i. Usar mais fenciclidina ou outros alucinógenos por um período mais longo do que o pretendido: *Ao usar alucinógenos, você acha que usa mais, ou por um período mais longo, do que pretendia?*
ii. Desejo persistente ou esforço malsucedido no sentido de reduzir o uso de alucinógenos: *Você quer reduzir o uso ou parar de usar alucinógenos? Você já tentou e não conseguiu reduzir o uso ou parar de usar alucinógenos?*
iii. Grande quantidade de tempo gasto: *Você gasta uma grande quantidade de tempo para obter, usar ou se recuperar do uso de alucinógenos?*
iv. Fissuras: *Você sente forte fissura ou desejo de usar alucinógenos?*
v. Falha em cumprir obrigações importantes: *Você falhou repetidamente em cumprir obrigações importantes no trabalho, em casa ou na escola em decorrência do uso de alucinógenos?*
vi. Uso contínuo apesar da consciência de problemas interpessoais ou sociais: *Você usa alucinógenos mesmo suspeitando ou sabendo que seu uso cria ou agrava problemas interpessoais ou sociais?*
vii. Desistência de atividades por causa do uso de alucinógenos: *Há importantes atividades sociais, profissionais ou recreacionais que você abandonou ou reduziu em virtude do uso de alucinógenos?*

viii. Uso em situações perigosas: *Você usou repetidamente alucinógenos em situações que representavam perigo para a integridade física, como dirigir um carro ou operar uma máquina?*
ix. Uso contínuo apesar da consciência de problemas físicos ou psicológicos: *Você usa alucinógenos mesmo suspeitando ou sabendo que isso causa ou agrava problemas com seu corpo e mente?*
x. Tolerância, conforme manifestada por um dos seguintes.
   - Quantidades acentuadamente aumentadas: *Você acredita que para atingir o efeito desejado do uso de alucinógenos, é preciso consumir muito mais do que estava acostumado?*
   - Efeitos acentuadamente reduzidos: *Se você usa a mesma quantidade de um alucinógeno com a qual estava acostumado, você acha que ela tem um efeito muito menor do que o habitual?*

b. Modificadores
   i. Especificadores
      - Em remissão inicial
      - Em remissão sustentada
      - Em ambiente protegido
   ii. Gravidade
      - Leve: Use quando dois ou três critérios estiverem presentes.
      - Moderada: Use quando quatro ou cinco critérios estiverem presentes.
      - Grave: Use quando seis ou mais critérios estiverem presentes.

c. Alternativas:
   i. Se uma pessoa relata que revive os sintomas perceptivos que experimentou enquanto estava sob efeito de um alucinógeno após cessar o uso, considere transtorno persistente da percepção induzido por alucinógenos (todos os critérios estão no DSM-5, p. 531). Os sintomas devem causar prejuízo ou sofrimento clinicamente significativo.
   ii. Se uma pessoa tem problemas associados ao uso de fenciclidina ou de outros alucinógenos que não são classificáveis como transtorno por uso de fenciclidina ou de outros alucinógenos, intoxicação por fenciclidina ou outros alucinógenos, transtorno persistente da percepção induzido por alucinógenos, *delirium* induzido por intoxicação por fenciclidina ou outros alucinógenos, transtorno psicótico indu-

zido por fenciclidina ou outros alucinógenos, transtorno bipolar induzido por fenciclidina ou outros alucinógenos, transtorno depressivo induzido por fenciclidina ou outros alucinógenos ou transtorno de ansiedade induzido por fenciclidina ou outros alucinógenos, considere transtorno relacionado a fenciclidina não especificado ou transtorno relacionado a alucinógenos não especificado (ver DSM-5, p. 533).

10. Intoxicação por Fenciclidina ou Outros Alucinógenos
    a. Inclusão: Requer, no mínimo, <u>dois</u> dos seguintes sinais logo após o uso de alucinógenos.

    Fenciclidina
    i. Nistagmo vertical ou horizontal
    ii. Hipertensão ou taquicardia
    iii. Torpor ou resposta diminuída à dor
    iv. Ataxia
    v. Disartria
    vi. Rigidez muscular
    vii. Convulsões ou coma
    viii. Hiperacusia

    Outros alucinógenos
    i. Dilatação pupilar
    ii. Taquicardia
    iii. Sudorese: *Desde que passou a tomar o alucinógeno, você observou alguma mudança no quanto você sua?*
    iv. Palpitações: *Desde que passou a tomar o alucinógeno, a sua frequência cardíaca ficou mais rápida, forte ou irregular do que o habitual?*
    v. Visão borrada: *Desde que passou a tomar o alucinógeno, a sua visão ficou borrada?*
    vi. Tremores
    vii. Incoordenação: *Desde que passou a tomar o alucinógeno, você achou difícil coordenar seus movimentos conforme caminhava ou se movia de outra maneira?*

    b. Inclusão: Requer alterações comportamentais ou psicológicas clinicamente significativas e problemáticas. *Desde que começou esse episódio de uso de alucinógeno, você observou quaisquer alterações significativas em seus pensamentos ou comportamentos? Você fez coisas ou teve pensamentos problemáticos que não teriam acontecido sem alucinógenos?*

c. Exclusão: Se os sintomas são atribuíveis a outra condição clínica ou são mais bem explicados por outro transtorno mental, incluindo intoxicação por outra substância, não faça o diagnóstico.
11. Transtorno por Uso de Inalantes
    a. Inclusão: Requer um padrão problemático de uso de inalantes, levando a prejuízo ou sofrimento clinicamente significativo, manifestado por pelo menos <u>dois</u> dos seguintes critérios, ocorrendo durante um período de 12 meses.
        i. Usar mais inalantes por um período mais longo do que o pretendido: *Ao usar inalantes, você acha que usa mais, ou por um período mais longo, do que pretendia?*
        ii. Desejo persistente ou esforço malsucedido no sentido de reduzir o uso de inalantes: *Você quer reduzir o uso ou parar de usar inalantes? Você já tentou e não conseguiu reduzir o uso ou parar de usar inalantes?*
        iii. Grande quantidade de tempo gasto: *Você gasta uma grande quantidade de tempo para obter, usar ou se recuperar do uso de inalantes?*
        iv. Fissuras: *Você tem forte fissura ou desejo de usar inalantes?*
        v. Falha em cumprir obrigações importantes: *Você falhou repetidamente em cumprir obrigações importantes no trabalho em casa ou na escola por causa do seu uso de inalantes?*
        vi. Uso contínuo apesar da consciência de problemas interpessoais ou sociais: *Você usa inalantes mesmo suspeitando ou sabendo que isso causa ou agrava problemas interpessoais ou sociais?*
        vii. Desistência de atividades por causa do uso de inalantes: *Há importantes atividades sociais, profissionais ou recreacionais que você abandonou ou reduziu em virtude do uso de inalantes?*
        viii. Uso em situações perigosas: *Você usou repetidamente inalantes em situações que representavam perigo para a integridade física, como dirigir um carro ou operar uma máquina durante intoxicação?*
        ix. Uso contínuo apesar da consciência de problemas físicos ou psicológicos: *Você usa inalantes mesmo suspeitando ou sabendo que isso causa ou agrava problemas com seu corpo e mente?*
        x. Tolerância, conforme manifestada por <u>um</u> dos seguintes.
            - Quantidades acentuadamente aumentadas: *Você acredita que, para se intoxicar ou atingir o efeito desejado do uso*

de inalantes, é preciso usar muito mais do que estava acostumado?
- Efeitos acentuadamente reduzidos: *Se você usa a mesma quantidade de inalantes com a qual estava acostumado, você acha que ela tem um efeito muito menor do que o habitual?*
   b. Modificadores
      i. Especificadores
         - Em remissão inicial
         - Em remissão sustentada
         - Em ambiente protegido
      ii. Gravidade
         - Leve: Use quando dois ou três critérios estiverem presentes.
         - Moderada: Use quando quatro ou cinco critérios estiverem presentes.
         - Grave: Use quando seis ou mais critérios estiverem presentes.
   c. Alternativa: Se uma pessoa tem problemas associados ao uso de um inalante que não são classificáveis como transtorno por uso de inalantes, intoxicação por inalantes, *delirium* por intoxicação por inalantes, transtorno neurocognitivo maior induzido por inalantes ou transtorno neurocognitivo leve induzido por inalantes, transtorno psicótico induzido por inalantes, transtorno depressivo induzido por inalantes ou transtorno de ansiedade induzido por inalantes, considere transtorno relacionado a inalantes não especificado (ver DSM-5, p. 540).
12. Intoxicação por Inalantes
   a. Inclusão: Requer pelo menos <u>dois</u> dos seguintes sinais após exposição breve, intencional ou não, a altas doses de substâncias inalantes.
      i. Tontura: *Desde que passou a usar o inalante, você se sentiu como se estivesse vacilando ou prestes a cair?*
      ii. Nistagmo
      iii. Incoordenação: *Desde que passou a usar o inalante, você achou difícil coordenar seus movimentos conforme caminhava ou se movia de outra maneira?*
      iv. Fala arrastada
      v. Instabilidade de marcha

vi. Letargia: *Desde que passou a usar o inalante, você se sentiu muito sonolento ou teve falta de energia acentuada?*
vii. Reflexos deprimidos
viii. Retardo psicomotor
ix. Tremor
x. Fraqueza muscular generalizada
xi. Visão borrada ou diplopia: *Desde que passou a usar o inalante, sua visão ficou borrada ou dupla?*
xii. Estupor ou coma
xiii. Euforia: *Desde que passou a usar o inalante, você se sentiu mental ou fisicamente eufórico ou intensamente excitado ou feliz?*

b. Inclusão: Requer alterações comportamentais ou psicológicas clinicamente significativas e problemáticas. *Desde que começou esse episódio de uso de inalante, você observou quaisquer alterações significativas em seus pensamentos ou comportamentos? Você fez coisas ou teve pensamentos problemáticos que não teriam acontecido sem o inalante?*
c. Exclusão: Se os sintomas são atribuíveis a outra condição clínica ou são mais bem explicados por outro transtorno mental, incluindo intoxicação por outra substância, não faça o diagnóstico.

13. Transtorno por Uso de Opioides
    a. Inclusão: Requer um padrão problemático de uso de opioides, levando a sofrimento ou prejuízo clinicamente significativo, manifestado por pelo menos <u>dois</u> dos seguintes critérios, ocorrendo durante um período de 12 meses.
        i. Usar mais opioides por um período mais longo do que o pretendido: *Ao usar opioides, você acha que usa mais, ou por um período mais longo, do que pretendia?*
        ii. Desejo persistente ou esforço malsucedido no sentido de reduzir o uso de opioides: *Você quer reduzir o uso ou parar de usar opioides? Você já tentou e não conseguiu reduzir o uso ou parar de usar opioides?*
        iii. Grande quantidade de tempo gasto: *Você gasta uma grande quantidade de tempo para obter, usar ou se recuperar do uso de opioides?*
        iv. Fissuras: *Você tem fortes fissuras ou desejos de usar opioides?*
        v. Falha em cumprir obrigações importantes: *Você falhou repetidamente em cumprir obrigações importantes no trabalho, em casa ou na escola em decorrência do uso de opioides?*
        vi. Uso contínuo apesar da consciência de problemas interpessoais ou sociais: *Você continua a usar opioides mesmo suspei-*

tando ou sabendo que seu uso cria ou agrava problemas interpessoais ou sociais?

vii. Desistência de atividades por causa do uso de opioides: *Há importantes atividades sociais, profissionais ou recreacionais que você abandonou ou reduziu em virtude do uso de opioides?*

viii. Uso em situações perigosas: *Você usou repetidamente opioides em situações que representavam perigo para a integridade física, como dirigir um carro ou operar uma máquina?*

ix. Uso contínuo apesar da consciência de problemas físicos ou psicológicos: *Você usa opioides mesmo suspeitando ou sabendo que isso causa ou agrava problemas com seu corpo e mente?*

x. Tolerância, conforme manifestada por um dos seguintes.

- Quantidades acentuadamente aumentadas: *Você acredita que, para se intoxicar ou atingir o efeito desejado do uso de opioides, é preciso consumir muito mais do que estava acostumado?*
- Efeitos acentuadamente reduzidos (excluindo medicamentos opioides tomados sob supervisão médica): *Se você usa a mesma quantidade de um opioide com a qual estava acostumado, você acha que ela tem um efeito muito menor do que o habitual?*

xi. Abstinência, conforme manifestada por um dos seguintes.

- Síndrome de abstinência característica de opioides: *Quando para de usar opioides, você passa por uma abstinência?*
- A mesma substância ou outra estreitamente relacionada é consumida para aliviar ou evitar os sintomas de abstinência: *Você já tomou opioides ou outra substância para prevenir a abstinência de opioides?*

b. Modificadores

i. Especificadores
- Em remissão inicial
- Em remissão sustentada
- Em terapia de manutenção
- Em ambiente protegido

ii. Gravidade
- Leve: Use quando dois ou três critérios estiverem presentes.
- Moderada: Use quando quatro ou cinco critérios estiverem presentes.
- Grave: Use quando seis ou mais critérios estiverem presentes.

c. Alternativa: Se uma pessoa tem problemas associados ao uso de opioides que não sejam classificáveis como transtorno por uso de opioides, intoxicação por opioides, abstinência de opioides, *delirium* por intoxicação por opioides, *delirium* por abstinência de opioides, transtorno psicótico induzido por opioides, transtorno bipolar induzido por opioides, transtorno depressivo induzido por opioides, transtorno de ansiedade induzido por opioides, disfunção sexual induzida por opioides ou transtorno do sono induzido por opioides, considere transtorno relacionado a opioides não especificado (ver DSM-5, p. 550).

14. Intoxicação por Opioides
    a. Inclusão: Requer miose logo depois do uso de opioides e, pelo menos, um dos seguintes sinais.
        i. Torpor ou coma
        ii. Fala arrastada
        iii. Prejuízo na atenção ou na memória
    b. Inclusão: Requer alterações comportamentais ou psicológicas clinicamente significativas e problemáticas. *Desde que começou esse episódio de uso de opioides, você observou quaisquer alterações significativas em seus pensamentos ou comportamentos? Você fez coisas ou teve pensamentos problemáticos que não teriam acontecido sem o opioide?*
    c. Exclusão: Se os sintomas são atribuíveis a outra condição clínica ou são mais bem explicados por outro transtorno mental, incluindo intoxicação por outra substância, não faça o diagnóstico.
    d. Modificadores
        i. Com perturbações da percepção: Use quando as alucinações ocorrem com teste de realidade intacto ou quando ilusões auditivas, visuais ou táteis ocorrem na ausência de *delirium*.

15. Abstinência de Opioides
    a. Inclusão: Requer pelo menos três dos seguintes sintomas, desenvolvidos no prazo de minutos a poucos dias após a cessação (ou redução) do uso intenso e prolongado de opioides OU após a administração de um antagonista de opioides após um período de uso de opioides.
        i. Humor disfórico: *Nos últimos dias, você tem se sentindo mais para baixo ou deprimido do que o habitual?*

ii. Náusea ou vômito: *Nos últimos dias, você se sentiu enjoado, nauseado ou chegou a vomitar?*
iii. Dores musculares: *Nos últimos dias, você experimentou mialgias ou dores?*
iv. Lacrimejamento ou rinorreia: *Nos últimos dias, você reparou se tem lacrimejado quando não sente vontade de chorar? Você reparou se seu nariz está escorrendo, ou secretando um fluido claro, mais do que o habitual?*
v. Midríase, piloereção ou sudorese
vi. Diarreia: *Nos últimos dias, você tem expelido fezes com maior frequência ou mais líquidas do que o habitual?*
vii. Bocejos: *Nos últimos dias, você tem bocejado muito mais do que o habitual?*
viii. Febre
ix. Insônia: *Nos últimos dias, você achou mais difícil do que o habitual adormecer e permanecer dormindo?*

b. Exclusão: Se os sinais ou sintomas são atribuíveis a outra condição clínica ou são mais bem explicados por outro transtorno mental, incluindo intoxicação por ou abstinência de outra substância, não faça o diagnóstico.

16. Transtorno por Uso de Sedativos, Hipnóticos ou Ansiolíticos
    a. Inclusão: Requer um padrão problemático de uso de sedativos, hipnóticos ou ansiolíticos, levando a sofrimento ou prejuízo clinicamente significativo, manifestado por pelo menos <u>dois</u> dos seguintes critérios, ocorrendo durante um período de 12 meses.
       i. Usar mais sedativos, hipnóticos ou ansiolíticos por um período mais longo do que o pretendido: *Ao usar sedativos, hipnóticos ou ansiolíticos, você acha que usa mais, e por um período mais longo, do que pretendia?*
       ii. Desejo persistente ou esforço malsucedido no sentido de reduzir o uso de sedativos, hipnóticos ou ansiolíticos: *Você quer reduzir ou parar o uso de sedativos, hipnóticos ou ansiolíticos? Você já tentou e não conseguiu reduzir ou parar o uso de sedativos, hipnóticos ou ansiolíticos?*
       iii. Grande quantidade de tempo gasto: *Você gasta uma grande quantidade de tempo para obter ou se recuperar do uso de sedativos, hipnóticos ou ansiolíticos?*
       iv. Fissuras: *Você tem fortes fissuras ou desejos de usar sedativos, hipnóticos ou ansiolíticos?*
       v. Falha em cumprir obrigações importantes: *Você falhou repetidamente em cumprir obrigações importantes no trabalho, em*

casa ou na escola por causa do seu uso de sedativos, hipnóticos ou ansiolíticos?
vi. Uso contínuo apesar da consciência de problemas interpessoais ou sociais: *Você usa sedativos, hipnóticos ou ansiolíticos mesmo suspeitando ou sabendo que isso causa ou agrava problemas interpessoais ou sociais?*
vii. Desistência de atividades por causa do uso de sedativos, hipnóticos ou ansiolíticos: *Há importantes atividades sociais, profissionais ou recreacionais que você abandonou ou reduziu em virtude do uso de sedativos, hipnóticos ou ansiolíticos?*
viii. Uso em situações perigosas: *Você usou repetidamente sedativos, hipnóticos ou ansiolíticos em situações que representavam perigo para a integridade física, como dirigir um carro ou operar uma máquina?*
ix. Uso contínuo apesar da consciência de problemas físicos ou psicológicos: *Você usa sedativos, hipnóticos ou ansiolíticos mesmo suspeitando ou sabendo que seu uso cria ou agrava problemas com seu corpo e mente?*
x. Tolerância, conforme manifestada por um dos seguintes.
- Quantidades acentuadamente aumentadas: *Você acredita que, para se intoxicar ou atingir o efeito desejado do uso de sedativos, hipnóticos ou ansiolíticos, é preciso consumir muito mais do que estava acostumado?*
- Efeitos acentuadamente reduzidos: *Se você usa a mesma quantidade de sedativos, hipnóticos ou ansiolíticos com a qual estava acostumado, você acha que ela tem um efeito muito menor do que o habitual?*
xi. Abstinência, conforme manifestada por um dos seguintes.
- Síndrome de abstinência característica de sedativos, hipnóticos ou ansiolíticos: *Quando para de usar sedativos, hipnóticos ou ansiolíticos, você passa por uma abstinência?*
- A mesma substância ou outra estreitamente relacionada é consumida para aliviar ou evitar os sintomas de abstinência: *Você já tomou sedativos, hipnóticos ou ansiolíticos ou outra substância para prevenir a abstinência?*

b. Modificadores
   i. Especificadores
      - Em remissão inicial
      - Em remissão sustentada
      - Em ambiente protegido

ii. Gravidade
- Leve: Use quando dois ou três critérios estiverem presentes.
- Moderada: Use quando quatro ou cinco critérios estiverem presentes.
- Grave: Use quando seis ou mais critérios estiverem presentes.

c. Alternativa: Se uma pessoa tem problemas associados ao uso de sedativos, hipnóticos ou ansiolíticos que não sejam classificáveis como transtorno por uso de sedativos, hipnóticos ou ansiolíticos; intoxicação por sedativos, hipnóticos ou ansiolíticos; abstinência de sedativos, hipnóticos ou ansiolíticos; *delirium* por intoxicação por sedativos, hipnóticos ou ansiolíticos; *delirium* por abstinência de sedativos, hipnóticos ou ansiolíticos; transtorno neurocognitivo maior induzido por sedativos, hipnóticos ou ansiolíticos ou transtorno neurocognitivo leve induzido por sedativos, hipnóticos ou ansiolíticos; transtorno psicótico induzido por sedativos, hipnóticos ou ansiolíticos; transtorno bipolar induzido por sedativos, hipnóticos ou ansiolíticos; transtorno depressivo induzido por sedativos, hipnóticos ou ansiolíticos; transtorno de ansiedade induzido por sedativos, hipnóticos ou ansiolíticos; disfunção sexual induzida por sedativos, hipnóticos ou ansiolíticos; ou transtorno do sono induzido por sedativos, hipnóticos ou ansiolíticos, considere transtorno relacionado a sedativos, hipnóticos ou ansiolíticos não especificado (ver DSM-5, p. 560).

17. Intoxicação por Sedativos, Hipnóticos ou Ansiolíticos
    a. Inclusão: Requer um dos seguintes sinais logo após o uso de sedativos, hipnóticos ou ansiolíticos.
        i. Fala arrastada
        ii. Incoordenação
        iii. Instabilidade de marcha
        iv. Nistagmo
        v. Prejuízo na cognição (i.e., atenção ou memória)
        vi. Estupor ou coma
    b. Inclusão: Requer alterações comportamentais ou psicológicas clinicamente significativas e problemáticas. *Desde que começou esse episódio de uso de sedativos, hipnóticos ou ansiolíticos, você observou quaisquer alterações significativas em seus pensamentos ou comportamentos? Você fez coisas ou teve pensamentos problemáticos que não teriam acontecido sem sedativos, hipnóticos ou ansiolíticos?*

c. Exclusão: Se os sintomas são atribuíveis a outra condição clínica ou mais bem explicados por outro transtorno mental, incluindo intoxicação por outra substância, não faça o diagnóstico.

18. Abstinência de Sedativos, Hipnóticos ou Ansiolíticos

   a. Inclusão: Requer pelo menos <u>dois</u> dos seguintes sintomas, desenvolvidos no prazo de algumas horas a poucos dias após a cessação (ou redução) do uso intenso e prolongado de sedativos, hipnóticos ou ansiolíticos.

      i. Hiperatividade autonômica
      ii. Tremor nas mãos
      iii. Insônia: *Nos últimos dias, você achou mais difícil do que o habitual adormecer ou permanecer dormindo?*
      iv. Náusea ou vômito: *Nos últimos dias, você se sentiu enjoado, nauseado ou chegou a vomitar?*
      v. Alucinações ou ilusões visuais, táteis ou auditivas transitórias: *Nos últimos dias, você teve quaisquer experiências em que se preocupou que sua mente estivesse lhe pregando peças, como ver, ouvir ou sentir coisas que outras pessoas não conseguiam?*
      vi. Agitação psicomotora
      vii. Ansiedade: *Nos últimos dias, você se sentiu mais preocupado ou ansioso do que o habitual?*
      viii. Convulsões do tipo grande mal

   b. Exclusão: Se os sinais ou sintomas são atribuíveis a outra condição clínica ou são mais bem explicados por outro transtorno mental, incluindo intoxicação por ou abstinência de outra substância, não faça o diagnóstico.

   c. Modificadores

      i. Especificadores

         - Com perturbações da percepção: Use quando as alucinações ocorrem com teste de realidade intacto ou quando ilusões auditivas, visuais ou táteis ocorrem na ausência de *delirium*.

   d. Alternativa: Se uma pessoa tem problemas associados ao uso de um sedativo, hipnótico ou ansiolítico que não são classificáveis como um transtorno relacionado a sedativos, hipnóticos ou ansiolíticos, considere transtorno relacionado a sedativos, hipnóticos ou ansiolíticos não especificado (ver DSM-5, p. 560).

19. Transtorno por Uso de Estimulantes
    a. Inclusão: Requer um padrão problemático de uso de estimulantes, levando a sofrimento ou prejuízo clinicamente significativo, manifestado por pelo menos <u>dois</u> dos seguintes critérios, ocorrendo durante um período de 12 meses.
        i. Usar mais estimulantes por um período mais longo do que o pretendido: *Ao usar estimulantes, você acha que usa mais, ou por um período mais longo, do que pretendia?*
        ii. Desejo persistente ou esforço malsucedido no sentido de reduzir o uso de estimulantes: *Você quer reduzir ou parar o uso de estimulantes? Você já tentou e não conseguiu reduzir ou parar o uso de estimulantes?*
        iii. Grande quantidade de tempo gasto: *Você gasta uma grande quantidade de tempo para obter, usar ou se recuperar do uso de estimulantes?*
        iv. Fissuras: *Você tem fortes fissuras ou desejos de usar estimulantes?*
        v. Falha em cumprir obrigações importantes: *Você falhou repetidamente em cumprir obrigações importantes no trabalho, em casa ou na escola por causa do uso de estimulantes?*
        vi. Uso contínuo apesar da consciência de problemas interpessoais ou sociais: *Você usa estimulantes mesmo suspeitando ou sabendo que seu uso cria ou agrava problemas interpessoais ou sociais?*
        vii. Desistência de atividades por causa do uso de estimulantes: *Há importantes atividades sociais, profissionais ou recreacionais que você abandonou ou reduziu em virtude do uso de estimulantes?*
        viii. Uso em situações perigosas: *Você usou repetidamente estimulantes em situações que representavam perigo para a integridade física, como dirigir um carro ou operar uma máquina durante intoxicação?*
        ix. Uso contínuo apesar da consciência de problemas físicos ou psicológicos: *Você usa estimulantes mesmo suspeitando ou sabendo que isso causa ou agrava problemas com seu corpo e mente?*
        x. Tolerância, conforme manifestada por <u>um</u> dos seguintes. **Nota:** Esse critério não é satisfeito se a pessoa toma estimulantes sob supervisão médica, conforme prescrito.
            - Quantidades acentuadamente aumentadas: *Você acredita que, para se intoxicar ou atingir o efeito desejado do uso de estimulantes, é preciso consumir muito mais álcool do que estava acostumado?*

- Efeitos acentuadamente reduzidos: *Se você usa a mesma quantidade de um estimulante com a qual estava acostumado, você acha que ela tem um efeito muito menor do que o habitual?*

xi. Abstinência, conforme manifestada por um dos seguintes:
Nota: Esse critério não é satisfeito se a pessoa toma estimulantes sob supervisão médica, conforme prescrito.

- Síndrome de abstinência característica de estimulantes: *Quando você para de usar estimulantes, você passa por uma abstinência?*
- A mesma substância ou outra estreitamente relacionada é consumida para aliviar ou evitar os sintomas de abstinência: *Você tomou estimulantes ou outra substância para prevenir a abstinência?*

b. Modificadores

i. Estimulante específico
- Substância tipo anfetamina
- Cocaína
- Outro estimulante ou estimulante não especificado

ii. Especificadores
- Em remissão inicial
- Em remissão sustentada
- Em ambiente protegido

iii. Gravidade
- Leve: Use quando dois ou três critérios estiverem presentes.
- Moderada: Use quando quatro ou cinco critérios estiverem presentes.
- Grave: Use quando seis ou mais critérios estiverem presentes.

c. Alternativa: Se uma pessoa tem problemas associados ao uso de estimulantes que não são classificáveis como transtorno por uso de estimulantes, intoxicação por estimulantes, abstinência de estimulantes, *delirium* por intoxicação por estimulantes, transtorno psicótico induzido por estimulantes, transtorno bipolar induzido por estimulantes, transtorno depressivo induzido por estimulantes, transtorno de ansiedade induzido por estimulantes, disfunção sexual induzida por estimulantes ou transtorno do sono induzido por estimulantes, considere transtorno relacionado a estimulantes não especificado (ver DSM-5, p. 570).

A Entrevista Diagnóstica Baseada no DSM-5   **151**

20. Intoxicação por Estimulantes
    a. Inclusão: Requer, no mínimo, <u>dois</u> dos seguintes sinais logo após o uso de estimulantes.
        i. Taquicardia ou bradicardia
        ii. Dilatação pupilar
        iii. Pressão arterial elevada ou diminuída
        iv. Transpiração ou calafrios: *Nas últimas horas, você experimentou calafrios ou suou mais do que o habitual?*
        v. Náusea ou vômito: *Nas últimas horas, você se sentiu enjoado, nauseado ou chegou a vomitar?*
        vi. Evidências de perda de peso
        vii. Agitação psicomotora
        viii. Fraqueza muscular, depressão respiratória, dor torácica ou arritmias cardíacas
        ix. Confusão, convulsões, discinesias, distonias ou coma
    b. Inclusão: Requer alterações comportamentais ou psicológicas clinicamente significativas e problemáticas. *Desde que começou esse episódio de uso de estimulantes, você observou quaisquer alterações significativas em seus pensamentos ou comportamentos? Fez coisas ou teve pensamentos problemáticos que não teriam acontecido sem o estimulante?*
    c. Exclusão: Se os sintomas são atribuíveis a outra condição clínica ou são mais bem explicados por outro transtorno mental, incluindo intoxicação por outra substância, não faça o diagnóstico.
    d. Modificadores
        i. Especificadores
            - Com perturbações da percepção: Use quando as alucinações ocorrem com teste de realidade intacto ou quando ilusões auditivas, visuais ou táteis ocorrem na ausência de *delirium*
            - Substância tipo anfetamina ou cocaína
21. Abstinência de Estimulantes
    a. Inclusão: Requer o seguinte sintoma, desenvolvido no prazo de algumas horas a dias após a cessação (ou redução) do uso intenso e prolongado de estimulantes.
        i. Humor disfórico: *Durante as últimas horas ou dias, você se sentiu mais para baixo ou deprimido do que o habitual?*

b. Inclusão: Requer pelo menos <u>dois</u> dos seguintes sinais ou sintomas.
   i. Fadiga: *Durante as últimas horas ou dias, você se sentiu extremamente cansado ou sonolento?*
   ii. Sonhos vívidos e desagradáveis: *Durante as últimas horas ou dias, você experimentou sonhos incomumente vívidos e desagradáveis?*
   iii. Insônia ou hipersonia: *Durante as últimas horas ou dias, você achou mais difícil do que o habitual adormecer e permanecer dormindo? Ou, de outra forma, acha que tem dormido muito mais do que o habitual?*
   iv. Aumento do apetite: *Nas últimas horas ou dias, você sentiu mais desejo por comida do que o habitual?*
   v. Retardo ou agitação psicomotora
c. Exclusão: Se os sinais ou sintomas são atribuíveis a outra condição clínica ou são mais bem explicados por outro transtorno mental, incluindo intoxicação por ou abstinência de outra substância, não faça o diagnóstico.
d. Modificadores
   i. Substância tipo anfetamina ou cocaína
e. Alternativa: Se uma pessoa tem problemas associados ao uso de um estimulante que não são classificáveis como um transtorno relacionado a estimulantes, considere transtorno relacionado a estimulantes não especificado (ver DSM-5, p. 570).

22. Transtorno por Uso de Tabaco
    a. Inclusão: Requer um padrão problemático de uso de tabaco, levando a sofrimento ou prejuízo clinicamente significativo, manifestado por pelo menos <u>dois</u> dos seguintes critérios, ocorrendo durante um período de 12 meses.
       i. Usar mais tabaco por um período mais longo do que o pretendido: *Ao usar tabaco, você acha que usa mais, ou por um período mais longo, do que pretendia?*
       ii. Desejo persistente ou esforço malsucedido no sentido de reduzir o uso de tabaco: *Você quer reduzir ou parar o uso de tabaco? Você já tentou e não conseguiu reduzir ou parar o uso de tabaco?*
       iii. Grande quantidade de tempo gasto: *Você gasta uma grande quantidade de tempo para obter, usar ou se recuperar do uso de tabaco?*
       iv. Fissuras: *Você tem fortes fissuras ou desejos de usar tabaco?*

v. Falha em cumprir obrigações importantes: *Você falhou repetidamente em cumprir obrigações importantes no trabalho, em casa ou na escola por causa do uso de tabaco?*
vi. Uso contínuo apesar da consciência de problemas interpessoais ou sociais: *Você usa tabaco mesmo suspeitando ou sabendo que seu uso cria ou agrava problemas interpessoais ou sociais?*
vii. Desistência de atividades por causa do uso de tabaco: *Há importantes atividades sociais, profissionais ou recreacionais que você abandonou ou reduziu em virtude do uso de tabaco?*
viii. Uso em situações perigosas: *Você usou repetidamente tabaco em situações que representavam perigo para a integridade física, como fumar na cama?*
ix. Uso contínuo apesar da consciência de problemas físicos ou psicológicos: *Você usa tabaco mesmo suspeitando ou sabendo que isso causa ou agrava problemas com seu corpo e mente?*
x. Tolerância, conforme manifestada por um dos seguintes.
- Quantidades acentuadamente aumentadas: *Você acredita que para atingir o efeito desejado do uso de tabaco, é preciso usar muito mais do que estava acostumado?*
- Efeitos acentuadamente reduzidos: *Se você usa a mesma quantidade de tabaco com a qual estava acostumado, você acha que ele tem um efeito muito menor do que o habitual?*
xi. Abstinência, conforme manifestada por um dos seguintes.
- Síndrome de abstinência característica de tabaco: *Quando para de usar tabaco, você passa por uma abstinência?*
- A mesma substância é consumida para aliviar ou evitar os sintomas de abstinência: *Você já usou tabaco para evitar ou aliviar os sintomas da abstinência de tabaco?*

b. Modificadores
 i. Especificadores
   - Em remissão inicial
   - Em remissão sustentada
   - Em terapia de manutenção
   - Em ambiente protegido
 ii. Gravidade
   - Leve: Use quando dois ou três critérios estiverem presentes.
   - Moderada: Use quando quatro ou cinco critérios estiverem presentes.
   - Grave: Use quando seis ou mais critérios estiverem presentes.

23. Abstinência de Tabaco
    a. Inclusão: Requer pelo menos quatro dos seguintes sintomas, desenvolvidos no prazo de 24 horas após a cessação (ou redução) do uso de tabaco que tenha sido diário por, no mínimo, várias semanas.
        i. Irritabilidade, frustração ou raiva: *Nas últimas 24 horas, você se sentiu mais irritável, frustrado ou raivoso do que o habitual?*
        ii. Ansiedade: *Durante as últimas 24 horas, você se sentiu mais preocupado ou ansioso do que o habitual?*
        iii. Dificuldade de concentração: *Durante as últimas 24 horas, você teve dificuldades para permanecer focado em uma tarefa ou atividade?*
        iv. Aumento do apetite: *Durante as últimas 24 horas, você se sentiu mais faminto do que o habitual?*
        v. Inquietação: *Durante as últimas 24 horas, você se sentiu menos capaz de permanecer descansado do que o habitual?*
        vi. Humor deprimido: *Durante as últimas 24 horas, você tem se sentindo mais para baixo ou deprimido do que o habitual?*
        vii. Insônia: *Durante as últimas 24 horas, você achou mais difícil do que o habitual adormecer ou permanecer dormindo?*
    b. Exclusão: Se os sinais ou sintomas são atribuíveis a outra condição clínica ou são mais bem explicados por outro transtorno mental, incluindo intoxicação por ou abstinência de outra substância, não faça o diagnóstico.
    c. Alternativa: Se uma pessoa tem problemas associados ao uso de tabaco que não são classificáveis como um transtorno relacionado ao tabaco, considere transtorno relacionado ao tabaco não especificado (ver DSM-5, p. 577).
24. Transtorno por Uso de Outra Substância (ou Substância Desconhecida)
    a. Inclusão: Requer um padrão problemático de uso de uma substância intoxicante, a qual não pode ser classificada dentro das categorias das outras substâncias listadas, levando a sofrimento ou prejuízo clinicamente significativo, manifestado por pelo menos dois dos seguintes critérios, ocorrendo durante um período de 12 meses.
        i. Tomar mais da substância por um período mais longo do que o pretendido: *Ao usar a substância, você acha que usa mais, ou por um período mais longo, do que pretendia?*

ii. Desejo persistente ou esforço malsucedido no sentido de reduzir o uso da substância: *Você quer reduzir ou parar o uso da substância? Você já tentou e não conseguiu reduzir ou parar o uso da substância?*
iii. Grande quantidade de tempo gasto: *Você gasta uma grande quantidade de tempo para obter, usar ou se recuperar do uso da substância?*
iv. Fissuras: *Você tem fortes fissuras ou desejos de usar a substância?*
v. Falha em cumprir obrigações importantes: *Você falhou repetidamente em cumprir obrigações importantes no trabalho, em casa ou na escola em decorrência do uso da substância?*
vi. Uso contínuo apesar da consciência de problemas interpessoais ou sociais: *Você usa a substância mesmo suspeitando ou sabendo que isso causa ou agrava problemas interpessoais ou sociais?*
vii. Desistência de atividades por causa da substância: *Há importantes atividades sociais, profissionais ou recreacionais que você abandonou ou reduziu em virtude do uso da substância?*
viii. Uso em situações perigosas: *Você usou repetidamente a substância em situações que representavam perigo para a integridade física, como dirigir um carro ou operar uma máquina?*
ix. Uso contínuo apesar da consciência de problemas físicos ou psicológicos: *Você usa a substância mesmo suspeitando ou sabendo que isso causa ou agrava problemas com seu corpo e mente?*
x. Tolerância, conforme manifestada por um dos seguintes.

- Quantidades acentuadamente aumentadas: *Você acredita que, para se intoxicar ou atingir o efeito desejado do consumo da substância, é preciso consumir muito mais da substância do que estava acostumado?*
- Efeitos acentuadamente reduzidos: *Se você usa a mesma quantidade da substância com a qual estava acostumado, você acha que ela tem um efeito muito menor do que o habitual?*

xi. Abstinência, conforme manifestada por um dos seguintes.

- A síndrome de abstinência característica para a substância: *Quando para de usar a substância, você passa por uma abstinência?*
- A mesma substância ou outra estreitamente relacionada é consumida para aliviar ou evitar os sintomas de abstinência: *Você já tomou essa ou outra substância para prevenir a abstinência?*

b. Modificadores

   i. Especificadores
   - Em remissão inicial
   - Em remissão sustentada
   - Em ambiente protegido

   ii. Gravidade
   - Leve: Use quando dois ou três sintomas estiverem presentes.
   - Moderada: Use quando quatro ou cinco sintomas estiverem presentes.
   - Grave: Use quando seis ou mais sintomas estiverem presentes.

c. Alternativas

   i. Se uma pessoa tem problemas associados ao uso da substância que não são classificáveis como transtorno por uso de outra substância (ou substância desconhecida), intoxicação por outra substância (ou substância desconhecida) ou abstinência de outra substância (ou substância desconhecida), considere transtorno relacionado a outra substância (ou substância desconhecida) não especificado (ver DSM-5, p. 585).

25. Intoxicação por Outra Substância (ou Substância Desconhecida)

   a. Inclusão: Desenvolvimento de uma síndrome reversível específica atribuível à ingestão (ou exposição) recente de uma substância não listada em outro local ou desconhecida.

   b. Inclusão: Requer alterações comportamentais ou psicológicas clinicamente significativas e problemáticas. *Desde que começou esse episódio de uso da substância, você observou quaisquer alterações significativas em seu comportamento, humor ou julgamento? Você fez coisas ou teve pensamentos problemáticos que não teriam acontecido se não estivesse usando a substância?*

   c. Exclusão: Se os sintomas são atribuíveis a outra condição clínica ou são mais bem explicados por outro transtorno mental, incluindo intoxicação por outra substância, não faça o diagnóstico.

26. Abstinência de Outra Substância (ou Substância Desconhecida)

   a. Inclusão: Desenvolvimento de uma síndrome específica da substância logo após a cessação (ou redução) do uso intenso e prolongado de uma substância.

b. Inclusão: Requer sofrimento clinicamente significativo ou prejuízo no funcionamento social, profissional ou em outras áreas importantes da vida do indivíduo.
c. Exclusão: Se os sintomas são atribuíveis a outra condição clínica ou são mais bem explicados por outro transtorno mental, incluindo abstinência de outra substância, não faça o diagnóstico.

27. Transtorno do Jogo
    a. Inclusão: Requer comportamento de jogo problemático persistente e recorrente, levando a sofrimento ou prejuízo clinicamente significativo, com duração de pelo menos doze meses, conforme indicado pela apresentação de <u>quatro</u> dos seguintes sintomas.
        i. Aumento dos gastos com jogo: *Você acha que é preciso quantidades de dinheiro cada vez maiores para conseguir a excitação que deseja obter com o jogo?*
        ii. Fica irritável ao abandonar o jogo: *Ao tentar reduzir ou abandonar o jogo, você fica irritável ou inquieto?*
        iii. É incapaz de abandonar: *Você tentou reduzir ou abandonar o jogo, de maneira malsucedida, em várias ocasiões?*
        iv. É preocupado: *Você fica preocupado com o jogo?*
        v. Joga quando se sente angustiado: *Você joga quando está se sentindo ansioso, para baixo ou desamparado?*
        vi. Tenta recuperar o prejuízo: *Depois de perder dinheiro, você volta outro dia para ficar quite?*
        vii. Mentiras: *Você mente para esconder o quanto aposta?*
        viii. Perde relacionamentos: *Você perdeu um relacionamento, emprego ou oportunidade por causa do jogo?*
        ix. Pede dinheiro emprestado: *Você depende de outras pessoas para obter dinheiro a fim de saldar situações financeiras desesperadoras causadas pelo jogo?*
    b. Exclusão: Se o comportamento de jogo é mais bem explicado por um episódio maníaco, não faça o diagnóstico.
    c. Modificadores
        i. Curso
            - Episódico: Satisfaz os critérios diagnósticos mais de uma única vez, sendo que os sintomas cedem entre períodos de transtorno do jogo durante um período mínimo de vários meses
            - Persistente: Tem sintomas contínuos, satisfazendo os critérios diagnósticos por vários anos

- Em remissão inicial
- Em remissão sustentada

ii. Gravidade
- Leve: Use quando quatro ou cinco critérios forem atendidos.
- Moderada: Use quando seis ou sete critérios forem atendidos.
- Grave: Use quando oito ou nove critérios forem atendidos.

Transtornos Neurocognitivos

DSM-5 p. 591–643

Perguntas de triagem: Use o Miniexame do Estado Mental (MEEM).

- Se uma pessoa está desorientada, vá para critérios de *delirium*.
- Se uma pessoa está orientada, mas experimenta dificuldades cognitivas, pergunte: *Você é capaz de viver de maneira tão independente quanto costumava? Por exemplo, consegue cozinhar como costumava e manter o controle de seus medicamentos e suas finanças como de hábito?*
- Se uma pessoa responde que sim, vá para critérios de transtorno neurocognitivo leve.
- Se uma pessoa, ou cuidador, responde que não, vá para critérios de transtorno neurocognitivo maior.

1. *Delirium*
   a. Inclusão: Requer a presença das três perturbações a seguir, que são comumente avaliadas por meio de exames, especialmente o MEEM, em vez de perguntas diagnósticas.
      i. Perturbação da atenção e da consciência, conforme manifestada pela capacidade reduzida de direcionar, focalizar, manter e mudar a atenção.
      ii. Perturbação que representa uma mudança aguda dos dados iniciais e que se desenvolveu em um período breve de tempo (horas ou dias), com uma gravidade que tende a oscilar ao longo do dia.
      iii. Mudança na cognição, tais como: déficit de memória, desorientação, perturbação da linguagem, redução da capacidade visuoespacial e alterações da percepção.
   b. Exclusões
      i. Se a mudança na cognição é mais bem explicada por um transtorno neurocognitivo preexistente, estabelecido ou em desenvolvimento, não faça o diagnóstico.
      ii. Se a perturbação na cognição ocorre no contexto de um nível de consciência gravemente diminuído, como o coma, não faça o diagnóstico.
      iii. Se a perturbação na cognição é uma consequência fisiológica direta de outra condição médica, abstinência ou intoxicação por substância, exposição a uma toxina, ou se deve a múltiplas etiologias, não faça o diagnóstico.

c. Modificadores
    i. Subtipos
        - *Delirium* por intoxicação por substância: Use quando os critérios de inclusão (i) e (iii) predominam.
        - *Delirium* por abstinência de substância: Use quando os critérios de inclusão (i) e (iii) acima predominam.
        - *Delirium* induzido por medicamento: Use quando os sintomas dos critérios de inclusão (ii) e (iii) aparecem como efeito colateral de um medicamento tomado conforme prescrição.
        - *Delirium* devido a outra condição clínica
        - *Delirium* devido a múltiplas etiologias
    ii. Especificadores
        - Curso
            - Agudo: Duração de poucas horas ou dias
            - Persistente: Duração de semanas ou meses
        - Características descritivas
            - Hiperativo
            - Hipoativo
            - Nível misto de atividade
d. Alternativa: Se você é incapaz de determinar por que uma pessoa está experimentando *delirium*, ou se seu *delirium* é subsindrômico, considere *delirium* não especificado (ver DSM-5, p. 602). Se você quiser comunicar a razão específica pela qual os sintomas de uma pessoa não satisfazem a todos os critérios de *delirium*, considere outro *delirium* especificado (ver DSM-5, p. 601-602). Um exemplo é a síndrome de *delirium* atenuado.

2. Transtorno Neurocognitivo Maior
    a. Inclusão: Requer evidências de declínio cognitivo importante a partir de nível anterior de desempenho em um ou mais domínios cognitivos, com base em <u>ambos</u> os seguintes, que são normalmente avaliados utilizando-se um exame, especialmente o MEEM, em vez de perguntas diagnósticas.
        i. Preocupação da própria pessoa, de um informante com conhecimento ou do clínico, de que ocorreu um declínio significativo na função cognitiva
        ii. Prejuízo substancial no desempenho cognitivo, de preferência documentado por teste neuropsicológico padronizado ou, em sua falta, por outra investigação clínica quantificada
    b. Inclusão: Também, os déficits cognitivos interferem na independência em atividades da vida diária.

c. Exclusão: Se os prejuízos cognitivos ocorrem exclusivamente enquanto o paciente está delirante ou são, primeiramente, resultado de outro transtorno mental, não faça o diagnóstico.
d. Modificadores
   i. Subtipos: Determinar o subtipo devido a:
      - Doença de Alzheimer: Caracteristicamente associado a um aparecimento insidioso e progressão gradativa, em que o comprometimento da memória é um aspecto inicial e proeminente. Requer a exclusão de outros transtornos neurocognitivos conhecidos. (Todos os critérios estão no DSM-5, p. 611.)
      - Demência frontotemporal: Requer evidências de prejuízos característicos associados às variantes comportamentais ou linguísticas. A variante comportamental pode incluir declínio proeminente na cognição social e/ou capacidades executivas, desinibição; apatia ou inércia; perda de simpatia ou empatia; perseveração, comportamento estereotipado ou compulsivo/ritualístico; e hiperoralidade e mudanças nutricionais. A variante linguística inclui declínio proeminente na capacidade linguística, na forma de produção da fala, no encontro de palavras, na nomeação de objetos, na gramática ou na compreensão de palavras. Em ambas as variantes, a aprendizagem, a memória e a função perceptomotora estão relativamente preservadas. Requer a exclusão de outro transtorno neurocognitivo. (Todos os critérios estão no DSM-5, p. 614-615.)
      - Doença de Lewy: Requer evidências de cognição oscilante, com variações acentuadas na atenção e no estado de alerta, alucinações visuais recorrentes, normalmente bem formadas e detalhadas, e aspectos espontâneos de parkinsonismo com início de sintomas motores que ocorrem, no mínimo, um ano depois do prejuízo cognitivo. Requer a exclusão de outro transtorno neurocognitivo. (Todos os critérios estão no DSM-5, p. 618.)
      - Doença vascular: Requer evidências de doença cerebrovascular e exclusão de outros transtornos neurocognitivos conhecidos. É caracterizada por déficits na velocidade de processamento de informações, atenção complexa ou função executiva frontal. O início está temporariamente relacionado a um ou mais eventos cerebrovasculares. (Todos os critérios estão no DSM-5, p. 621.)

- Lesão cerebral traumática: Requer um impacto na cabeça ou outro deslocamento rápido do cérebro dentro do crânio, que resulta em um ou mais dos seguintes: perda de consciência, amnésia pós-traumatica, desorientação e confusão ou sinais neurológicos. Os déficits cognitivos surgem logo após a lesão ou depois da recuperação da consciência, persistindo após o período agudo pós-lesão (isto é, por pelo menos uma semana). (Todos os critérios estão no DSM-5, p. 624.)
- Uso de substância/medicamento: Requer indícios de uma relação etiológica entre o uso prévio ou presente de substâncias ou déficits cognitivos. A duração e o alcance do uso que uma pessoa fez de uma substância ou medicamento deve ser capaz de produzir o prejuízo neurocognitivo. Requer a exclusão de outra condição clínica, transtorno mental, intoxicação ou abstinência atual. (Todos os critérios estão no DSM-5, p. 627-628.)
- Infecção por HIV: Requer infecção por HIV documentada. Os sintomas não podem ser mais bem explicados por doenças cerebrais secundárias, como leucoencefalopatia multifocal progressiva ou meningite criptocócica. Requer a exclusão de outro transtorno neurocognitivo. (Todos os critérios estão no DSM-5, p. 632.)
- Doença do príon: Requer evidências de que o transtorno neurocognitivo se deve à doença do príon. Requer a presença de aspectos motores de doença do príon ou evidência de biomarcadores. Requer a exclusão de déficits cognitivos decorrentes de *delirium* ou de outro transtorno mental. (Todos os critérios estão no DSM-5, p. 634-635.)
- Doença de Parkinson: Requer a presença estabelecida da doença de Parkinson e início insidioso e progressão gradual de déficits cognitivos prejudiciais. (Todos os critérios estão no DSM-5, p. 636-637.)
- Doença de Huntington: Requer a presença da doença de Huntington clinicamente estabelecida ou evidência de risco para a doença baseada em história familiar ou teste genético, e surgimento insidioso e progressão gradual de déficits cognitivos debilitantes. (Todos os critérios estão no DSM-5, p. 638-639.)
- Outra condição médica: Requer evidências de que o transtorno neurocognitivo se deve a outra condição médica. Requer a exclusão de déficits cognitivos decorrentes de *delirium* ou de outro transtorno mental. (Todos os critérios estão no DSM-5, p. 641.)

- Múltiplas etiologias: Requer evidências, a partir da história, do exame físico e dos achados laboratoriais, de que o transtorno neurocognitivo é a consequência fisiopatológica de mais de um processo etiológico, excluindo-se substâncias. Requer a exclusão de déficits cognitivos decorrentes de *delirium* ou de outro transtorno mental. (Todos os critérios estão no DSM-5, p. 642.)
- Não especificado: Pode ser usado no caso de síndrome sublimiar, apresentação atípica, etiologia incerta ou síndrome específica não listada no DSM-5. (Ver DSM-5, p. 643.)

ii. Especificadores
- Sem perturbação comportamental
- Com perturbação comportamental

iii. Gravidade
- Leve: Use quando algumas dificuldades com atividades instrumentais da vida diária estão presentes.
- Moderada: Use quando algumas dificuldades com atividades básicas da vida diária estão presentes.
- Grave: Use quando uma pessoa é totalmente dependente de outras.

3. Transtorno Neurocognitivo Leve

a. Inclusão: Requer evidências de declínio cognitivo importante a partir de nível anterior de desempenho em um ou mais domínios cognitivos, com base em <u>ambos</u> os seguintes requisitos, que são normalmente avaliados utilizando-se um exame, especialmente o MEEM, em vez de perguntas diagnósticas.

   i. Preocupação da própria pessoa, de um informante com conhecimento ou do clínico, de que ocorreu um declínio significativo na função cognitiva
   ii. Prejuízo substancial no desempenho cognitivo, de preferência documentado por teste neuropsicológico padronizado ou, em sua falta, por outra investigação clínica quantificada

a. Inclusão: Também, os déficits cognitivos não interferem na capacidade de ser independente nas atividades cotidianas (mas pode haver necessidade de mais esforço, estratégias compensatórias ou acomodação).

b. Exclusão: Se os prejuízos cognitivos ocorrem exclusivamente enquanto o paciente está delirante ou são, primeiramente, o resultado de outro transtorno mental, não faça o diagnóstico.

c. Modificadores
   i. Subtipos (ver todas as descrições em transtorno neurocognitivo maior): Determinar o subtipo devido a:
      - Doença de Alzheimer
      - Demência frontotemporal
      - Doença de Lewy
      - Doença vascular
      - Lesão cerebral traumática
      - Uso de substância/medicamento
      - Infecção por HIV
      - Doença do príon
      - Doença de Parkinson
      - Doença de Huntington
      - Outra condição médica
      - Múltiplas etiologias
      - Não especificado
   ii. Especificadores
      - Sem perturbação comportamental
      - Com perturbação comportamental

Transtornos da Personalidade

DSM-5 p. 645–684

Perguntas de triagem: *Quando as pessoas refletem sobre suas vidas, podem identificar padrões – ações, afetos e pensamentos característicos – que começaram quando eram pequenas e que, subsequentemente, ocorreram em várias situações da vida pessoal e social. Pensando sobre sua própria vida, você pode identificar padrões que lhe causaram problemas significativos em relação a seus amigos, à sua família, ao trabalho ou a outro contexto?*

Se a resposta for sim, pergunte: *Ao pensar sobre esses padrões característicos de comportamento que começaram quando era menor, você consegue reconhecer padrões persistentes na maneira em que percebe a si mesmo e a outras pessoas, na maneira como responde emocionalmente às circunstâncias estimulantes ou difíceis, na maneira como interage com outras pessoas ou na sua capacidade de controlar impulsos e ímpetos?*

Se a resposta for sim, pergunte: *Ao olhar para a sua vida, você consegue ver se uma ou mais das seguintes maneiras de ser tem sido relativamente estável ao longo do tempo?*

- *Desconfiar de outras pessoas e suspeitar que elas sejam perversas*
- *Sentir-se desconectado dos relacionamentos próximos e preferir não expressar muitas emoções*
- *Sentir-se desconfortável em relações próximas e preferir atividades que muitas pessoas acham incomuns ou excêntricas*
- *Desrespeitar os direitos de outras pessoas sem se preocupar com como isso as afeta*
- *Perceber a si mesmo, o seu humor e seus relacionamentos como estando em constante mudança*
- *Ser mais emotivo e desejar mais atenção do que outras pessoas*
- *Ter a sensação de que você é muito mais qualificado ou merecedor do que outras pessoas*
- *Evitar outras pessoas por se sentir inferior ou temer que elas o critiquem ou o rejeitem*
- *Querer tanto ser cuidado por alguém, a ponto de se tornar submisso ou apegado e temer constantemente que a pessoa se separará de você*
- *Focar na obtenção de coisas ordenadas, perfeitas ou sob controle*

- Se a desconfiança e a suspeita dos outros predominar, vá para os critérios de transtorno da personalidade paranoide.

- Se distanciamento e uma faixa restrita de emoções predominarem, vá para os critérios de transtorno da personalidade esquizoide.
- Se desconforto em relacionamentos próximos e comportamento excêntrico predominarem, vá para os critérios de transtorno da personalidade esquizotípica.
- Se o desrespeito pelos direitos de outras pessoas predominar, vá para os critérios de transtorno da personalidade antissocial.
- Se a instabilidade em relacionamentos, autoimagem e afetos predominar, vá para os critérios de transtorno da personalidade *borderline*.
- Se emocionalidade e busca de atenção em excesso predominarem, vá para os critérios de transtorno da personalidade histriônica.
- Se grandiosidade e necessidade de admiração predominarem, vá para os critérios de transtorno da personalidade narcisista.
- Se inibição social e sentimentos de inadequação predominarem, vá para os critérios de transtorno da personalidade evitativa.
- Se uma necessidade de ser cuidado predominar, vá para os critérios de transtorno da personalidade dependente.
- Se a preocupação com ordem, perfeccionismo e controle predominar, vá para os critérios de transtorno da personalidade obsessivo-compulsiva.

1. Transtorno da Personalidade Paranoide
   a. Inclusão: Requer um padrão de desconfiança e suspeita difusa dos outros a ponto de suas motivações serem interpretadas como malévolas, conforme indicado por, pelo menos, quatro das manifestações a seguir.
      i. Suspeita de exploração e maus-tratos: *Você frequentemente suspeita que outras pessoas estão lhe explorando, maltratando ou enganando, mesmo quando possui evidências limitadas para essas suspeitas?*
      ii. Preocupa-se com dúvidas: *Você acha que considerações sobre se as pessoas em sua vida são leais ou confiáveis dominam seus pensamentos?*
      iii. Relutante para confiar: *Você frequentemente reluta para contar a alguém um assunto particular ou pessoal porque teme que ela usará as informações para prejudicá-lo?*
      iv. Percebe significados ocultos: *As outras pessoas frequentemente dizem ou fazem coisas para humilhá-lo ou ameaçá-lo?*
      v. Guarda rancores de forma persistente: *Quando alguém o insulta, injuria ou despreza, você acha muito difícil perdoar essa pessoa? Você guarda rancores com frequência?*

vi. Percebe ataques ao caráter: *Você acha que as outras pessoas frequentemente dizem ou fazem coisas para atacar seu caráter ou sua reputação? Você reage com raiva ou contra-ataca as pessoas?*
vii. Suspeita de infidelidade: *Quando está envolvido em um relacionamento, você frequentemente suspeita que seu parceiro ou sua parceira está sendo infiel sem qualquer evidência?*

b. Exclusão: Se a perturbação ocorre exclusivamente no curso de um transtorno psicótico, de um transtorno bipolar ou depressivo com características psicóticas, ou é um efeito fisiológico de outra condição médica, não faça o diagnóstico.

2. Transtorno da Personalidade Esquizoide

a. Inclusão: Requer um padrão difuso de distanciamento das relações sociais e uma faixa restrita de expressão de emoções em contextos interpessoais, conforme indicado por, pelo menos, <u>quatro</u> das seguintes manifestações.

i. Não deseja nem desfruta de relações íntimas: *Você acha que não deseja nem desfruta da proximidade com outras pessoas, incluindo sua família?*
ii. Opta por atividades solitárias: *Quando tem a opção, você quase sempre escolhe atividades que possa fazer sozinho, sem outras pessoas?*
iii. Pouco interesse em ter experiências sexuais com outras pessoas: *Você não se importaria se vivesse o resto da sua vida sem experiências românticas ou sexuais com outras pessoas?*
iv. Tem prazer em poucas atividades: *Você acha que pouquíssimas atividades lhe dão prazer ou satisfação?*
v. Não tem amigos próximos e confidentes: *Além de seus familiares mais próximos, você acha que não tem amigos próximos ou pessoas com quem compartilhar seus segredos ou assuntos pessoais?*
vi. Mostra-se indiferente ao elogio ou à crítica: *Quando outras pessoas o elogiam ou criticam, você acha que isso não o afeta?*
vii. Demonstra frieza emocional ou distanciamento: *Você raramente experimenta emoções fortes, como raiva ou alegria? Você raramente responde de forma recíproca a gestos ou expressões faciais, como sorrisos ou acenos?*

b. Exclusão: Se a perturbação ocorre exclusivamente no curso de um transtorno psicótico, de um transtorno bipolar ou depressivo com características psicóticas, de um transtorno do espectro autista, ou é um efeito fisiológico de outra condição clínica, não faça o diagnóstico.

3. Transtorno da Personalidade Esquizotípica
   a. Inclusão: Requer um padrão difuso de déficits sociais e interpessoais marcado por desconforto agudo e capacidade reduzida para relacionamentos íntimos, além de distorções cognitivas ou perceptivas ou excentricidades, conforme indicado por, no mínimo, <u>cinco</u> das seguintes manifestações.
      i. Ideias de referência: *Com frequência, você sente como se as outras pessoas estivessem falando sobre você ou lhe observando?*
      ii. Crenças estranhas ou pensamento mágico: *Você é muito supersticioso? Você se preocupa com fenômenos paranormais ou mágicos? Você tem poderes especiais para sentir os eventos antes que ocorram ou para ler os pensamentos alheios?*
      iii. Experiências perceptivas incomuns: *Você às vezes tem a sensação de que outra pessoa, a qual outras pessoas não conseguem ver, está presente e falando com você?*
      iv. Pensamento e discurso estranhos: *As outras pessoas já falaram para você que as coisas que diz, ou a maneira como as diz, são incomuns ou até mesmo inapropriadas?*
      v. Desconfiança ou paranoia: *Você frequentemente suspeita de que as outras pessoas estão lhe explorando, maltratando ou enganando?*
      vi. Afeto inadequado ou constrito: *Você percebe que suas experiências e expressões emotivas ficam dentro de uma faixa estreita e não mudam muito com o tempo? Outras pessoas lhe falaram que você não responde emocionalmente a situações provocativas como elas esperam?*
      vii. Aparência ou comportamento estranho ou excêntrico: *Outras pessoas já reagiram como se seu comportamento ou aparência fosse estranha ou bizarra?*
      viii. Não tem amigos próximos e confidentes: *Além de seus familiares mais próximos, você acha que não tem amigos próximos ou pessoas com quem compartilhar seus segredos ou assuntos pessoais?*
      ix. Ansiedade social excessiva: *Você geralmente fica ansioso ou preocupado em contextos sociais, especialmente quando está próximo de pessoas estranhas?*
   b. Exclusão: Se a perturbação ocorre exclusivamente no curso de um transtorno psicótico, de um transtorno bipolar ou depressivo com características psicóticas, ou de um transtorno do espectro autista, não faça o diagnóstico.

4. Transtorno da Personalidade Antissocial
   a. Inclusão: Requer um padrão difuso de desconsideração e violação dos direitos das outras pessoas, conforme indicado por, no mínimo, <u>três</u> das seguintes manifestações.
      i. Repetição de atos que constituem motivos de detenção: *Você destruiu ou roubou, de forma repetida, a propriedade de outras pessoas, assediou outras pessoas ou fez coisas que poderiam ter provocado a sua prisão?*
      ii. Desonestidade: *Você frequentemente forja a si mesmo, reivindicando realizações, qualidades ou identidades que não as suas? Você engana outras pessoas com frequência por prazer ou para obter ganhos financeiros?*
      iii. Impulsividade: *Você tem dificuldade para formular e seguir um plano? Costuma agir no calor do momento, sem um plano ou sem considerar as consequências?*
      iv. Agressividade resultando em violência física: *Você frequentemente fica tão mal-humorado ou irritável que, muitas vezes, confronta ou mesmo ataca outras pessoas? Você já atacou alguém ou se envolveu em lutas corporais que não começaram como autodefesa?*
      v. Descaso pela segurança: *Você frequentemente se envolve em atividades perigosas, arriscadas e potencialmente prejudiciais, sem muita consideração em relação às consequências para você ou para outros?*
      vi. Irresponsabilidade consistente: *Ao fazer acordos ou promessas, você frequentemente negligencia e falha em cumprir seus compromissos? Quando tem obrigações familiares e dívidas financeiras, você frequentemente as negligencia?*
      vii. Ausência de remorso: *Você raramente se preocupa com os sentimentos, as necessidades ou o sofrimento das outras pessoas? Se já feriu ou maltratou alguém, você sentiu pouquíssima culpa ou remorso após o ato?*
   b. Inclusão: Evidências de transtorno da conduta com surgimento anterior aos 15 anos de idade.
   c. Exclusão: Se a perturbação ocorre exclusivamente no curso de um transtorno psicótico ou bipolar, não faça o diagnóstico.
5. Transtorno da Personalidade *Borderline*
   a. Inclusão: Requer um padrão difuso de instabilidade das relações interpessoais, da autoimagem e dos afetos e de impulsividade acentuada, conforme indicado por, no mínimo, <u>cinco</u> das seguintes manifestações.

i. Esforços desesperados para evitar o abandono: *Quando percebe que alguém próximo a você irá lhe abandonar, você realiza esforços emocionais ou, até mesmo, desesperados para impedir que essa pessoa o deixe?*
ii. Relacionamentos interpessoais instáveis: *A maioria dos seus relacionamentos íntimos são intensos ou instáveis? Você alterna entre sentimentos que as pessoas em sua vida são muito boas ou muito ruins?*
iii. Perturbação da identidade: *Você tem um senso muito instável ou pouco desenvolvido de quem você é? As suas aspirações, metas, opiniões e valores mudam de forma súbita e frequente?*
iv. Impulsividade autodestrutiva em, no mínimo, duas áreas que não incluam comportamento suicida ou de automutilação: *Você frequentemente age no calor do momento, sem um plano ou sem consideração em relação aos resultados? Você frequentemente se envolve em atividades perigosas, arriscadas e potencialmente autodestrutivas, sem considerar as consequências?*
v. Comportamento suicida ou parassuicida: *Você frequentemente faz ameaças de se machucar ou mesmo se matar? Já fez tentativas recorrentes de se ferir, se machucar ou se matar?*
vi. Instabilidade afetiva: *Suas emoções são facilmente provocadas ou intensas? Você costuma ter sentimentos intensos de tristeza, aborrecimento ou preocupação que em geral duram apenas poucas horas ou nunca mais do que poucos dias?*
vii. Sentimentos crônicos de vazio: *Você se sente cronicamente vazio?*
viii. Raiva: *Você experimenta raiva intensa, normalmente muito mais forte do que o evento ou a circunstância que a provocou e perde a calma com frequência?*
ix. Paranoia transitória ou dissociação: *Em momentos de estresse, você chega a se sentir como se outras pessoas estivessem conspirando contra você ou como se fosse um observador externo de sua própria mente, pensamentos, sentimentos e corpo?*

6. Transtorno da Personalidade Histriônica
   a. Inclusão: Requer um padrão difuso de emocionalidade e busca de atenção em excesso, conforme indicado por, no mínimo, cinco das seguintes manifestações.
      i. Sente-se desconfortável quando não está no centro das atenções: *Você geralmente se sente desconfortável ou não valorizado quando não está no centro das atenções?*

A Entrevista Diagnóstica Baseada no DSM-5 **171**

  ii. Comportamento sedutor ou provocativo: *Você flerta com as maioria das pessoas que encontra, mesmo que não esteja atraído por elas?*
  iii. Mudanças rápidas e superficiais: *Quando você expressa emoções ou sentimentos, eles mudam rapidamente? Outras pessoas já lhe falaram que suas emoções parecem ter pouca profundidade ou ser insinceras?*
  iv. Usa a aparência para chamar a atenção: *Você geralmente "se veste para impressionar", gastando tempo e energia com roupas e aparência, de forma que possa chamar atenção para si?*
  v. Discurso vago e impressionista: *Outras pessoas já lhe disseram que você tem opiniões fortes, mas que elas têm dificuldade para entender as razões subjacentes de suas opiniões?*
  vi. Emoções dramáticas ou exageradas: *Você é uma pessoa muito expressiva ou, até mesmo, dramática? Seus amigos ou familiares frequentemente lhe dizem que você os embaraça com suas exibições públicas de emoções?*
  vii. Sugestionável: *Você frequentemente muda suas opiniões e sentimentos com base nas pessoas ao seu redor ou nas pessoas que admira?*
  viii. Considera as relações pessoais mais íntimas do que na realidade são: *Você frequentemente se sente próximo de pessoas no início de um relacionamento e compartilha detalhes pessoais de sua vida? Você se machucou com relacionamentos que pensava serem mais sérios ou íntimos do que a outra pessoa?*
7. Transtorno da Personalidade Narcisista
   a. Inclusão: Requer um padrão difuso de grandiosidade (em fantasia ou comportamento), necessidade de admiração e falta de empatia, conforme indicado por, no mínimo, <u>cinco</u> das seguintes manifestações.
     i. Sentimento grandioso da própria importância: *Você descreveria a si mesmo e as suas realizações como tão especiais e únicas que elas lhe destacam de seus pares?*
     ii. Preocupa-se com fantasias ou sucesso ilimitado: *Quando imagina a vida de seus sonhos, você pensa muito sobre ter sucesso ilimitado, poder sem limites, brilho sem paralelo, beleza notável ou amor supremo?*
     iii. Compreensão de alta ordem: *As suas capacidades e necessidades são tão especiais que você sente como se devesse se associar apenas a instituições ou pessoas dotadas? Você acha que apenas pessoas únicas ou dotadas são capazes de compreendê-lo?*

iv. **Demanda admiração excessiva:** *Você frequentemente se sente ofendido se as pessoas que você respeita não lhe dedicam a admiração que merece?*
v. **Crença no merecimento de privilégios:** *Você muitas vezes se aborrece ou se irrita quando as pessoas não atendem seus desejos ou não lhe tratam como merece?*
vi. **Explorador:** *Você é bom em fazer que as pessoas façam o que quer? Você tira vantagem de outras pessoas para obter os recursos ou privilégios que merece?*
vii. **Carece de empatia:** *Você reluta em reconhecer ou se identificar com os sentimentos e as necessidades dos outros?*
viii. **Invejoso:** *As outras pessoas realmente sentem inveja de você ou de sua vida? Você gasta muito tempo invejando outras pessoas ou suas vidas?*
ix. **Comportamentos ou atitudes arrogantes:** *Outras pessoas já lhe disseram que você age de forma insolente, autoritária ou arrogante?*

8. Transtorno da Personalidade Evitativa
   a. Inclusão: Requer um padrão difuso de inibição social, sentimentos de inadequação e hipersensibilidade a avaliações negativas, conforme indicado por, no mínimo, <u>quatro</u> das seguintes manifestações.
      i. **Evita atividades profissionais que envolvam contato interpessoal:** *Você frequentemente evita atividades escolares ou laborais que envolvam muito contato com outras pessoas porque teme que o critiquem ou o rejeitem?*
      ii. **Precisa de garantias antes de se envolver com outras pessoas:** *Você evita fazer novos amigos, a não ser que tenha certeza de que gostam de você e o aceitam sem críticas?*
      iii. **Medo de passar vergonha limita as relações íntimas:** *Em seus relacionamentos íntimos, você geralmente é cauteloso ou contido porque teme passar vergonha ou ser ridicularizado?*
      iv. **Preocupado com críticas em situações sociais:** *Em situações sociais, você gasta uma grande quantidade de tempo com preocupações sobre se outras pessoas o criticarão ou o rejeitarão?*
      v. **Inadequação inibe as situações interpessoais:** *Em novos relacionamentos, você é geralmente tímido, quieto ou inibido porque teme que outras pessoas o acharão inadequado ou impróprio?*
      vi. **Autopercepção negativa:** *Você se vê como socialmente incapaz, sem qualquer atrativo pessoal ou inferior aos outros?*

vii. Reluta a assumir riscos: *Em geral, você reluta a assumir riscos ou em se envolver em atividades novas porque teme ficar embaraçado?*
9. Transtorno da Personalidade Dependente
   a. Inclusão: Requer uma necessidade difusa e excessiva de ser cuidado que leva a comportamento de submissão e apego e temor de separação, conforme indicado por, pelo menos, <u>cinco</u> das seguintes manifestações.
      i. Tem dificuldade para tomar decisões cotidianas sem ser reassegurado: *Você tem dificuldades para tomar decisões cotidianas sobre o que comer ou vestir sem recomendação e reasseguramento de outra pessoa?*
      ii. Precisa de outros para assumir responsabilidades: *Você prefere deixar que outra pessoa assuma a responsabilidade por decisões importantes em sua vida, como onde viver, o tipo de trabalho que faz e com quem faz amizade?*
      iii. Tem dificuldade para discordar: *Você acha muito difícil discordar das pessoas com quem conta porque teme que o desaprovarão ou retirarão o seu apoio?*
      iv. Tem dificuldade para ter iniciativa: *Você geralmente não tem autoconfiança para iniciar um novo projeto ou fazer coisas de forma independente?*
      v. Vai a extremos para obter apoio: *Você vai a extremos para receber atenção e apoio de outras pessoas, a ponto de se voluntariar para fazer coisas que acha desagradáveis?*
      vi. Sente-se desamparado quando sozinho: *Quando está sozinho, frequentemente se sente desconfortável ou mesmo desamparado porque teme ser incapaz de se cuidar sozinho?*
      vii. Busca urgentemente um relacionamento: *Após o término de um relacionamento íntimo, você busca urgentemente outro relacionamento em que possa receber a atenção e o apoio que necessita?*
      viii. Preocupa-se com medos de ficar sozinho: *Você gasta uma grande quantidade de tempo com preocupações sobre ficar sozinho e sem ninguém para lhe dar atenção?*
10. Transtorno da Personalidade Obsessivo-compulsiva
    a. Inclusão: Requer um padrão difuso de preocupação com ordem, perfeccionismo e controle mental e interpessoal, com perda de flexibilidade, abertura e eficiência, conforme indicado por, no mínimo, <u>quatro</u> das seguintes manifestações.

i. Preocupação com ordem interfere no objetivo principal da atividade: *Você frequentemente acha que está tão focado em detalhes, regras, listas, ordem, organização ou horários a ponto de perder o objetivo principal da atividade?*
ii. Perfeccionismo que interfere na conclusão de tarefas: *Você frequentemente não consegue concluir projetos porque não consegue satisfazer os elevados padrões que estabelece para si mesmo?*
iii. Devotado ao trabalho à custa dos relacionamentos: *Você devota tanto tempo e energia ao seu trabalho que tem pouco tempo para amigos ou atividades recreacionais? Ao participar de atividades recreacionais, as trata como tarefas sérias que requerem organização e domínio?*
iv. Escrupulosidade: *Outras pessoas que compartilham sua identificação cultural ou religiosa já lhe disseram que lhe acham rigoroso ou preocupado demais em não errar? Você aspira a padrões morais tão elevados que lhe é difícil cumprir suas metas?*
v. Incapaz de descartar objetos usados: *Você acha difícil descartar objetos usados ou sem valor mesmo quando não têm valor sentimental?*
vi. Reluta em abrir mão do controle das tarefas: *Você acha difícil trabalhar com outras pessoas ou delegar tarefas porque teme que não façam as coisas do jeito que você faria?*
vii. Avarento: *Você geralmente acha difícil gastar dinheiro consigo mesmo ou com outras pessoas? Você mantém um padrão de vida bem abaixo do que pode sustentar, de modo que possa poupar dinheiro para uma catástrofe?*
viii. Rigidez: *A sua necessidade de estar certo ou de não mudar a sua posição frequentemente torna difícil iniciar ou manter relações com outras pessoas?*

11. Alternativa:
    a. Se uma pessoa exibe uma perturbação persistente da personalidade que representa uma mudança do padrão característico prévio e há evidências de que a perturbação é a consequência direta de outra condição clínica, considere mudança de personalidade em razão de outra condição médica (todos os critérios e os múltiplos especificadores estão no DSM-5, p. 682). Se o diagnóstico é mais bem explicado por outro transtorno mental, ocorre exclusivamente durante um episódio de *delirium* ou não causa prejuízo ou sofrimento clinicamente significativo, não faça o diagnóstico.

b. Se uma pessoa exibe sintomas característicos de um transtorno da personalidade que causam prejuízo ou sofrimento clinicamente significativo sem atender a todos os critérios de um transtorno da personalidade, considere transtorno da personalidade não especificado (ver DSM-5, p. 684). Se você quiser comunicar a razão específica pela qual a apresentação não satisfaz aos critérios de um transtorno da personalidade específico, considere outro transtorno da personalidade especificado (ver DSM-5, p. 684).

Transtornos Parafílicos

DSM-5 p. 685–706

Perguntas de triagem: *Há quaisquer impulsos, fantasias ou comportamentos que repetidamente fazem com que se sinta intensamente excitado?*

Se a resposta for sim, pergunte: *Satisfazer essas fantasias ou impulsos já causaram danos a você ou a outra pessoa? OU Você colocou em prática essas fantasias ou impulsos com alguém que não queria ser envolvido?*

- Se a resposta for sim, vá para os critérios de transtornos parafílicos.

1. Transtornos Parafílicos
   a. Inclusão: Requer uma parafilia, que é qualquer interesse sexual intenso e persistente que não aquele voltado para a estimulação genital com parceiros maduros e que consentem. Contudo, para ser qualificada como um transtorno, a parafilia deve ser intensa e persistente por, no mínimo, seis meses, e atualmente deve estar causando sofrimento ou prejuízo ao indivíduo, ou implica dano pessoal ou risco de dano a outros.
      i. Parafilia: *Pessoas diferentes são excitadas por fantasias diferentes. Eu vou ler uma lista de fantasias e gostaria que você me dissesse se você tem fantasias, impulsos ou comportamentos, de modo frequente e recorrente, em relação a qualquer uma destas.*
         - Transtorno voyeurista: *Você se excita ao assistir, ou pensar em assistir, a outras pessoas nuas, se despindo ou em meio a atividade sexual sem saberem que você está assistindo?*
         - Transtorno exibicionista: *Você se excita ao pensar em expor seus genitais a uma pessoa que não quer ser exposta a eles?*
         - Transtorno frotteurista: *Você se excita ao pensar em tocar ou se esfregar em outra pessoa?*
         - Transtorno do masoquismo sexual: *Você se excita ao pensar em ser humilhado, espancado, amarrado ou vítima de qualquer outro tipo de sofrimento?*
         - Transtorno do sadismo sexual: *Você se excita com o sofrimento físico ou psicológico de outra pessoa?*
         - Transtorno pedofílico: *Você se excita com atividade sexual com crianças pré-púberes ou púberes?*

- Transtorno fetichista: *Você se excita com objetos inanimados que não sejam roupas usadas em travestismo/*cross-dressing *ou dispositivos criados para a estimulação genital? Você se excita com partes não genitais do corpo, como pés, dedos dos pés ou cabelo?*
- Transtorno transvéstico: *Você se excita com travestismo/* cross-dressing?

b. Exclusões

   i. Para o diagnóstico de transtorno voyeurista, a pessoa que experimenta a excitação e/ou coloca em prática os impulsos deve ter no mínimo 18 anos de idade.
   ii. Para o diagnóstico de transtorno pedofílico, a pessoa deve ter no mínimo 16 anos de idade e ser, pelo menos, 5 anos mais velha do que a(s) criança(s) que é(são) objeto(s) de excitação.
   iii. Para o diagnóstico do transtorno fetichista, o objeto de excitação não pode incluir roupas usadas em travestismo/ *cross-dressing* ou objetos especificamente criados para estimulação genital tátil, como um vibrador.

c. Modificadores

   i. Especificadores de curso comuns aos transtornos parafílicos (não se aplicam ao transtorno pedofílico).
   - Em ambiente protegido
   - Em remissão completa (sem comportamento, sofrimento ou prejuízo recorrente por pelo menos cinco anos enquanto em um ambiente não protegido)

   ii. Subtipos do transtorno exibicionista
   - Excitado sexualmente pela exposição dos genitais a crianças pré-púberes
   - Excitado sexualmente pela exposição dos genitais a indivíduos fisicamente maduros
   - Excitado sexualmente pela exposição dos genitais a crianças pré-púberes e a indivíduos fisicamente maduros

   iii. Especificador do transtorno do masoquismo sexual
   - Com asfixiofilia (i.e., excitado sexualmente por asfixia)

   iv. Subtipos do transtorno pedofílico
   - Tipo exclusivo (atraído apenas por crianças)
   - Tipo não exclusivo

v. Especificadores do transtorno pedofílico
- Sexualmente atraído por indivíduos do sexo masculino
- Sexualmente atraído por indivíduos do sexo feminino
- Sexualmente atraído por ambos
- Limitado a incesto

vi. Especificadores do transtorno fetichista
- Parte(s) do corpo
- Objeto(s) inanimado(s)
- Outro

vii. Especificadores do transtorno transvéstico
- Com fetichismo (excitado sexualmente por tecidos, materiais ou peças de vestuário)
- Com autoginefilia (excitado sexualmente por pensamentos ou imagens de si mesmo como mulher)

d. Alternativas: Se uma pessoa apresenta uma parafilia que não esteja inclusa nessa lista, considere transtorno parafílico não especificado (ver DSM-5, p. 706). Se você quiser comunicar a razão específica pela qual a apresentação de uma pessoa não satisfaz a todos os critérios de um dos transtornos citados, considere outro transtorno parafílico especificado (ver DSM-5, p. 705-706). O DSM-5 inclui uma lista parcial de parafilias que ocorrem em um transtorno parafílico: escatologia telefônica (telefonemas obscenos); necrofilia (cadáveres); zoofilia (animais); coprofilia (fezes); clismafilia (enemas); e urofilia (urina).

Transtornos do Movimento Induzidos por Medicamentos e Outros Efeitos Adversos de Medicamentos

DSM-5 p. 709–714

Código da CID-9-MC	Código da CID-10-MC	Descrição
332.1	G21.11	Parkinsonismo induzido por neuroléptico
332.1	G21.19	Parkinsonismo induzido por outro medicamento
333.92	G21.0	Síndrome neuroléptica maligna
333.72	G24.02	Distonia aguda induzida por medicamento
333.99	G25.71	Acatisia aguda induzida por medicamento
333.85	G24.01	Discinesia tardia
333.72	G24.09	Distonia tardia
333.99	G25.71	Acatisia tardia
333.1	G25.1	Tremor postural induzido por medicamento
333.99	G25.79	Outro transtorno do movimento induzido por medicamento
		Síndrome da descontinuação de antidepressivos
995.29	T43.205A	Consulta inicial
995.29	T43.205D	Consulta de seguimento
995.29	T43.205S	Sequelas
		Outros efeitos adversos dos medicamentos
995.20	T50.905A	Consulta inicial
995.20	T50.905D	Consulta de seguimento
995.20	T50.905S	Sequelas

Outras Condições que Podem ser Foco da Atenção Clínica

DSM-5 p. 715–727

O DSM-5 inclui outras condições e problemas que podem ser foco de atenção clínica ou que de outra forma afetem o diagnóstico, o curso, o prognóstico ou o tratamento do transtorno mental de um paciente. Essas condições e problemas incluem, mas não são limitadas a, problemas psicossociais e ambientais que foram codificados no Eixo IV do DSM-IV-TR. Os autores do DSM-5 fornecem uma lista selecionada de condições e problemas extraídos da CID-9-MC (normalmente, códigos V) e da CID-10-MC (normalmente, códigos Z). Uma condição ou problema listado a seguir pode ser codificado quando se trata de uma razão para a consulta atual ou ajuda a explicar a necessidade de um exame, procedimento ou tratamento.

As condições e os problemas desta lista podem também ser incluídos no prontuário médico como informações úteis sobre as circunstâncias capazes de afetar o atendimento ao paciente, independentemente de sua relevância para a consulta do momento. As condições e os problemas listados neste capítulo não são transtornos mentais. Sua inclusão no DSM-5 pretende atrair atenção para a abrangência das questões adicionais que serão encontradas na prática clínica de rotina, além de constituir uma lista sistemática que pode ser útil aos clínicos na documentação dessas questões.

Código da CID-9-MC	Código da CID-10-MC	Descrição
V61.20	Z62.820	Problema de relacionamento entre pais e filhos
V61.8	Z62.891	Problema de relacionamento com irmão
V61.8	Z62.29	Educação longe dos pais
V61.29	Z62.898	Criança afetada por sofrimento na relação dos pais
V61.10	Z63.0	Sofrimento na relação com cônjuge ou parceiro íntimo
V61.03	Z63.5	Ruptura da família por separação ou divórcio
V61.8	Z63.8	Nível de expressão emocional alto na família
V62.82	Z63.4	Luto sem complicações

Código da CID-9-MC	Código da CID-10-MC	Descrição
		Abuso físico infantil confirmado
995.54	T74.12XA	Consulta inicial
995.54	T74.12XD	Consulta de seguimento
		Abuso físico infantil suspeitado
995.54	T76.12XA	Consulta inicial
995.54	T76.12XD	Consulta de seguimento
		Outras circunstâncias relacionadas a abuso físico infantil
V61.21	Z69.010	Consulta em serviços de saúde mental de vítima de abuso infantil por um dos pais
V61.21	Z69.020	Consulta em serviços de saúde mental de vítima de abuso infantil não parental
V15.41	Z62.810	História pessoal (história anterior) de abuso físico na infância
V61.22	Z69.011	Consulta em serviços de saúde mental de perpetrador de abuso infantil parental
V62.83	Z69.021	Consulta em serviços de saúde mental de perpetrador de abuso infantil não parental
		Abuso sexual infantil confirmado
995.53	T74.22XA	Consulta inicial
995.53	T74.22XD	Consulta de seguimento
		Abuso sexual infantil suspeitado
995.53	T76.22XA	Consulta inicial
995.53	T76.22XD	Consulta de seguimento
		Outras circunstâncias relacionadas a abuso sexual infantil
V61.21	Z69.010	Consulta em serviços de saúde mental de vítima de abuso sexual infantil por um dos pais

Código da CID-9-MC	Código da CID-10-MC	Descrição
		Outras circunstâncias relacionadas a abuso sexual infantil *(continua)*
V61.21	Z69.020	Consulta em serviços de saúde mental de vítima de abuso sexual infantil não parental
V15.41	Z62.810	História pessoal (história anterior) de abuso sexual na infância
V61.22	Z69.011	Consulta em serviços de saúde mental de perpetrador de abuso sexual infantil parental
V62.83	Z69.021	Consulta em serviços de saúde mental de perpetrador de abuso sexual infantil não parental
		Negligência infantil confirmada
995.52	T74.02XA	Consulta inicial
995.52	T74.02XD	Consulta de seguimento
		Negligência infantil suspeitada
995.52	T76.02XA	Consulta inicial
995.52	T76.02XD	Consulta de seguimento
		Outras circunstâncias relacionadas a negligência infantil
V61.21	Z69.010	Consulta em serviços de saúde mental de vítima de negligência infantil por um dos pais
V61.21	Z69.020	Consulta em serviços de saúde mental de vítima de negligência infantil não parental
V15.42	Z62.812	História pessoal (história anterior) de negligência na infância
V61.22	Z69.011	Consulta em serviços de saúde mental de perpetrador de negligência infantil parental
V62.83	Z69.021	Consulta em serviços de saúde mental de perpetrador de negligência infantil não parental

Código da CID-9-MC	Código da CID-10-MC	Descrição
		Abuso psicológico infantil confirmado
995.51	T74.32XA	Consulta inicial
995.51	T74.32XD	Consulta de seguimento
		Abuso psicológico infantil suspeitado
995.51	T76.32XA	Consulta inicial
995.51	T76.32XD	Consulta de seguimento
		Outras circunstâncias relacionadas a abuso psicológico infantil
V61.21	Z69.010	Consulta em serviços de saúde mental de vítima de abuso psicológico infantil por um dos pais
V61.21	Z69.020	Consulta em serviços de saúde mental de vítima de abuso psicológico infantil não parental
V15.42	Z62.811	História pessoal (história anterior) de abuso psicológico na infância
V61.22	Z69.011	Consulta em serviços de saúde mental de perpetrador de abuso psicológico infantil parental
V62.83	Z69.021	Consulta em serviços de saúde mental de perpetrador de abuso psicológico infantil não parental
		Violência física de cônjuge ou parceiro confirmada
995.81	T74.11XA	Consulta inicial
995.81	T74.11XD	Consulta de seguimento
		Violência física de cônjuge ou parceiro suspeitada
995.81	T76.11XA	Consulta inicial
995.81	T76.11XD	Consulta de seguimento

Código da CID-9-MC	Código da CID-10-MC	Descrição
		Outras circunstâncias relacionadas a violência física de cônjuge ou parceiro
V61.11	Z69.11	Consulta em serviços de saúde mental de vítima de violência física de cônjuge ou parceiro
V15.41	Z91.410	História pessoal (história anterior) de violência física de cônjuge ou parceiro
V61.12	Z69.12	Consulta em serviços de saúde mental de perpetrador de violência física de cônjuge ou parceiro
		Violência sexual de cônjuge ou parceiro confirmada
995.83	T74.21XA	Consulta inicial
995.83	T74.21XD	Consulta de seguimento
		Violência sexual de cônjuge ou parceiro suspeitada
995.83	T76.21XA	Consulta inicial
995.83	T76.21XD	Consulta de seguimento
		Outras circunstâncias relacionadas a violência física de cônjuge ou parceiro
V61.11	Z69.81	Consulta em serviços de saúde mental de vítima de violência física de cônjuge ou parceiro
V15.41	Z91.410	História pessoal (história anterior) de violência física de cônjuge ou parceiro
V61.12	Z69.12	Consulta em serviços de saúde mental de perpetrador de violência sexual de cônjuge ou parceiro

Código da CID-9-MC	Código da CID-10-MC	Descrição
		Negligência de cônjuge ou parceiro confirmada
995.85	T74.01XA	Consulta inicial
995.85	T74.01XD	Consulta de seguimento
		Negligência de cônjuge ou parceiro suspeitada
995.85	T76.01XA	Consulta inicial
995.85	T76.01XD	Consulta de seguimento
		Outras circunstâncias relacionadas a negligência de cônjuge ou parceiro
V61.11	Z69.11	Consulta em serviços de saúde mental de vítima de negligência de cônjuge ou parceiro
V15.42	Z91.412	História pessoal (história anterior) de negligência de cônjuge ou parceiro
V61.12	Z69.12	Consulta em serviços de saúde mental de vítima de abuso psicológico de cônjuge ou parceiro
		Abuso psicológico de cônjuge ou parceiro confirmado
995.82	T74.31XA	Consulta inicial
995.82	T74.31XD	Consulta de seguimento
		Abuso psicológico de cônjuge ou parceiro suspeitado
995.82	T76.31XA	Consulta inicial
995.82	T76.31XD	Consulta de seguimento
		Outras circunstâncias relacionadas a abuso psicológico de cônjuge ou parceiro
V61.11	Z69.11	Consulta em serviços de saúde mental de vítima de abuso psicológico de cônjuge ou parceiro

Código da CID-9-MC	Código da CID-10-MC	Descrição
		Outras circunstâncias relacionadas a abuso psicológico de cônjuge ou parceiro *(continua)*
V15.42	Z91.411	História pessoal (história anterior) de abuso psicológico de cônjuge ou parceiro
V61.12	Z69.12	Consulta em serviços de saúde mental de perpetrador de abuso psicológico de cônjuge ou parceiro
		Abuso físico de adulto por não cônjuge ou não parceiro confirmado
995.82	T74.11XA	Consulta inicial
995.82	T74.11XD	Consulta de seguimento
		Abuso físico de adulto por não cônjuge suspeitado
995.81	T76.11XA	Consulta inicial
995.81	T76.11XD	Consulta de seguimento
		Abuso sexual de adulto por não cônjuge ou não parceiro confirmado
995.83	T74.21XA	Consulta inicial
995.83	T74.21XD	Consulta de seguimento
		Abuso sexual de adulto por não cônjuge ou não parceiro suspeitado
995.83	T76.21XA	Consulta inicial
995.83	T76.21XD	Consulta de seguimento
		Abuso psicológico de adulto por não cônjuge ou não parceiro confirmado
995.82	T74.31XA	Consulta inicial
995.82	T74.31XD	Consulta de seguimento

Código da CID-9-MC	Código da CID-10-MC	Descrição
		Abuso psicológico de adulto por não cônjuge ou não parceiro suspeitado
995.82	T76.31XA	Consulta inicial
995.82	T76.31XD	Consulta de seguimento
		Outras circunstâncias relacionadas a abuso de adulto por não cônjuge ou não parceiro
V65.49	Z69.81	Consulta em serviços de saúde mental de vítima de abuso de adulto não cônjuge ou não parceiro
V62.83	Z69.82	Consulta em serviços de saúde mental de perpetrador de abuso de adulto não cônjuge ou não parceiro
V62.3	Z55.9	Problema acadêmico ou educacional
V62.21	Z56.82	Problema relacionado a condição atual de preparação militar
V62.29	Z56.9	Outro problema relacionado a emprego
V60.0	Z59.0	Os sem-teto
V60.1	Z59.1	Moradia inadequada
V60.89	Z59.2	Desentendimento com vizinho, locatário ou locador
V60.6	Z59.3	Problema relacionado a moradia em instituição especial social
V60.2	Z59.4	Falta de alimento adequado ou de água potável para consumo
V60.2	Z59.5	Pobreza extrema
V60.2	Z59.6	Baixa renda
V60.2	Z59.7	Seguro social ou previdência social insuficientes
V60.9	Z59.9	Moradia ou problema econômico não especificado
V62.89	Z60.0	Problema relacionado à fase da vida
V60.3	Z60.2	Problema relacionado a morar sozinho

Código da CID-9-MC	Código da CID-10-MC	Descrição
V62.4	Z60.3	Dificuldade de aculturação
V62.4	Z60.4	Exclusão ou rejeição social
V62.4	Z60.5	Alvo de discriminação ou perseguição adversa (percebida)
V62.9	Z60.9	Problema não especificado relacionado ao ambiente social
V62.89	Z65.4	Vítima de crime
V62.5	Z65.0	Condenação em processo cível ou criminal sem prisão
V62.5	Z65.1	Prisão ou outro encarceramento
V62.5	Z65.2	Problemas relacionados à liberação da prisão
V62.5	Z65.3	Problemas relacionados a outras circunstâncias legais
V65.49	Z70.9	Aconselhamento sexual
V65.40	Z71.9	Outro aconselhamento ou consulta
V62.89	Z65.8	Problema religioso ou espiritual
V61.7	Z64.0	Problemas relacionados a gravidez indesejada
V61.5	Z64.1	Problemas relacionados a múltiplas gestações
V62.89	Z64.4	Desentendimento com provedor de assistência social, inclusive oficial de condicional, gerente de caso ou assistente social
V62.89	Z65.4	Vítima de terrorismo ou tortura

Código da CID-9-MC	Código da CID-10-MC	Descrição
V62.22	Z65.5	Exposição a desastre, guerra ou outras hostilidades
V62.89	Z65.8	Outro problema relacionado a circunstâncias psicossociais
V62.9	Z65.9	Problema não especificado relacionado a circunstâncias psicossociais não especificadas
V15.49	Z91.49	Outra história pessoal de trauma psicológico
V15.59	Z91.5	História pessoal de autolesão
V62.22	Z91.82	História pessoal de preparação militar
V15.89	Z91.89	Outros fatores de risco pessoais
V69.9	Z72.9	Problema relacionado ao estilo de vida
V71.01	Z72.811	Comportamento antissocial adulto
V71.02	Z72.810	Comportamento antissocial de criança ou adolescente
V63.9	Z75.3	Indisponibilidade ou inacessibilidade de instalações de atendimento de saúde
V63.8	Z75.4	Indisponibilidade ou inacessibilidade de outras instituições de ajuda
V15.81	Z91.19	Não adesão a tratamento médico
278.00	E66.9	Sobrepeso ou obesidade
V65.2	Z76.5	Simulação
V40.31	Z91.83	Perambulação associada a algum transtorno mental
V62.89	R41.83	Funcionamento intelectual *borderline*

SEÇÃO III

Capítulo 7

Uma Versão Concisa do DSM-5

Diagnóstico	Critérios/período	Sintomas
Transtornos do neurodesenvolvimento		
Transtorno do espectro autista	Os 3 começando no início da infância E	Déficits na reciprocidade socioemocional; déficits nos comportamentos comunicativos não verbais; déficits para desenvolver e manter relacionamentos
	≥ 2	Movimentos motores, uso de objetos ou fala estereotipados ou repetitivos; adesão excessiva a rotinas ou resistência excessiva à mudança; interesses fixos e altamente restritos que são anormais em intensidade ou foco; hiper ou hiporreatividade a estímulos sensoriais
Transtorno de déficit de atenção/hiperatividade	≥ 6 por ≥ 6 meses OU	Desatenção: comete erros por descuido; não consegue manter a atenção; parece não escutar; frequentemente não segue instruções até o fim; tem dificuldades para organizar tarefas; não gosta de fazer esforço mental; perde objetos necessários para tarefas; distraído; esquecido
	≥ 6 por ≥ 6 meses	Hiperatividade/impulsividade: remexe-se; levanta-se da cadeira; corre ou sobe nas coisas; incapaz de ficar quieto; não consegue parar; deixa escapar respostas; não consegue aguardar a vez; interrompe; age sem pensar

Diagnóstico	Critérios/período	Sintomas
Transtornos do espectro da esquizofrenia e outros transtornos psicóticos		
Esquizofrenia	≥ 2 por ≥ 1 mês E	Delírios; alucinações; discurso desorganizado; comportamento grosseiramente desorganizado ou catatônico; sintomas negativos (pelo menos um sintoma precisa ser delírios, alucinações ou discurso desorganizado)
	≥ 6 meses	Sinais contínuos de perturbação
Transtorno esquizoafetivo		Critérios para esquizofrenia
	≥ 50% do tempo E	Também experimenta episódios depressivos maiores ou maníacos
	≥ 2 semanas	Delírios ou alucinações sem episódios depressivos ou maníacos
Transtorno Bipolar e Transtornos Relacionados		
Transtorno bipolar tipo I	≥ 3 por ≥ 1 semana (ou qualquer duração, se estiver hospitalizado)	Mania: autoestima inflada ou grandiosidade; redução da necessidade de sono; pressão de fala; pensamentos acelerados; distratibilidade; atividade direcionada a objetivos aumentada; comportamento de risco
Transtorno bipolar tipo II	≥ 3 por ≥ 4 dias	Hipomania: autoestima inflada ou grandiosidade; redução da necessidade de sono; pressão de fala; pensamentos acelerados; distratibilidade; atividade direcionada a objetivos aumentada; comportamento de risco *sem* psicose ou hospitalização.

Diagnóstico	Critérios/período	Sintomas
Transtornos depressivos		
Transtorno depressivo maior	≥ 1 por ≥ 2 semanas E	Humor deprimido; perda de interesse em atividades ou perda de prazer (anedonia)
	≥ 4 por ≥ 2 semanas	Perda de peso ou apetite reduzido; insônia/hipersonia; agitação/retardo; fadiga ou perda de energia; culpa excessiva; capacidade diminuída de concentração; pensamentos de morte ou suicídio
Transtornos de ansiedade		
Transtorno de pânico	≥ 4 E	Palpitações; sudorese; tremores; falta de ar; asfixia; dor torácica; náusea; tontura; calafrios; parestesias; desrealização; medo de ficar insano; medo de morrer
	≥ 1 mês	Apreensão ou preocupação persistente OU Mudanças desadaptativas no comportamento relacionado a ataque
Transtorno de ansiedade generalizada	≥ 3 por ≥ 6 meses	Inquietação; fadiga fácil; dificuldade de concentração; irritabilidade; tensão muscular; perturbação do sono; evitação de situações

Diagnóstico	Critérios/período	Sintomas
Transtorno obsessivo-compulsivo e transtornos relacionados		
Transtorno obsessivo-compulsivo	≥ 1 hora/dia	Obsessões: pensamentos recorrentes e intrusivos, impulsos e imagens que uma pessoa tenta ignorar ou suprimir por meio de atos compulsivos
		E/OU
		Compulsões: comportamentos ou atos mentais repetitivos para reduzir sofrimento
Transtornos relacionados a trauma e a estressores		
Transtorno de estresse pós-traumático		Exposição a trauma
	≥ 1 por ≥ 1 mês *E*	Intrusões: memórias; sonhos; *flashbacks*; exposição a sofrimento; reações fisiológicas
	≥ 1 por ≥ 1 mês	Evitação: recordações internas; recordações externas
	≥ 2 por ≥ 1 mês *E*	Sintomas negativos: prejuízo na memória de trauma; sentimento de valor próprio baixo; culpa patológica; emoções negativas; participação reduzida; distanciamento; entorpecimento emocional
	≥ 2 por ≥ 1 mês	Excitação: irritabilidade ou agressão; imprudência; hipervigilância; sobressalto exagerado; concentração prejudicada; perturbação do sono

Diagnóstico	Critérios/período	Sintomas
Transtornos neurocognitivos		
Delirium	Agudo	Perturbação da consciência; mudança aguda dos dados iniciais, geralmente com gravidade flutuante; mudança cognitiva
Transtorno Neurocognitivo Maior	Insidioso	Declínio cognitivo importante, ≥ 2 DPs abaixo do normal, que interfira com a independência
Transtorno Neurocognitivo Leve	Insidioso	Declínio cognitivo importante, 1-2 DPs abaixo do normal, que não interfira com a independência (mas pode haver necessidade de mais esforço, estratégias compensatórias ou acomodações)

Capítulo 8

Uma Abordagem em Etapas ao Diagnóstico Diferencial

Embora os diagnósticos sejam o produto de uma entrevista diagnóstica, um bom entrevistador deve gerar mais hipóteses do que diagnósticos, porque está investigando a natureza do sofrimento de uma pessoa (Feinstein, 1967). Nessas investigações, um conjunto variado de possibilidades deve ser considerado. Embora diversos manuais tenham sido elaborados especificamente para ensinar os diagnósticos diferenciais para o DSM-5 (Barnhill, 2014; Black e Grant, 2014; First, 2014; Roberts e Louie, 2014), é útil examinar a abordagem geral dos seis passos a seguir para se gerar o diagnóstico referencial. Na medida em que você desenvolve a sua maneira de fazer decisões clínicas, é importante seguir esses passos sequencialmente de forma que possa desenvolver o hábito de considerar o que Kenneth Kendler (2012, p. 377) chama de "a natureza sarapintada", as causas variadas e inter-relacionadas dos transtornos mentais.

Passo 1: Considere em que Medida os Sinais e Sintomas são Intencionalmente Produzidos

Sempre considere se um paciente está produzindo resultados intencionalmente. Se os resultados produzidos são associados a recompensas externas óbvias, como dinheiro, compensação decorrente de incapacidade ou tempo livre, considere a possibilidade de simulação. Lembre-se que a simulação pode ser concomitante com outros diagnósticos médicos e psiquiátricos.

Se a produção de resultado de forma intencional está associada com o desejo de ser percebido como doente ou debilitado, considere um transtorno factício.

Um paciente pode também produzir inconscientemente sinais ou sintomas para resolver um conflito, validar a sua incapacidade funcional ou como uma tentativa de garantir assistência. Nessas situações, considere um transtorno de sintomas somáticos.

Passo 2: Considere em que Medida os Sinais e Sintomas estão Relacionados a Substâncias

A variedade de substâncias que as pessoas usam e que usam de má forma é notável, tanto quanto são notáveis os efeitos clínicos do uso de substâncias. As pessoas podem experimentar sofrimento mental durante o uso, bem como em decorrência de intoxicação e abstinência. Quando você procura a causa do sofrimento de um paciente, sempre considere drogas de abuso, bem como medicamentos prescritos, sem receita ou fitoterápicos. As pessoas muitas vezes subdeclaram o seu uso de substâncias, então, considere as seguintes possibilidades:

- As substâncias causam diretamente seus sinais e sintomas psiquiátricos.
- O paciente usa substâncias por causa de transtornos mentais e suas sequelas.
- O paciente usa substâncias e experimenta sinais e sintomas psiquiátricos, mas o uso e os sinais/sintomas não estão relacionados.

Passo 3: Considere em que Medida os Sinais e Sintomas estão Relacionados a outra Condição Médica

Um paciente pode apresentar-se com outra condição médica que imite sinais e sintomas psiquiátricos. Algumas vezes, a sua apresentação com esses resultados é um evento sentinela que ocorre antecipadamente a outros estigmas de uma condição clínica. Alternativamente, ele pode desenvolver sinais e sintomas psiquiátricos, anos depois de sua apresentação, para outra condição médica. Pistas de que possa estar relacionada com um transtorno mental incluem apresentação atípica, idade de início e curso anormais. Considere estas possibilidades:

- Outra condição médica altera diretamente os seus sintomas e sinais psiquiátricos.
- Outra condição médica altera indiretamente os seus sintomas e sinais psiquiátricos, como que por meio de um mecanismo psicológico.
- O tratamento para outra condição médica altera diretamente os seus sintomas e sinais psiquiátricos.

- O seu transtorno mental, ou o tratamento para isso, causa ou exacerba outra condição médica.
- Um paciente tem um transtorno mental e outra condição médica, mas eles não estão causalmente relacionados.

Passo 4: Considere em que Medida os Sinais e Sintomas estão Relacionados a um Conflito ou Estágio de Desenvolvimento

Se você está avaliando uma criança pequena, sua entrevista diagnóstica deve incluir testes formais de desenvolvimento, uma habilidade fora do escopo deste livro. Contudo, mesmo quando se está entrevistando uma criança mais velha, adolescentes e adultos, deve-se considerar o estágio de desenvolvimento de um paciente, que pode ser bem diferente do estágio de desenvolvimento que você esperaria com base em sua idade, aspectos de origem e educação. Uma história social completa proporcionará um sentido de como o seu atual comportamento se relaciona com seu comportamento habitual, mas também é importante observar como seu paciente se comunica e se comporta, assim como comparar sua comunicação e comportamento com aqueles apropriados à sua idade. Se você observar uma disfunção em qualquer paciente, considere as seguintes possibilidades:

- Eles estão passando por uma regressão transitória em resposta a um evento particular.
- Eles estão empregando um mecanismo de defesa imaturo, o que pode indicar um traço de personalidade ou um transtorno.
- Eles estão tendo um conflito de desenvolvimento em uma relação particular.
- Eles têm um atraso do desenvolvimento.

Passo 5: Considere em que Medida os Sinais e Sintomas estão Relacionados a um Transtorno Mental

A "normalidade" cobre uma série de comportamentos e pensamentos que variam de acordo com grupos culturais e estágios de desenvolvimento. No DSM-5, um transtorno mental deve causar "perturbação clinicamente significativa na cognição, na regulação emocional ou no comportamento de um indivíduo que reflete uma disfunção nos processos psicológicos, biológicos ou de desenvolvimento subjacentes ao funcionamento mental" (American Psychiatric Association, 2013, p. 20) para serem considerados um transtorno em vez de apenas uma constelação de sintomas. Os diagnósticos são resumos de informações que permitem a categorização das experiências de uma pessoa angustiada e a comunicação com outros profissionais, de modo que você possa confiar na sintomatologia predominante para apoiar o seu diagnóstico. O DSM-5 busca a parcimônia, mas os diagnósticos não são mutuamente exclusivos; então, considere estas possibilidades:

- A Condição A predispõe o paciente à Condição B e vice-versa.
- Uma condição subjacente, tal como a predisposição genética, pode predispor um paciente a ambas as Condições A e B.
- Um fator de mediação, como alterações no sistema de recompensas, pode influenciar a suscetibilidade de um paciente a ambas as Condições A e B.
- As Condições A e B podem ser parte de uma síndrome mais complexa e unificada que tem sido artificialmente separada no sistema diagnóstico.
- As relações entre as Condições A e B podem ser artificialmente melhoradas por sobreposições nos critérios diagnósticos.
- A comorbidade entre as Condições A e B podem ser coincidentes.

Passo 6: Considere se Nenhum Transtorno Mental está Presente

Quando os sintomas e a apresentação de um paciente não preenchem os critérios de um transtorno mental específico, mas causam sofrimento ou prejuízo clinicamente significativo, considere as alternativas. Se o sofrimento ou o prejuízo se desenvolveram como uma resposta desadaptativa a um estressor psicossocial identificável, considere um transtorno de adaptação. Se os sintomas do paciente não são secundários em relação a um estressor, considere outro diagnóstico especificado ou não especificado, ou ainda a possibilidade de que ele não tenha qualquer diagnóstico.

Capítulo 9

O Exame do Estado Mental: Um Glossário Psiquiátrico

Da mesma forma como um exame físico comumente se realiza dos pés à cabeça, o exame do estado mental começa com as aparências exteriores de uma pessoa e progressivamente adentra a sua vida interior. Para descrever essas experiências, os clínicos usam uma linguagem especializada. Glossários abrangentes de termos psiquiátricos estão disponíveis em qualquer lugar (ver Shahrokh et al., 2011; e os apêndices ao DSM-5). A lista a seguir inclui tanto definições breves de alguns dos termos mais especializados usados no exame do estado mental como uma forma de organizar seus resultados.

O Exame do Estado Mental

Aparência

Anote como uma pessoa está vestida, sua higiene pessoal, hábitos, postura, adequação para sua idade e capacidade de formar e manter contato visual.

Comportamento

Descreva quaisquer maneirismos (comportamentos peculiares e característicos direcionados a um objetivo), estereotipias (comportamentos repetitivos e anormais não direcionados a um objetivo), postura (postar-se de certa forma e assim se manter), presença de uma flexibilidade cérea (resistência dos membros a movimentos passivos), catalepsia (manutenção de qualquer posição), tremor, agitação, retardo psicomotor ou sinais de sintomas extrapiramidais, ou, ainda, discinesia tardia.

Fala

Descreva a velocidade, o tom, o ritmo, o volume, a qualidade geral e a presença de qualquer latência (uma pausa de vários segundos antes de responder uma questão).

Emoção

Descreva a qualidade, o tipo, a estabilidade, o alcance, a intensidade e a adequação do estado emocional de uma pessoa. Descreva o humor, a continuidade do seu estado emocional e afetos (i. e., os comportamentos observáveis que são expressões de emoção).

Processo de Pensamento

Descreva como uma pessoa pensa e anote qualquer evidência de afrouxamento de suas associações: variando de intacto, circunstancial (fornecendo detalhes desnecessários, mas eventualmente respondendo a uma questão), tangencial (abordando apenas a questão em apreço), frouxas (fornecendo respostas desconectadas com a questão), fuga de ideias (fluxo quase contínuo de discurso baseado em um compreensível, mas distraído, grupo de associações) e salada de palavras (uso aleatório de palavras). Observe também se há distratibilidade (a pessoa é facilmente desviada por estímulos externos), descarrilamento (sobreposição de ideias), perseverança, verbigeração (repetição prolongada de palavras isoladas), ecolalia (repetição de palavras ou frases de outros), neologismos (criação de palavras), associação por sons (escolha de palavras apenas por seu som), aliteração, solavancos discursivos (fala rápida e aumentada que é frequentemente alta e difícil de interromper), latência de resposta diminuída (responder questões antes que sejam inteiramente colocadas), latência de resposta aumentada, pobreza de discurso, bloqueio (paradas repentinas em meio de uma sequência de pensamento), mutismo (ausência de fala) e afonia (capacidade de apenas sussurrar ou grasnar).

Conteúdo do Pensamento

Comente sobre o que uma pessoa discute, incluindo a presença de ideação, intenção ou plano de machucar a si mesmo ou a outros; fobias (medos intensos e desarrazoados de um objeto específico, atividade ou situação); obsessão (ideia, imagem ou desejo recorrente e persistente que domina o pensamento); compulsão (impulso irresistível de executar uma ação); alucinação (a percepção de um estímulo ausente); ilusão (percepção errônea de um estímulo real); delírios (fixos, firmes, crenças falsas que não são parte da cultura ou da religião de uma pessoa); perseguição; paranoia; grandiosidade; inserção de pensamento; retirada de pensamento; culpa; passividade; e ideias de referência (percepções de que estímulos não relacionados têm um sentido particular e incomum específico para uma pessoa).

Cognição e Recursos Intelectuais

Observe a orientação de uma pessoa, sua memória recente e remota, sua capacidade de calcular, de abstrair e de interpretar provérbios. Comente os *insights* e julgamentos da pessoa, especialmente quando relacionados à condição presente.

Capítulo 10

A Avaliação de Habilidades Clínicas do American Board of Psychiatry and Neurology

Se você é um psiquiatra buscando certificação, deve primeiro demonstrar sua capacidade de entrevistar e apresentar um paciente, a quem você nunca encontrou antes, enquanto está sendo diretamente observado por um psiquiatra já certificado. O paciente deve ser real em vez de um paciente padronizado. Embora cada programa de residência médica tenha o seu próprio conjunto de regras para a observação dessas entrevistas, chamadas *avaliações de habilidades clínicas*, o American Board of Psychiatry and Neurology (ABPN) estabeleceu exigências para entrevistas de qualificação.

O ABPN determina que um candidato seja aprovado em três dessas avaliações com três pacientes diferentes. Cada avaliação deve incluir, no mínimo, 30 minutos para entrevistar um paciente e um adicional de 15 minutos para apresentar o caso, mas os programas de residência médica podem fornecer tempo adicional a seu critério. As avaliações podem ocorrer em qualquer momento da residência médica. Independentemente de quando um *trainee* é examinado, ele deve realizar a entrevista em um nível consistente com aquele de um psiquiatra atualmente em atividade para passar em uma avaliação.

Os membros do corpo docente avaliam a capacidade de um candidato em desempenhar três habilidades: formar uma relação médico-paciente, obter um histórico psiquiátrico e apresentar o caso. Os membros do corpo docente são solicitados a avaliar a capacidade de um paciente em desempenhar cada habilidade e de avaliar habilidades constituintes em uma escala de 1 a 8, com pontuações de 1 a 4 sendo inaceitáveis e pontuações de 5 a 8 sendo aceitáveis. Para um candidato ser aprovado no exame, um membro do corpo docente deve dar 5 pontos ou mais para cada habilidade demonstrada pelo residente.

Antes de tomar parte no exame, você deve se familiarizar com o formulário de avaliação que será utilizado. O ABPN deixa o formulário disponibilizado de forma gratuita no seu *website* (www.abpn.com/psych.html), junto com detalhes adicionais sobre a certificação.

Eu forneço aconselhamento sobre como entrevistar e apresentar um paciente no Capítulo 3, "A Entrevista Diagnóstica de 30 Minutos". Lembre-se de que seu objetivo é mostrar como você se relaciona e compreende uma pessoa que apresenta sofrimento mental, mantendo em mente que a habilidade mais importante a ser demonstrada é a sua capacidade de formar uma aliança terapêutica.

Capítulo 11

Instrumentos de Avaliação Selecionados do DSM-5

Além de seus diagnósticos categóricos, o DSM-5 inclui uma série de escalas transversais de sintomas e outros instrumentos de avaliação. Esses instrumentos são úteis para a triagem de problemas mentais, por caracterizarem o grau de prejuízo funcional associado ao transtorno mental e priorizar uma área particular de preocupação clínica. Visto que elaborei este livro para a entrevista diagnóstica, incluo neste capítulo apenas as ferramentas que serão mais úteis para a sua execução. O leque integral de instrumentos de avaliação relevantes ao DSM-5, incluindo aqueles para a gravidade do diagnóstico, pode ser encontrado *on-line* em www.psychiatry.org/dsm5.

Entrevista de Formulação Cultural (EFC)

Como foi discutido no Capítulo 4, "Aventuras em Dimensões", a Entrevista de Formulação Cultural (EFC) não é um sistema de classificação de pontuação, mas uma série de indicativos para ajudá-lo a explorar o entendimento de uma pessoa acerca da doença e da saúde. A entrevista pode ser incorporada em um exame diagnóstico quando o que se deseja é personalizar o diagnóstico e construir uma aliança terapêutica. A Entrevista de Formulação Cultural completa, a qual se encontra na Seção III do DSM-5, inclui questões adicionais que se expandem sobre cada domínio. O que se segue aqui é uma adaptação operacionalizada dividida em seis temas. Assim como no resto do livro, as partes em itálico são solicitações de entrevista.

Introdução: *Eu gostaria de compreender os problemas que o trouxeram aqui para que eu possa ajudá-lo mais efetivamente. Quero saber sobre suas vivências e ideias. Vou fazer algumas perguntas sobre o que está acontecendo e como você está lidando com isso. Não há respostas certas ou erradas. Eu desejo apenas saber seus pontos de vista e os daquelas pessoas importantes em sua vida.*

Definição cultural do problema: *Que problemas e preocupações o trazem aqui? O que mais o incomoda em relação ao seu problema? As pessoas frequentemente entendem seus problemas a sua própria maneira, que pode ser semelhante ou diferente de como os médicos os descrevem. Como você descreveria o seu problema para outra pessoa? Algumas vezes, as pessoas usam determinadas palavras ou frases para falar sobre seus problemas. Há um termo ou expressão específica que descreve o seu problema?* Se a resposta for sim, pergunte: *Qual é esse termo ou expressão?*

Percepções culturais de causa e contexto: *Por que acha que isso está acontecendo com você? Quais são as causas do seu problema, na sua opinião? Algumas pessoas podem explicar seus problemas como resultado de coisas ruins que acontecem em suas vidas, problemas com os outros ou uma doença física. Ou ainda podem dar uma razão espiritual ou identificar alguma outra causa para seus problemas. Você faz isso? O que torna, se há alguma coisa, seu problema pior ou mais difícil de lidar? O que sua família, seus amigos e outras pessoas em sua vida fizeram que pode ter feito de seu problema algo pior? O que torna, se há alguma coisa, seu problema melhor ou o ajuda a lidar com ele de forma mais fácil?*

Papel da identidade cultural: *Há alguma coisa sobre suas origens – por exemplo, cultura, raça, etnia, religião ou proveniência geográfica – que esteja lhe causando problemas em sua situação de vida atual?* Se a resposta for sim, pergunte: *De que forma? Por outro lado, há alguma outra coisa em sua origem que o ajuda a lidar com sua situação de vida atual?* Se a resposta for sim, pergunte: *De que forma?*

Fatores culturais que afetam o autoenfrentamento e a busca de ajuda no passado: *Algumas vezes, as pessoas consideram várias formas para fazê-las se sentirem melhor. O que você fez, por conta própria, para enfrentar o seu problema? Muitas vezes, as pessoas também procuram ajuda em outros indivíduos, grupos ou situações para se sentirem melhor. No passado, que tipos de tratamento ou ajuda de outras fontes você procurou para o seu problema? Que tipos de ajuda ou tratamento foram mais úteis? Como? Que tipos de ajuda ou tratamento não foram úteis? Como? Alguma coisa o impediu de obter a ajuda de que precisa – por exemplo, custo ou falta de cobertura do plano de saúde, responsabilidades familiares ou necessidade de ter tempo fora do trabalho, preocupações sobre estigma ou discriminação, ou ainda a falta de serviços que entendam a sua língua ou cultura?* Se a resposta for sim, pergunte: *Com o que você se deparou?*

Busca atual de ajuda: *Agora, vamos falar sobre a ajuda que você estaria obtendo aqui. Há alguma coisa sobre as minhas origens que poderia tornar difícil para mim compreendê-lo ou ajudá-lo com seu problema? Como eu e outros em* *nossas instalações podemos ser mais úteis a você? Que tipo de ajuda você gostaria de receber de nós agora, enquanto especialistas em saúde mental?*

Conclusão: Agradeça à pessoa pela participação, sintetize os principais achados e retorne ao restante de sua entrevista.

Escala de Avaliação de Incapacidade da Organização Mundial da Saúde, Versão 2

Como parte de seus esforços para sincronizar o DSM com ferramentas internacionais de diagnóstico, os autores do DSM-5 adotaram a Escala de Avaliação de Incapacidade da Organização Mundial da Saúde, Versão 2 (WHODAS 2.0), para avaliar a capacidade de uma pessoa em seis domínios: cognição, mobilidade, cuidado pessoal, relacionamentos, atividades da vida diária e participação. A WHODAS 2.0 é disponibilizada em várias versões: de 12 e 36 questões que podem ser de autopreenchimento, administradas por um entrevistador, ou respondidas por pessoa próxima ao paciente (ver World Health Organization, 2010).

Para os propósitos de uma entrevista diagnóstica do DSM-5, ela inclui a versão de autopreenchimento de 36 itens na Seção III. O WHODAS 2.0 inclui questões de origem sobre idade, gênero, desempenho educacional, estado civil e ocupação. Seus desenvolvedores recomendam ministrar o exame usando *flashcards* com alguns desses materiais impresso sobre elas. Você pode obter essas *flashcards*, junto com outras versões da WHODAS 2.0, *on-line* em www.who.int/classifications/icf/whodasii/en.

Gravidade das Dimensões de Sintomas de Psicose Avaliada pelo Clínico

A Gravidade das Dimensões de Sintomas de Psicose Avaliada pelo Clínico é uma escala com oito itens que pode ser preenchida pelo clínico no momento da avaliação clínica. Cada item solicita que se classifique a gravidade de cada sintoma conforme vivenciado pelo indivíduo durante os últimos sete dias.

Nome: _____ Idade: _____ Sexo: [ ] Masculino [ ] Feminino Data: _____

Instruções: Com base em todas as informações que você tem sobre o indivíduo e utilizando o seu julgamento clínico, classifique (com um sinal) a presença e a gravidade dos seguintes sintomas, conforme experimentados pelo indivíduo nos últimos sete (7) dias.

Domínio	0	1	2	3	4	Pontuação
I. Alucinações	☐ Não presentes	☐ Incertas (gravidade ou duração não suficiente para serem consideradas psicose)	☐ Presentes, mas leves (pouca pressão para agir segundo as vozes, não muito perturbado pelas vozes)	☐ Presentes e moderadas (alguma pressão para responder às vozes, ou é um pouco perturbado pelas vozes)	☐ Presentes e graves (pressão intensa para responder às vozes, ou é muito perturbado pelas vozes)	
II. Delírios	☐ Não presentes	☐ Incertos (gravidade ou duração não suficiente para serem considerados psicose)	☐ Presentes, mas leves (pouca pressão para agir de acordo com as crenças delirantes, não muito perturbado pelas crenças)	☐ Presentes e moderados (alguma pressão para agir segundo as crenças, ou é perturbado um pouco pelas crenças)	☐ Presentes e graves (pressão intensa para agir segundo as crenças, ou é muito perturbado pelas crenças)	
III. Discurso desorganizado	☐ Não presente	☐ Incerto (gravidade ou duração não suficiente para ser considerado desorganização)	☐ Presente, mas leve (alguma dificuldade em acompanhar o discurso)	☐ Presente e moderado (discurso frequentemente difícil de acompanhar)	☐ Presente e grave (discurso quase impossível de acompanhar)	

Domínio	0	1	2	3	4	Pontuação
IV. Comportamento psicomotor anormal	☐ Não presente	☐ Incerto (gravidade ou duração não suficiente para ser considerado comportamento psicomotor anormal)	☐ Presente, mas leve (comportamento motor anormal ou catatonia ocasional)	☐ Presente e moderado (comportamento motor anormal ou catatonia frequente)	☐ Presente e grave (comportamento motor anormal ou catatonia quase constante)	
V. Sintomas negativos (expressão emocional limitada ou avolição)	☐ Não presentes	☐ Diminuição indefinida na expressividade facial, na prosódia, nos gestos ou no comportamento que envolva iniciativa própria	☐ Presentes, mas leve decréscimo na expressividade facial, na prosódia, nos gestos ou no comportamento que envolva iniciativa própria	☐ Presentes e moderado decréscimo na expressividade facial, na prosódia, nos gestos ou no comportamento que envolva iniciativa própria	☐ Presentes e grave decréscimo na expressividade facial, na prosódia, nos gestos ou no comportamento que envolva iniciativa própria	
VI. Cognição prejudicada	☐ Não presente	☐ Incerta (função cognitiva não claramente fora da variação esperada para a idade ou o NSE; i.e., dentro de 0,5 DP da média)	☐ Presente, mas leve (alguma redução na função cognitiva; abaixo do esperado para a idade e o NSE, 0,5-1 DP da média)	☐ Presente e moderada (clara redução na função cognitiva; abaixo do esperado para a idade e o NSE, 1-2 DP da média)	☐ Presente e grave (grave redução na função cognitiva; abaixo do esperado para a idade e o NSE, >2 DP da média)	

Domínio	0	1	2	3	4	Pontuação
VII. Depressão	☐ Não presente	☐ Incerta (ocasionalmente se sente triste, desanimado, deprimido ou sem esperança; apreensivo quanto a ter falhado com alguém ou alguma coisa, mas não preocupado)	☐ Presente, mas leve (períodos frequentes sentindo-se muito triste, desanimado, moderadamente deprimido ou sem esperança; apreensivo quanto a ter falhado com alguém ou com alguma coisa, com alguma preocupação)	☐ Presente e moderada (períodos frequentes de profunda depressão ou desesperança; preocupação com culpa por ter feito algo errado)	☐ Presente e grave (profundamente deprimido ou sem esperança diariamente; culpa delirante ou autocensura irracional desproporcional às circunstâncias)	
VIII. Mania	☐ Não presente	☐ Incerta (humor elevado ocasionalmente, expansivo ou irritável ou alguma inquietude)	☐ Presente, mas leve (períodos frequentes de humor um pouco elevado, expansivo ou irritável ou inquietude)	☐ Presente e moderada (períodos frequentes de humor bastante elevado, expansivo ou irritável ou inquietude)	☐ Presente e grave (diariamente humor bastante elevado, expansivo ou irritável ou inquietude)	

Nota. DP = desvio-padrão; NSE = nível socioeconómico.

Capítulo 12

Diagnósticos Dimensionais de Transtornos da Personalidade

O DSM-5 inclui dois métodos distintos para diagnosticar traços e transtornos da personalidade. O primeiro é um método *categórico* familiar a entrevistadores habituados ao DSM-IV (e ao DSM-IV-TR). Esse método categórico está incluído na seção principal do DSM-5 para uso clínico e é incorporado na entrevista diagnóstica nos Capítulos 3, "A Entrevista Diagnóstica de 30 Minutos", e 6, "A Entrevista Diagnóstica Baseada no DSM-5", deste guia. No entanto, o segundo é um método *dimensional* que será novidade para a maioria dos entrevistadores. Atualmente, o modelo dimensional é recomendado para o uso de pesquisadores e é incluído na Seção III do DSM-5 como um modelo emergente, que pode eventualmente substituir o modelo categórico, que é mais familiar. Para nos preparar, julguei ser útil introduzir o modelo dimensional neste capítulo.

O modelo dimensional de transtornos da personalidade requer uma introdução porque, inicialmente, ele parece clinicamente inapropriado. Os transtornos da personalidade estão organizados em grupos A, B e C não por aparências exteriores, mas por seus traços de personalidade subjacentes. Então, você pode, por exemplo, observar traços submissos em um paciente que preenche os critérios de transtorno da personalidade *borderline* enquanto os mesmos traços em outro paciente preenchem os critérios de transtorno da personalidade evitativa, sem diagnosticar, no entanto, transtornos da personalidade separados. Como resultado, vários dos transtornos da personalidade no modelo categórico não estão incluídos no modelo dimensional, modelo que permite que se vá além ao determinar se uma pessoa de fato tem (ou não) um transtorno da personalidade, avaliando a extensão na qual um transtorno está associado a um prejuízo funcional em suas relações com outras pessoas e a sua percepção de si mesma. Em resumo, se a desvantagem do modelo dimensional é nossa falta de familiaridade, a sua vantagem é que ele nos permite produzir relatos mais sofisticados da estrutura do caráter de uma pessoa.

Neste capítulo, incluo três ferramentas para introduzir o modelo dimensional de transtornos da personalidade. A primeira, a Escala do Nível de Funcionamento da Personalidade, é também encontrada na Seção III do DSM-5. A escala lhe permite avaliar o nível de prejuízo funcional associado com traços ou transtornos da personalidade que você diagnostica. A segunda ferramenta, o Formulário para Classificação de Traços de Personalidade, é também encontrada na Seção III do DSM-5. Esse formulário permite que se observe a presença e a gravidade dos 25 traços que subjazem aos transtornos da personalidade. A terceira, a entrevista diagnóstica, baseia-se nos critérios de diagnóstico dimensional propostos para os transtornos da personalidade na Seção III do DSM-5. Como nas outras seções deste guia, começamos com uma pergunta de triagem, que é seguida por questões subsequentes para determinar um diagnóstico específico.

Escala de Nível de Funcionamento da Personalidade

Para cada pessoa que é avaliada, o DSM-5 informa a avaliação dos seus traços de personalidade em relação à sua capacidade de operar tanto no âmbito pessoal quanto no interpessoal. Essa avaliação pode guiar o planejamento de tratamento e influenciar o prognóstico, como foi discutido no Capítulo 4, "Aventuras em Dimensões".

Para que você possa usá-la, é preciso informação clínica e histórica suficiente para diferenciar cinco níveis de funcionamento prejudicado, indo de *pequeno ou nenhum prejuízo* (Nível 0) a *prejuízo extremo* (Nível 4).

Usando as seguintes descrições como guia, você indica o nível que caracteriza de forma mais aproximada o autofuncionamento de um paciente ou seu funcionamento interpessoal.

	SI MESMO (SELF)			INTERPESSOAL	
Nível de prejuízo	Identidade	Autodirecionamento	Empatia		Intimidade
0 – Pouco ou nenhum prejuízo	• Tem consciência contínua de um *self* único; mantém fronteiras apropriadas ao papel. • Tem autoestima positiva consistente e autorregulada, com autoapreciação precisa. • É capaz de experimentar, tolerar e regular toda uma gama de emoções.	• Define e aspira a objetivos razoáveis baseados em uma avaliação realista das capacidades pessoais. • Utiliza padrões de comportamento apropriados, alcançando satisfação em múltiplas esferas. • Consegue refletir sobre e dar um significado construtivo à experiência interna.	• É capaz de entender corretamente as experiências e motivações das outras pessoas na maioria das situações. • Compreende e leva em consideração as perspectivas das outras pessoas, mesmo que discorde. • Está consciente do efeito das próprias ações sobre os outros.		• Mantém múltiplos relacionamentos satisfatórios e duradouros na vida pessoal e comunitária. • Deseja e envolve-se em inúmeros relacionamentos afetivos, íntimos e recíprocos. • Esforça-se pela cooperação e benefícios mútuos e responde com flexibilidade a uma variedade de ideias, emoções e comportamentos das outras pessoas.

	SI MESMO (SELF)			INTERPESSOAL	
Nível de prejuízo	Identidade	Autodirecionamento	Empatia		Intimidade
1 – Algum prejuízo	• Tem percepção de si mesmo relativamente intacta, com algum decréscimo na clareza das fronteiras quando são experimentadas fortes emoções e sofrimento mental. • Autoestima diminuída ocasionalmente, com autoapreciação excessivamente crítica ou um tanto distorcida. • Emoções fortes podem ser angustiantes, associadas a restrição na variação da experiência emocional.	• É excessivamente direcionado para os objetivos, um pouco inibido quanto aos objetivos ou conflituado quanto aos objetivos. • Pode ter um conjunto de padrões pessoais irrealistas ou socialmente inapropriados, limitando alguns aspectos da satisfação. • É capaz de refletir sobre experiências internas, mas pode enfatizar excessivamente um único tipo de autoconhecimento (p. ex., intelectual, emocional).	• Apresenta certo comprometimento da capacidade de levar em consideração e compreender as experiências das outras pessoas; pode tender a ver os outros como tendo expectativas irracionais ou um desejo de controle. • Embora capaz de considerar e compreender diferentes perspectivas, resiste em fazer isso. • Tem consciência inconsistente do efeito do próprio comportamento nos outros.		• É capaz de estabelecer relacionamentos duradouros na vida pessoal e comunitária, com algumas limitações no grau de profundidade e satisfação. • É capaz de formar e deseja formar relacionamentos íntimos e recíprocos, mas pode ser inibido na expressão significativa e por vezes restrito se surgem emoções intensas ou conflitos. • A cooperação pode ser inibida por padrões irrealistas; um pouco limitado na capacidade de respeitar ou responder às ideias, às emoções e aos comportamentos das outras pessoas.

	SI MESMO (SELF)		INTERPESSOAL	
Nível de prejuízo	Identidade	Autodirecionamento	Empatia	Intimidade
2 – Prejuízo moderado	• Depende exclusivamente dos outros para definição da identidade, com delineamento comprometido das fronteiras. • Tem autoestima vulnerável controlada por preocupação exagerada com a avaliação externa, com um desejo de aprovação. Tem um sentimento de imperfeição ou inferioridade, com autoapreciação compensatória inflada ou esvaziada. • Regulação emocional depende da avaliação externa positiva. Ameaças à autoestima podem gerar emoções fortes como raiva ou vergonha.	• Os objetivos são mais frequentemente um meio de obter aprovação externa do que autogerada e, assim, podem carecer de coerência e/ou estabilidade. • Os padrões pessoais podem ser irracionalmente altos (p. ex., necessidade de ser especial ou agradar aos outros) ou baixos (p. ex. não consoante com os valores sociais predominantes). A satisfação está comprometida por um sentimento de falta de autenticidade. • Apresenta capacidade prejudicada de refletir sobre a experiência interna.	• É hiperatento à experiência dos outros, mas somente no que diz respeito à relevância percebida para si mesmo. • É excessivamente autorreferente; significativamente comprometido na capacidade de levar em consideração e compreender as experiências das outras pessoas e de considerar perspectivas alternativas. • Em geral não tem consciência ou não está preocupado com o efeito do próprio comportamento nos outros ou faz uma avaliação irrealista do próprio efeito.	• É capaz de formar e deseja formar relacionamentos na vida pessoal e comunitária, mas os vínculos podem ser em boa parte superficiais. • Os relacionamentos íntimos estão predominantemente baseados na satisfação das necessidades autorregulatórias e da autoestima, com uma expectativa irrealista de ser perfeitamente compreendido pelos outros. • Tende a não encarar as relações em termos recíprocos e coopera predominantemente para ganho pessoal.

	SI MESMO (SELF)			INTERPESSOAL	
Nível de prejuízo	Identidade	Autodirecionamento	Empatia		Intimidade
3 – Prejuízo grave	• Apresenta um senso fraco de autonomia/domínio das próprias ações; experiência de falta de identidade ou vazio. A definição das fronteiras é pobre ou rígida: pode apresentar superidentificação com os outros, ênfase excessiva na independência dos outros ou oscilação entre estes. • A autoestima frágil é facilmente influenciada pelos acontecimentos, e a autoimagem carece de coerência. A autoapreciação não apresenta nuanças: autoaversão, autoengrandecimento ou uma combinação ilógica e irrealista. • As emoções podem ser rapidamente alteradas ou ser representadas por um sentimento crônico e inabalável de desesperança.	• Tem dificuldade em estabelecer e/ou atingir objetivos pessoais. • Padrões internos para comportamento são obscuros ou contraditórios. A vida é experimentada como sem significado ou perigosa. • Tem capacidade significativamente comprometida de refletir sobre e compreender os próprios processos mentais.	• A capacidade de considerar e compreender os pensamentos, sentimentos e comportamentos das outras pessoas é significativamente limitada; pode discernir aspectos muito específicos da experiência dos outros, particularmente vulnerabilidades e sofrimento. • É, em geral, incapaz de considerar perspectivas alternativas; altamente ameaçado por diferenças de opiniões ou pontos de vista alternativos. • É confuso sobre ou não tem consciência do impacto das próprias ações sobre os outros; frequentemente desconcertado pelos pensamentos e ações dos outros, com motivações destrutivas com frequência atribuídas erroneamente a outras pessoas.		• Tem algum desejo de formar relacionamentos na comunidade, e a vida pessoal está presente, mas a capacidade para vínculos positivos e duradouros está significativamente prejudicada. • As relações estão baseadas em uma forte crença na necessidade absoluta de intimidade com outro(s) e/ou expectativas de abandono ou abuso. Sentimentos quanto ao envolvimento íntimo com outros alternam entre medo/rejeição e o desejo desesperado de conexão. • Pouca reciprocidade: os outros são vistos primariamente em termos de como eles afetam o indivíduo (negativa ou positivamente); os esforços cooperativos são frequentemente perturbados devido à percepção de desprezo por parte dos outros.

	SI MESMO (SELF)		INTERPESSOAL	
Nível de prejuízo	Identidade	Autodirecionamento	Empatia	Intimidade
4 – Prejuízo extremo	• Experiência de si mesmo como único e senso de autonomia/domínio das próprias ações estão praticamente ausentes ou organizados em torno da percepção de perseguição externa. As fronteiras com os outros são confusas ou ausentes. • Apresenta autoimagem fraca ou distorcida facilmente ameaçada pelas interações com os outros; distorções significativas e confusão em torno da autoapreciação. Emoções não congruentes com o contexto ou a experiência interna. Ódio e agressão podem ser os afetos dominantes, embora possam ser rejeitados e atribuídos aos outros.	• Apresenta diferenciação pobre entre pensamentos e ações, portanto a capacidade de definição dos objetivos está gravemente comprometida, com objetivos praticamente ausentes ou irrealistas e incoerentes. • Os padrões internos para o comportamento estão praticamente ausentes. A satisfação genuína é praticamente inconcebível. É profundamente incapaz de refletir construtivamente sobre a própria experiência. As motivações pessoais podem não ser reconhecidas e/ou são experimentadas como externas a si mesmo.	• Tem incapacidade acentuada de considerar e compreender a experiência e a motivação dos outros. • A atenção às perspectivas dos outros está praticamente ausente (a atenção é hipervigilante, focada na satisfação da necessidade e na evitação do dano). • As interações sociais podem ser confusas e desorientadas.	• O desejo de associar-se está limitado devido ao profundo desinteresse ou à expectativa de ser prejudicado. O envolvimento com os outros é distanciado, desorganizado ou consistentemente negativo. • As relações são vistas quase exclusivamente em termos da sua capacidade de proporcionar conforto ou infligir dor e sofrimento. O comportamento social/interpessoal não é recíproco; em vez disso, busca a satisfação das necessidades básicas ou escapar da dor.

Formulário para Classificação de Traços de Personalidade

Como já discutido nos Capítulos 5, "Mudanças Fundamentais no DSM-5", e 6, às vezes é clinicamente útil criar um retrato detalhado dos traços da personalidade de uma pessoa. No modelo dimensional do DSM-5 para transtornos da personalidade, isso é feito por domínios de classificação e facetas da personalidade habitual de uma pessoa – o que têm sido pela maior parte de sua vida adulta. Para cada domínio e faceta, você mesmo avalia o quão bem a descrição classifica a pessoa diante de você por meio desta escala de 4 pontos:

0	1	2	3
Muito pouco ou nada descritiva	Ligeiramente descritiva	Moderadamente descritiva	Extremamente descritiva

Classificação	Afetividade negativa	Experimenta emoções negativas de forma frequente ou intensa

NOTA: A Afetividade Restrita está listada sob a rubrica Distanciamento, mas a ausência desse traço de faceta, ou seja, uma tendência em ter reações fortes a situações emocionalmente estimulantes, deveria ser também avaliada na classificação total do domínio Afetividade Negativa.

	Labilidade emocional	Instabilidade das experiências emocionais e do humor; as emoções são despertadas facilmente, são intensas e/ou desproporcionais aos fatos e às circunstâncias.
	Ansiedade	Sentimentos de nervosismo, tensão ou pânico em reação a diversas situações; preocupação frequente sobre os efeitos negativos de experiências passadas desagradáveis e possibilidades negativas futuras; sente-se temeroso e apreensivo quanto a incertezas; expectativa de que o pior aconteça.
	Insegurança de separação	Medo de rejeição por – e/ou separação de – outras pessoas significativas, associado a temor de dependência excessiva e completa perda da autonomia.
	Perseverança	Persistência nas tarefas muito tempo depois que o comportamento deixou de ser funcional ou efetivo; continuação do mesmo comportamento, apesar de fracassos repetidos.
	Submissão	O comportamento de uma pessoa é adaptado aos interesses e desejos de outros.
	Hostilidade	Sentimentos de raiva persistentes ou frequentes; raiva ou irritabilidade em resposta a desprezo e insultos mínimos; comportamento maldoso, grosseiro ou vingativo.
	Depressão	Sentimento frequente de desânimo, infelicidade e/ou desesperança; dificuldade de recuperação de tais humores; pessimismo quanto ao futuro; vergonha difusa; sentimentos de desvalia; pensamentos de suicídio e comportamento suicida.
	Desconfiança	Expectativas de – e sensibilidade aumentada a – sinais de más intenções ou dano interpessoal; dúvidas quanto à lealdade e à fidelidade das outras pessoas; sentimentos de perseguição.

Classificação	Distanciamento	Retraimento em relação a outras pessoas e a interações sociais

NOTA: Visto que foram classificadas, anteriormente, como parte da Afetividade Negativa, a Depressão e a Desconfiança não serão listadas novamente sob a rubrica Distanciamento, mas devem ser avaliadas na classificação total deste domínio.

	Afetividade restrita	Pouca reação a situações emocionalmente estimulantes; experiência e expressão emocionais restritas; indiferença ou frieza.
	Retraimento	Preferência por estar sozinho a estar com outras pessoas; reticência nas situações sociais; evitação de contatos e atividades sociais; ausência de iniciativa no contato social.
	Anedonia	Falta de prazer, envolvimento ou energia para as experiências da vida; déficits na capacidade de sentir prazer ou de se interessar pelas coisas.
	Evitação da intimidade	Evitação de relacionamentos íntimos ou amorosos, vínculos interpessoais e relacionamentos sexuais íntimos.

Classificação	Antagonismo	Envolvimento em comportamentos que colocam a pessoa em desacordo com outras pessoas

NOTA: Visto que foi classificada antes como parte da Afetividade Negativa, a Hostilidade não será listada novamente sob a rubrica Antagonismo, mas deve ser avaliada na classificação total deste domínio.

	Manipulação	Uso frequente de subterfúgios para influenciar ou controlar os outros; uso de sedução, charme, loquacidade ou comportamento insinuante para atingir seus fins.
	Desonestidade	Desonestidade e fraudulência; representação deturpada de si mesmo; embelezamento ou invenção no relato de acontecimentos.
	Grandiosidade	Sentimentos de direito, declarados ou encobertos; egocentrismo; firmemente apegado à crença de ser melhor do que os outros; condescendente com os outros.
	Busca de atenção	Tentativas excessivas de atrair e tornar-se o foco da atenção dos outros; busca de admiração.
	Insensibilidade	Ausência de preocupação pelos sentimentos ou problemas dos outros; ausência de culpa ou remorso quanto aos efeitos negativos ou prejudiciais das próprias ações sobre os outros; agressão; sadismo.

Classificação	Desinibição/compulsão	Envolvimento em comportamentos impulsivos sem refletir sobre as consequências futuras potenciais

NOTA: A Compulsão é o oposto da Desinibição e, se presente, deve ser registrada ao nível de faceta como Perfeccionismo Rígido na ausência de outras facetas da desinibição. O Perfeccionismo Rígido reflete Compulsão, a qual é oposta à Desinibição e, por isso, é localizada no domínio da Desinibição. Se presente, a Compulsão deve ser registrada no nível de faceta como uma pontuação mais alta de Perfeccionismo Rígido, acompanhada por pontuações mais baixas em outras facetas de desinibição.

Irresponsabilidade	Negligência com – ou falha em honrar – obrigações financeiras e outras obrigações ou compromissos; falta de respeito por – e falta de continuidade nas – combinações e promessas.
Impulsividade	Ação sob o impulso do momento em resposta a estímulos imediatos; ação momentaneamente, sem um plano ou consideração dos resultados; dificuldade em estabelecer e seguir planos; senso de urgência e comportamento de autoagressão sob angústia emocional.
Distratibilidade	Dificuldade de concentração e de foco nas tarefas; atenção facilmente desviada por estímulos externos; dificuldade em manter um comportamento focado em objetivos.
Exposição a riscos	Envolvimento em atividades perigosas, arriscadas e potencialmente prejudiciais, de forma desnecessária e sem dar importância às consequências; propensão ao tédio e à realização de atividades impensadas para contrapor ao tédio; falta de preocupação com as próprias limitações e negação da realidade do perigo pessoal.
Perfeccionismo rígido (ausência de)	Insistência rígida em que tudo seja impecável, perfeito e sem erros ou faltas, incluindo o próprio desempenho e o dos outros; sacrifício de oportunidades para assegurar a correção em todos os detalhes; crença de que existe apenas uma maneira certa de fazer as coisas; dificuldade de mudar de ideia e/ou ponto de vista; preocupação com detalhes, organização e ordem.

Classificação	Psicotismo	Experiências bizarras e incomuns
	Crenças e experiências incomuns	Conteúdo de pensamento que é encarado pelos outros como bizarro ou idiossincrático; experiências incomuns de realidade.
	Excentricidade	Comportamento ou aparência estranha, incomum ou bizarra; verbalização de coisas inapropriadas ou incomuns.
	Desregulação cognitiva e perceptiva	Processos de pensamento estranhos ou incomuns; pensamento ou discurso vago, circunstancial, metafórico, superelaborado ou estereotipado; experiências estranhas em várias modalidades sensoriais.

Diagnósticos Dimensionais de Transtornos da Personalidade

DSM-5 p. 761–781

Perguntas de triagem: *Quando você olha para sua vida, parece que seu senso básico de quem é, sua capacidade de estimar de forma precisa a sua qualidade de vida e sua capacidade de experimentar e regular emoções têm sido instáveis ou têm mudado frequentemente? Quando olha para sua vida, você parece sentir dificuldades, consistente e propositadamente, para perseguir objetivos, tanto de curto como de longo prazo, para si?*

Se sim para ambas as perguntas, pergunte: *Quando olha para sua vida, você parece fazer grandes esforços, repetidamente, para apreciar as experiências de outras pessoas, tolerar diferentes perspectivas e entender o efeito de seu comportamento sobre outras pessoas? Você realmente tem dificuldades para fazer e manter vínculos profundos e positivos?*

Se sim para ambas as perguntas, pergunte: *Ao olhar para as suas vidas, as pessoas podem, frequentemente, identificar hábitos ou traços persistentes que são recorrentes durante suas vidas. Quando olha para a sua vida, você pode observar que um destes traços é relativamente estável ao longo do tempo: percepção negativa de si mesmo que muda rapidamente em resposta às circunstâncias; foco compulsivo em fazer as coisas de forma perfeita ou corretamente ordenada; evitação ou desistência de relacionamentos emocionais íntimos até o ponto de se sentir distanciado de outras pessoas; comprometimento com comportamentos e crenças que muitas pessoas consideram incomum ou excêntrico; percepção persistente de que você é muito mais realizado ou merecedor do que outras pessoas; ou um padrão de comportamentos que muitas outras pessoas acharam manipulativo, enganador, hostil ou irresponsável?*

- Se a afetividade negativa caracterizada por humor negativo instável predomina, passe aos critérios de transtorno da personalidade *borderline*.
- Se a compulsão predomina, passe aos critérios de transtorno da personalidade obsessivo-compulsiva.
- Se o distanciamento predomina, passe aos critérios de transtorno da personalidade evitativa.
- Se predomina o psicotismo caracterizado por comportamentos incomuns ou excêntricos, passe aos critérios de transtorno da personalidade esquizotípica.
- Se o que predomina for o antagonismo caracterizado por manipulação, dissimulação, hostilidade e irresponsabilidade, passe aos critérios de transtorno da personalidade antissocial.
- Se predomina o antagonismo caracterizado por grandiosidade e busca de atenção, passe aos critérios de transtorno da personalidade narcisista.

1. Transtorno da Personalidade *Borderline*
    a. Inclusão: Necessita de prejuízos no autofuncionamento manifestados por pelo menos um dos seguintes sintomas.
        i. Identidade: *Você tem uma ideia instável ou pouco organizada a respeito de si mesmo? É excessivamente crítico consigo mesmo? Sente-se vazio por muito tempo? Em momentos de estresse, você se sente como se fosse um observador externo de sua própria mente, pensamentos, sentimentos, sensações, corpo ou de todo o seu ser ou percebe as pessoas ou localizações como irreais, oníricas, nebulosas, inertes ou visualmente distorcidas?*
        ii. Autodirecionamento: *Suas aspirações, planos para uma carreira, objetivos e valores são instáveis e mudam com frequência?*
    b. Inclusão: Necessita também de prejuízo no funcionamento interpessoal manifestado por pelo menos uma das seguintes dificuldades.
        i. Empatia: *Você tem dificuldade para reconhecer as necessidades e sentimentos de outras pessoas? Está propenso a se sentir menosprezado ou insultado? Ao pensar sobre outras pessoas, você focaliza, sobretudo, suas características negativas ou suas fraquezas?*
        ii. Intimidade: *Você se preocupa com o fato de, se as pessoas se aproximarem de você, elas o abandonarão? A maioria de seus relacionamentos próximos é intensa ou instável? Você alterna entre sensações de que as pessoas em sua vida são realmente boas ou realmente más? Você alterna entre envolver-se com outras pessoas e então desistir dos relacionamentos?*
    c. Inclusão: Necessita também de traços de personalidade patológica de ao menos um dos seguintes domínios.
        i. Afetividade negativa, caracterizada por pelo menos um dos seguintes sintomas:
            - Labilidade emocional *Suas emoções são facilmente estimuladas ou intensas? Elas são frequentemente mais fortes do que o evento ou as circunstâncias que as suscitaram?*
            - Ansiedade: *Você tem sentimentos intensos de nervosismo, tensão ou pânico de forma frequente, especialmente quando estressado? Sente-se com medo de incertezas com frequência? Você se preocupa a respeito de como experiências negativas no seu passado afetarão o seu futuro? Sente-se como se estivesse desmoronando ou perdendo o controle?*

- **Insegurança de separação:** *Você realmente teme a rejeição ou a separação das pessoas mais próximas a você?*
- **Tendência à depressão:** *Você se sente desanimado, infeliz ou sem esperança com frequência? Acha difícil se recuperar desses estados de humor? Você é muito pessimista sobre o futuro? Frequentemente sente-se com vergonha de si mesmo ou sem valor? Você frequentemente pensa em se ferir ou em se matar?*

ii. Desinibição, caracterizada por pelo menos <u>um</u> dos seguintes sintomas:

- **Impulsividade:** *Você age com frequência sob o impulso do momento, sem um plano ou consideração pelo resultado? Tem dificuldade em estabelecer ou seguir planos? Quando está estressado, você sente um senso de urgência ou um desejo de machucar a si mesmo?*
- **Exposição a riscos:** *Você se envolve com frequência em atividades perigosas, arriscadas e potencialmente prejudiciais, sem dar importância às consequências?*

iii. Antagonismo, caracterizado pelos seguintes sintomas:

- **Hostilidade:** *Você sente raiva ou irritabilidade com frequência, especialmente em resposta a ofensas e insultos mínimos?*

d. Exclusões

i. Se os prejuízos no funcionamento da personalidade e a expressão dos traços de personalidade são instáveis no decorrer do tempo e inconsistentes em diferentes situações, não faça o diagnóstico.

ii. Se os prejuízos no funcionamento da personalidade e as expressões do traço de personalidade são normais para o estágio de desenvolvimento de uma pessoa ou ambiente sociocultural, não faça o diagnóstico.

iii. Se os prejuízos no funcionamento da personalidade e as expressões do traço de personalidade são unicamente associados com os efeitos fisiológicos diretos de uma outra condição clínica ou substância, não faça o diagnóstico.

e. Modificadores

i. Características descritivas
- Afetividade negativa mais difusa
- Distanciamento mais difuso
- Antagonismo mais difuso

- Desinibição mais difusa
- Psicotismo mais difuso
- Nível de funcionamento da personalidade (0-4) (ver a Escala de Nível de Funcionamento da Personalidade neste capítulo)

ii. Curso
- Em remissão

f. Alternativa: Se uma pessoa exibe um prejuízo significativo no seu próprio funcionamento ou no aspecto interpessoal, mas não preenche os critérios de um transtorno da personalidade específico, considere o transtorno da personalidade – especificado pelo traço (todos os critérios propostos estão no DSM-5, p. 770). O diagnóstico permite a especificação de domínios nos quais domínios da personalidade patológica – afetividade negativa, distanciamento, antagonismo, desinibição e psicotismo – estão presentes e possibilita, também, diagnosticar o transtorno. Se você desejar, é possível usar facetas de traço específico no interior de cada domínio para tornar o diagnóstico mais particular. (Você pode ver uma lista dessas facetas no Formulário para Classificação de Traços de Personalidade na página 222 deste capítulo.)

2. Transtorno da Personalidade Obsessivo-compulsiva

a. Inclusão: Necessita de prejuízos no autofuncionamento manifestados por pelo menos um dos seguintes sintomas.

i. Identidade: *Na sua opinião, o que faz você ser visto como uma pessoa de valor vem sobretudo de seu trabalho ou do quão produtivo você é? É muito difícil para você sentir e expressar emoções fortes, de modo que seria correto caracterizar sua capacidade de fazê-lo como restrita?*

ii. Autodirecionamento: *Você tem uma forte necessidade de fazer seu trabalho ou dever tão bem e de forma minuciosa que acha difícil completar suas tarefas? Você aspira a padrões morais tão elevados que é difícil cumprir suas metas?*

b. Inclusão: Necessita também de prejuízo no funcionamento interpessoal manifestado por pelo menos uma das seguintes dificuldades.

i. Empatia: *Você tem dificuldade para entender e apreciar ideias, sentimentos ou comportamentos de outras pessoas?*

ii. Intimidade: *Em comparação com sua vida profissional, você normalmente percebe relacionamentos como algo secundário ou como*

uma prioridade menor? A sua necessidade de estar certo ou de não mudar sua posição faz que seja difícil para você estabelecer e manter relacionamentos com outras pessoas?
  c. Inclusão: Necessita também de traços de personalidade patológica de <u>ambos</u> os seguintes domínios.
      i. Compulsão, caracterizada pelos seguintes sintomas:
          * Perfeccionismo rígido: *Você normalmente insiste para que as coisas em sua vida sejam sem falhas, perfeitas, ou sem erros ou faltas? Seguidamente sacrifica a finalização de uma atividade ou projeto dentro do prazo por querer estar certo de que cada detalhe está correto? Normalmente acredita que existe apenas um jeito certo de fazer as coisas? Tem dificuldade em alterar suas ideias ou pontos de vista, mesmo quando se torna consciente de uma alternativa atraente? Você é preocupado com detalhes, organização ou ordem?*
      ii. Afetividade negativa, caracterizada pelos seguintes sintomas:
          * Perseveração: *Você frequentemente continua a trabalhar em uma tarefa mesmo depois de perceber que seus esforços não estão sendo produtivos? Você frequentemente continua com os mesmos comportamentos depois de eles terem repetidamente resultado em insucesso?*
  d. Exclusões
      i. Se os prejuízos no funcionamento da personalidade e a expressão dos traços de personalidade são instáveis no decorrer do tempo e inconsistentes em diferentes situações, não faça o diagnóstico.
      ii. Se os prejuízos no funcionamento da personalidade e as expressões do traço de personalidade são normais para o estágio de desenvolvimento de uma pessoa ou ambiente sociocultural, não faça o diagnóstico.
      iii. Se os prejuízos no funcionamento da personalidade e as expressões do traço de personalidade são unicamente associados com os efeitos fisiológicos diretos de uma outra condição clínica ou substância, não faça o diagnóstico.
  e. Modificadores
      i. Características descritivas
          * Afetividade negativa mais difusa
          * Distanciamento mais difuso
          * Antagonismo mais difuso

- Desinibição mais difusa
- Psicotismo mais difuso
- Nível de funcionamento da personalidade (0-4) (ver a Escala de Nível de Funcionamento da Personalidade neste capítulo)

   f. Alternativa: Se uma pessoa exibe um prejuízo significativo no seu próprio funcionamento ou no aspecto interpessoal, mas não preenche os critérios de um transtorno da personalidade específico, considere o transtorno da personalidade – especificado pelo traço (todos os critérios propostos estão no DSM-5, p. 770). O diagnóstico permite a especificação de domínios nos quais domínios da personalidade patológica – afetividade negativa, distanciamento, antagonismo, desinibição e psicotismo – estão presentes e possibilita, também, diagnosticar o transtorno. Se você desejar, é possível usar facetas de traço específico no interior de cada domínio para tornar o diagnóstico mais particular. (Você pode ver uma lista dessas facetas no Formulário para Classificação de Traços de Personalidade na página 222 deste capítulo).

3. Transtorno da Personalidade Evitativa

   a. Inclusão: Necessita de prejuízos no autofuncionamento manifestados por pelo menos um dos seguintes sintomas.

      i. Identidade: *Você tem uma baixa autoestima de forma que, normalmente, vê a si mesmo como socialmente incapaz, sem atrativos pessoais ou inferior a outras pessoas? Você tem, com frequência, sentimentos dolorosos de humilhação ou inadequação quando pensa sobre si mesmo?*

      ii. Autodirecionamento: *Você estabelece padrões tão irreais para seu comportamento que o faz relutar na busca de objetivos, assumir riscos pessoais ou envolver-se em atividades que exigiriam sua interação com outras pessoas?*

   b. Inclusão: Necessita também de prejuízo no funcionamento interpessoal manifestado por pelo menos uma das seguintes dificuldades.

      i. Empatia: *Você acha muitas vezes que seus pensamentos são dominados pela possibilidade de que outras pessoas o criticarão ou o rejeitarão?*

      ii. Intimidade: *Você normalmente reluta em se envolver com outras pessoas a menos que possa estar certo de que elas gostarão de você? Acha difícil fazer e manter relacionamentos porque teme ser ridicularizado ou zombado?*

c. Inclusão: Necessita também de traços de personalidade patológica de <u>todos</u> os seguintes domínios.
   i. Distanciamento, caracterizado por pelo menos <u>um</u> dos seguintes sintomas:
      - Retraimento: *Em ocasiões sociais, você é normalmente reservado, chegando ao ponto de não se comunicar a menos que isso seja necessário? Você evita atividade social? Você raramente começa ou inicia contato social?*
      - Evitação da intimidade: *Você normalmente evita relacionamentos íntimos ou amorosos, vínculos interpessoais e relações sexuais íntimas?*
      - Anedonia: *Você acha difícil se envolver ou ter energia para as experiências da vida? Você acha difícil sentir prazer?*
   ii. Afetividade negativa, caracterizada pelos seguintes sintomas:
      - Ansiedade: *Você frequentemente tem sentimentos intensos de nervosismo, tensão ou pânico, muitas vezes em reação a situações sociais? Você se preocupa muitas vezes com os efeitos negativos de experiências desagradáveis do seu passado e em como elas podem afetar o seu futuro? Quando confronta uma situação incerta e instável, você se sente muitas vezes receoso, apreensivo ou ameaçado?*
d. Exclusões
   i. Se os prejuízos no funcionamento da personalidade e a expressão dos traços de personalidade são instáveis no decorrer do tempo e inconsistentes em diferentes situações, não faça o diagnóstico.
   ii. Se os prejuízos no funcionamento da personalidade e as expressões do traço de personalidade são normais para o estágio de desenvolvimento de uma pessoa ou ambiente sociocultural, não faça o diagnóstico.
   iii. Se os prejuízos no funcionamento da personalidade e as expressões do traço de personalidade são unicamente associados com os efeitos fisiológicos diretos de uma outra condição clínica ou substância, não faça o diagnóstico.
e. Modificadores
   i. Características descritivas
      - Afetividade negativa mais difusa
      - Distanciamento mais difuso

- Antagonismo mais difuso
- Desinibição mais difusa
- Psicotismo mais difuso
- Nível de funcionamento da personalidade (0-4) (ver a Escala de Nível de Funcionamento da Personalidade neste capítulo)

f. Alternativa: Se uma pessoa exibe um prejuízo significativo no seu próprio funcionamento ou no aspecto interpessoal, mas não preenche os critérios de um transtorno da personalidade específico, considere o transtorno da personalidade – especificado pelo traço (todos os critérios propostos estão no DSM-5, p. 770). O diagnóstico permite a especificação de domínios nos quais domínios da personalidade patológica – afetividade negativa, distanciamento, antagonismo, desinibição e psicotismo – estão presentes e possibilita, também, diagnosticar o transtorno. Se você desejar, é possível usar facetas de traço específico no interior de cada domínio para tornar o diagnóstico mais particular. (Você pode ver uma lista dessas facetas no Formulário para Classificação de Traços de Personalidade na página 222 deste capítulo).

4. Transtorno da Personalidade Esquizotípica

   a. Inclusão: Necessita de prejuízos no autofuncionamento manifestados por pelo menos uma das seguintes dificuldades.

      i. Identidade: *Você costuma se sentir confuso sobre os limites entre você e outras pessoas? Outras pessoas já disseram que você parece indiferente ou distante?*

      ii. Autodirecionamento: *Você acha difícil conceber metas realistas e coerentes?*

   b. Inclusão: Necessita também de prejuízo no funcionamento interpessoal manifestado por pelo menos uma das seguintes dificuldades.

      i. Empatia: *Você frequentemente acha difícil entender como seus comportamentos afetam outras pessoas? Você frequentemente acha que não compreende os comportamentos e motivações de outras pessoas?*

      ii. Intimidade: *Você é tão ansioso e desconfiado em relação a outras pessoas que tem dificuldades para ter amizades próximas ou outros relacionamentos?*

   c. Inclusão: Necessita também de traços de personalidade patológica de ao menos um dos seguintes domínios.

i. Psicotismo, caracterizado por pelo menos <u>um</u> dos seguintes sintomas:
   - Excentricidade: *Com frequência, outras pessoas respondem a você como se seu comportamento ou aparência fosse entranho ou bizarro? Com frequência, outras pessoas lhe dizem que as coisas que você diz são inapropriadas ou incomuns?*
   - Desregulação cognitiva e perceptiva: Processos de pensamento estranhos ou incomuns; pensamento ou discurso vago, circunstancial, metafórico, superelaborado ou estereotipado; sensações estranhas em várias modalidades. *Outras pessoas frequentemente têm problemas em seguir o seu processo de pensamento? Outras pessoas têm de frequentemente se esforçar para entender o seu discurso? Você costuma ter sensações estranhas, como se sentisse que algo não natural estivesse sobre sua pele ou dentro de seu corpo, ou, ainda, como se visse ou ouvisse coisas que outras pessoas não podem?*
   - Crenças e experiências incomuns: *Você às vezes tem a sensação de que outra pessoa, a qual outras pessoas não conseguem ver, está presente e falando com você? Você é muito supersticioso? Você se preocupa com fenômenos paranormais ou mágicos?*

ii. Distanciamento, caracterizado por pelo menos <u>um</u> dos seguintes sintomas:
   - Afetividade restrita: *Você percebe que suas experiências e expressões emotivas ficam dentro de uma faixa estreita e não mudam muito com o tempo? Outras pessoas falaram que você não responde emocionalmente a situações provocativas como elas esperam? Outras pessoas já lhe disseram que você age de forma insolente, condescendente ou arrogante?*
   - Retraimento: *Você normalmente prefere estar sozinho? Em ocasiões sociais, costuma ser reservado, chegando ao ponto de não se comunicar a menos que isso seja necessário? Você evita atividade social? Você raramente começa ou inicia contato social?*

iii. Afetividade negativa, caracterizada pelos seguintes sintomas:
   - Desconfiança: *Você frequentemente duvida que outras pessoas serão fiéis, leais e favoráveis a você? Suspeita, com frequência, que outras pessoas têm intenções negativas ou nocivas em relação a você? Costuma sentir como se outras pessoas estivessem lhe perseguindo?*

d. Exclusões
   i. Se os prejuízos no funcionamento da personalidade e a expressão dos traços de personalidade são instáveis no decorrer do tempo e inconsistentes em diferentes situações, não faça o diagnóstico.
   ii. Se os prejuízos no funcionamento da personalidade e as expressões do traço de personalidade são normais para o estágio de desenvolvimento de uma pessoa ou ambiente sociocultural, não faça o diagnóstico.
   iii. Se os prejuízos no funcionamento da personalidade e as expressões do traço de personalidade são unicamente associados com os efeitos fisiológicos diretos de uma outra condição clínica ou substância, não faça o diagnóstico.
e. Modificadores
   i. Características descritivas
      - Afetividade negativa mais difusa
      - Distanciamento mais difuso
      - Antagonismo mais difuso
      - Desinibição mais difusa
      - Psicotismo mais difuso
      - Nível de funcionamento da personalidade (0-4) (ver a Escala de Nível de Funcionamento da Personalidade neste capítulo)
f. Alternativa: Se uma pessoa exibe um prejuízo significativo no seu próprio funcionamento ou no aspecto interpessoal, mas não preenche os critérios de um transtorno da personalidade específico, considere o transtorno da personalidade – especificado pelo traço (todos os critérios propostos estão no DSM-5, p. 770). O diagnóstico permite a especificação de domínios nos quais domínios da personalidade patológica – afetividade negativa, distanciamento, antagonismo, desinibição e psicotismo – estão presentes e possibilita, também, diagnosticar o transtorno. Se você desejar, é possível usar facetas de traço específico no interior de cada domínio para tornar o diagnóstico mais particular. (Você pode ver uma lista dessas facetas no Formulário para Classificação de Traços de Personalidade na página 222 deste capítulo.)

5. Transtorno da Personalidade Antissocial
   a. Inclusão: Necessita de prejuízos no autofuncionamento manifestados por pelo menos um dos seguintes sintomas.

i. Identidade: *Quando pensa sobre o que faz se sentir orgulhoso de si mesmo, você acha que normalmente isso se dá pelo ganho pessoal, prazer, ou pela obtenção e exercício do poder? Quando faz escolhas, você normalmente pensa em como elas o afetarão mais do que em como elas afetarão outras pessoas?*
ii. Autodirecionamento: *Quando estabelece objetivos de curto e longo prazo, sua maior motivação é satisfazer suas próprias necessidades e desejos? Quão importante é para você que seus objetivos sigam regras comumente aceitas e diretrizes para o que é ético e legal?*

b. Inclusão: Necessita também de prejuízo no funcionamento interpessoal manifestado por pelo menos uma das seguintes dificuldades.

i. Empatia: *Quanto você se preocupa sobre os sentimentos, necessidades ou sofrimentos de outras pessoas? Se já machucou ou maltratou alguém, você sentiu remorso ou arrependimento depois de fazê-lo?*
ii. Intimidade: *Você se julga incapaz de estar em relacionamentos com outras pessoas nos quais esteja emocionalmente próximo e envolvido? Você coagiu, enganou, explorou ou intimidou outras pessoas, com frequência, em um esforço para controlá-las?*

c. Inclusão: Necessita também de traços de personalidade patológica de todos os seguintes domínios.

i. Antagonismo, caracterizado por pelo menos um dos seguintes sintomas:

- Manipulação: *Você encanta ou seduz outras pessoas com frequência para conseguir algo que deseja? Você costuma enganar outras pessoas com o objetivo de influenciá-las ou controlá-las?*
- Desonestidade: *Você se apresenta de maneira deturpada, alegando realizações ou qualidades que não são suas? Você frequentemente embeleza histórias ou inventa acontecimentos?*
- Insensibilidade: *Quando escuta sobre os sentimentos ou problemas de outras pessoas, você normalmente se sente desinteressado ou insensível? Quando toma conhecimento de que suas próprias ações feriram alguém, você se sente culpado depois? Você acha prazeroso infligir dor e sofrimento a outra pessoa?*
- Hostilidade: *Você se encontra frequentemente ou sempre irritado? Quando alguém o ofende ou insulta, isso muitas vezes o deixa irritadiço ou mesmo agressivo? Você frequentemente é rude, desagradável ou vingativo?*

ii. Desinibição, caracterizada por pelo menos um dos seguintes sintomas:
- Irresponsabilidade: *Quando faz acordos ou promessas, muitas vezes você os desrespeita e falha em seguir seus compromissos? Quando tem obrigações familiares, financeiras ou outras, você frequentemente as negligencia e falha em honrá-las?*
- Impulsividade: *Você tem dificuldade para formular e seguir um plano? Costuma agir sob impulso do momento, sem um plano ou consideração pelo resultado?*
- Exposição a riscos: *Você frequentemente se envolve em atividades perigosas, arriscadas e potencialmente prejudiciais, sem muita consideração em relação às consequências? Você se entedia com facilidade e muitas vezes começa atividades impensadas como uma forma de combater seu tédio?*

d. Exclusões
   i. Se os prejuízos no funcionamento da personalidade e a expressão dos traços de personalidade são instáveis no decorrer do tempo e inconsistentes em diferentes situações, não faça o diagnóstico.
   ii. Se os prejuízos no funcionamento da personalidade e as expressões do traço de personalidade são normais para o estágio de desenvolvimento de uma pessoa ou ambiente sociocultural, não faça o diagnóstico.
   iii. Se os prejuízos no funcionamento da personalidade e as expressões do traço de personalidade são unicamente associados com os efeitos fisiológicos diretos de uma outra condição clínica ou substância, não faça o diagnóstico.

e. Modificadores
   i. Características descritivas
   - Afetividade negativa mais difusa
   - Distanciamento mais difuso
   - Antagonismo mais difuso
   - Desinibição mais difusa
   - Psicotismo mais difuso
   - Nível de funcionamento da personalidade (0-4) (ver a Escala de Nível de Funcionamento da Personalidade neste capítulo)

   ii. Especificadores
   - Com especificador de características psicopáticas: Use quando uma pessoa exibe falta de ansiedade ou medo e

um estilo interpessoal audaz e eficaz. A psicopatia enfatiza comparativamente características afetivas e interpessoais acima dos componentes comportamentais.

   f. Alternativa: Se uma pessoa exibe um prejuízo significativo no seu próprio funcionamento ou no aspecto interpessoal, mas não preenche os critérios de um transtorno da personalidade específico, considere o transtorno da personalidade – especificado pelo traço (todos os critérios propostos estão no DSM-5, p. 770). O diagnóstico permite a especificação de domínios nos quais domínios da personalidade patológica – afetividade negativa, distanciamento, antagonismo, desinibição e psicotismo – estão presentes e possibilita, também, diagnosticar o transtorno. Se você desejar, é possível usar facetas de traço específico no interior de cada domínio para tornar o diagnóstico mais particular. (Você pode ver uma lista dessas facetas no Formulário para Classificação de Traços da Personalidade na página 222 deste capítulo).

7. Transtorno da Personalidade Narcisista

   a. Inclusão: Necessita de prejuízos no autofuncionamento manifestados por pelo menos <u>uma</u> das seguintes dificuldades.

      i. Identidade: *Você se define principalmente em relação à boa impressão que causa nas pessoas? O orgulho que tem de si mesmo depende de como outras pessoas o percebem e lhe respondem? Você acha que suas emoções flutuam em resposta à sua estimativa da qualidade de sua própria vida?*

     ii. Autodirecionamento: *Você acha difícil entender o que o motiva a tomar decisões e estabelecer objetivos? Você normalmente estabelece objetivos para si com base em como outras pessoas perceberão seus objetivos? Você estabelece para si padrões realmente elevados para que reflitam o quão excepcional você é? Alternativamente, você estabelece para si padrões realmente baixos para que reflitam que você tem direito a qualquer coisa que atinja?*

   b. Inclusão: Necessita também de prejuízo no funcionamento interpessoal manifestado por pelo menos <u>uma</u> das seguintes dificuldades.

      i. Empatia: *Você está atento às reações que outras pessoas têm em relação a você? Costuma pensar sobre como você afeta outras pessoas? Você reluta em reconhecer ou em se identificar com os sentimentos e as necessidades das outras pessoas?*

ii. Intimidade: *Nas suas relações com outras pessoas, você crê estar interessado nelas e em suas experiências na medida em que significam algo para você e para sua vida? A maioria de seus relacionamentos permanece sem compromisso ou superficiais? Você valoriza os relacionamentos com outras pessoas como uma forma de manter sua autoestima?*
c. Inclusão: Necessita também de traços de personalidade patológica desse domínio.
   i. Antagonismo, caracterizado por <u>ambos</u> os seguintes sintomas:
      - Grandiosidade: *Você merece ou tem direito a tratamentos especiais por causa de suas excelentes qualidades pessoais? Você acredita que é melhor ou superior a outras pessoas? Costuma agir de uma forma que faz outras pessoas inferiores a você?*
      - Busca de atenção: *Você realmente gosta de ser o centro das atenções? Você muitas vezes acha que busca ou atrai atenção ou admiração de outras pessoas?*
d. Exclusões
   i. Se os prejuízos no funcionamento da personalidade e a expressão dos traços de personalidade são instáveis no decorrer do tempo e inconsistentes em diferentes situações, não faça o diagnóstico.
   ii. Se os prejuízos no funcionamento da personalidade e as expressões do traço de personalidade são normais para o estágio de desenvolvimento de uma pessoa ou ambiente sociocultural, não faça o diagnóstico.
   iii. Se os prejuízos no funcionamento da personalidade e as expressões do traço de personalidade são unicamente associados com os efeitos fisiológicos diretos de uma outra condição clínica ou substância, não faça o diagnóstico.
e. Modificadores
   i. Características descritivas
      - Afetividade negativa mais difusa
      - Distanciamento mais difuso
      - Antagonismo mais difuso
      - Desinibição mais difusa
      - Psicotismo mais difuso
      - Nível de funcionamento da personalidade (0-4) (ver a Escala de Nível de Funcionamento da Personalidade neste capítulo)

f. Alternativa: Se uma pessoa exibe um prejuízo significativo no seu próprio funcionamento ou no aspecto interpessoal, mas não preenche os critérios de um transtorno da personalidade específico, considere o transtorno da personalidade – especificado pelo traço (todos os critérios propostos estão no DSM-5, p. 770). O diagnóstico permite a especificação de domínios nos quais domínios da personalidade patológica – afetividade negativa, distanciamento, antagonismo, desinibição e psicotismo – estão presentes e possibilita, também, diagnosticar o transtorno. Se você desejar, é possível usar facetas de traço específico no interior de cada domínio para tornar o diagnóstico mais particular. (Você pode ver uma lista dessas facetas no Formulário para Classificação de Traços de Personalidade na página 222 deste capítulo).

Capítulo 13

Sistemas Diagnósticos Alternativos e Escalas Classificatórias

O DSM-5 proporciona uma linguagem comum para a caracterização do sofrimento mental que uma pessoa experimenta. Contudo, não é a única. Em várias comunidades, linguagens alternativas podem ser amplamente usadas. Embora eu não possa considerar neste livro todas essas linguagens de forma integral, discuto algumas alternativas notáveis, juntamente com escalas classificatórias específicas para diagnóstico.

Sistemas Diagnósticos Alternativos

Classificação Internacional de Doenças

A Organização Mundial da Saúde mantém seu próprio sistema diagnóstico, a *Classificação internacional de doenças*, comumente conhecida por sua abreviação, CID. A atual edição (10ª), ou CID-10, inclui transtornos mentais em meio a um catálogo de todas as doenças médicas. A décima primeira edição é esperada para 2014, e estão ocorrendo diálogos para sincronizar a CID-11 e o DSM-5 (Andrews et al., 2009). Embora a maioria dos clínicos fora dos Estados Unidos use a CID-10 para diagnosticar transtornos mentais, ela é menos detalhada do que o DSM-5 e foi elaborada, principalmente, para ajudar epidemiologistas a acompanhar a incidência e a prevalência de doenças. Apesar dos modos diferentes em que foram elaborados, o DSM e a CID-10 atribuem os mesmos códigos aos diagnósticos psiquiátricos, e esses códigos compartilhados são amplamente usados por seguradoras e planos de saúde. Você pode encontrar informações sobre a CID-10 e uma lista de códigos diagnósticos em www.who.int/classifications/icd/en/. O quinto capítulo, "Transtornos Mentais e de Comportamento", inclui a maioria dos diagnósticos relevantes para a entrevista diagnóstica.

Manual Diagnóstico Psicodinâmico

A CID-10 é focada na saúde pública, enquanto o *Manual diagnóstico psicodinâmico* (MDP; Alliance of Psychoanalytic Organization, 2006) foca na saúde e no sofrimento psicológico de uma pessoa em particular. Diversos grupos psicanalíticos se juntaram para criar o MDP como um complemento para os sistemas descritivos do DSM-5 e da CID-10. Como o DSM-5, o MDP inclui dimensões que perpassam categorias diagnósticas, juntamente com um relato completo de transtornos e padrões de personalidade. Ele usa as categorias diagnósticas do DSM, mas inclui relatos da experiência interna de uma pessoa que se apresenta para o tratamento. Você pode ler mais sobre o MDP em www.pdm1.org.

Grupos de McHugh

Durante as últimas décadas, o psiquiatra Paul McHugh expressou sua frustração em relação a como o DSM separou os sintomas da causa de uma doença mental. McHugh argumenta que, ao ignorar a suposta causa de o transtorno, o DSM desencoraja tentativas para se compreender o transtorno (McHugh e Slaveny, 2012). Como uma alternativa, ele propõe o agrupamento das doenças mentais em quatro "grupos" com base na causa do sofrimento de uma pessoa. Correlaciona, também, cada grupo com metáforas para o tratamento. Em seu primeiro grupo, McHugh inclui doenças cerebrais estruturais que perturbam diretamente o funcionamento psicológico; essas podem ser mais ou menos descritas como o que uma pessoa *tem*. Esse grupo inclui transtornos como doença de Alzheimer, *delirium* e esquizofrenia. Para pessoas com essas doenças, os profissionais procuram uma cura. Em seu segundo grupo, McHugh (2005) inclui problemas psicológicos que resultam da maneira em que a mente de uma pessoa se desenvolveu, como na maioria dos transtornos da personalidade ou, grosso modo, o que uma pessoa *é*. Para pessoas com essas doenças, os profissionais atuam como orientadores. No terceiro grupo, ele inclui perturbações que resultam de comportamentos biologicamente intensificados, como abuso de substâncias e anorexia nervosa, ou seja, o que uma pessoa *faz*. Para pessoas com essas doenças, os profissionais interrompem o comportamento. No quarto grupo, ele inclui sofrimento devido a eventos que põem em risco a identidade de uma pessoa, como luto e transtorno de estresse pós-traumático, ou seja, o que uma pessoa *encontra*. Paras pessoas com essas doenças, o profissional ajuda a reescrever a sua história de vida. Embora o sistema diagnóstico de McHugh não tenha sido amplamente adotado, suas observações foram influentes e são uma leitura acessível a todos os interessados no significado da classificação e do diagnostico psiquiátrico (McHugh e Slaveny, 1998).

Research Domain Criteria (Critério de Domínio de Pesquisa)

Em 2010, o National Institute of Mental Health anunciou sua intenção de produzir o seu próprio sistema diagnóstico, o *Research Domain Criteria* (RDoC), que unirá de forma similar os sintomas com sua causa. O RDoC ainda não foi escrito, mas pretende ser uma nosologia informada pela neurociência, em que os comportamentos são mapeados em circuitos do cérebro específicos e inter-relacionados. Em vez de caracterizar um transtorno mental por seus sintomas, o RDoC caracterizará um transtorno pelos circuitos neurais afetados. Por exemplo, a preocupação ansiosa poderia ser descrita como um transtorno de um circuito cortical-estriatal-talamicocortical em particular. O RDoC assume que os circuitos neurais podem ser identificados pelas ferramentas da neurociência clínica, mas reconhece que algumas dessas ferramentas e técnicas ainda não foram produzidas. Portanto, embora permaneça uma aspiração em vez de uma realidade clínica, ele é considerado o futuro do diagnóstico psiquiátrico. De certa forma, o DSM-5 dá um passo importante em direção ao RDoC porque inclui as dimensões, o que é análogo ao que o RDoC chama de "domínios" comportamentais, como a impulsividade e a afetividade negativa, que perpassam categorias diagnósticas contemporâneas e renova a consideração da etiologia do sofrimento mental (Insel e Quirion, 2005; Insel et al., 2010). Você pode acompanhar o progresso do desenvolvimento do RDoC na seguinte URL: www.nimh.nih.gov/research-funding/rdoc/index.shtml.

Sistemas Diagnósticos Específicos da Cultura

Além disso, há vários sistemas diagnósticos psiquiátricos específicos de cada cultura que são usados em comunidades específicas, incluindo América Latina (Berganza et al., 2002), Cuba (Otero-Ojeda, 2002), China (Chen, 2002) e Japão (Nakane e Nakane, 2002).

Escalas Classificatórias

Clínicos e pesquisadores criaram muitas escalas classificatórias para quantificar os graus de saúde, doença e comprometimento. Visto que os autores de muitas dessas escalas classificatórias registraram a patente, nem todas elas estão disponíveis de maneira gratuita. Você pode encontrar uma boa lista, ainda que incompleta, nesta URL: www.neurotransmitter.net/ratingscales.html.

Referências

Alarcón RD, Frank JB: The Psychotherapy of Hope: The Legacy of Persuasion and Healing. Baltimore, MD, Johns Hopkins University Press, 2011

Alliance of Psychoanalytic Organizations: Psychodynamic Diagnostic Manual. Silver Spring, MD, Alliance of Psychoanalytic Organizations, 2006

American Psychiatric Association: Diagnostic and Statistical Manual of Mental Disorders, 3rd Edition. Washington, DC, American Psychiatric Association, 1980

American Psychiatric Association: Diagnostic and Statistical Manual of Mental Disorders, 4th Edition, Text Revision. Washington, DC, American Psychiatric Association, 2000

American Psychiatric Association: The Principles of Medical Ethics: With Annotations Especially Applicable to Psychiatry. Washington, DC, American Psychiatric Association, 2010

American Psychiatric Association: Diagnostic and Statistical Manual of Mental Disorders, 5th Edition. Washington, DC, American Psychiatric Association, 2013

Andrews G, Goldberg DP, Krueger RF, et al: Exploring the feasibility of a meta-structure for DSM-5 and ICD-11: could it improve utility and validity? Psychol Med 39:1993–2000, 2009

Aragona M: The concept of mental disorder and the DSM-5. Dialogues in Philosophy, Mental and Neuro Sciences 2:1–14, 2009

Bäärnhielm S, Rosso MS: The cultural formulation: a model to combine nosology and patients' life context in psychiatric diagnostic practice. Transcult Psychiatry 46:406–428, 2009

Barnhill JW (ed): DSM-5 Clinical Cases. Washington, DC, American Psychiatric Publishing, 2014

Bentall RP: A proposal to classify happiness as a psychiatric disorder. J Med Ethics 18:94–98, 1992

Berganza CE, Mezzich JE, Jorge MR: Latin American Guide for Psychiatric Diagnosis (GLDP). Psychopathology 35:185–190, 2002

Black DW, Grant JE: DSM-5 Guidebook: The Essential Companion to the Diagnostic and Statistical Manual of Mental Disorders, 5th Edition. Washington, DC, American Psychiatric Publishing, 2014

Carlat DJ: The Psychiatric Interview, 2nd Edition. Philadelphia, PA, Lippincott, Williams & Wilkins, 2005

Cassell EJ: The Nature of Suffering and the Goals of Medicine. New York, Oxford University Press, 1991

Chen YF: Chinese Classification of Mental Disorders (CCMD-3). Psychopathology 35:171–175, 2002

Davies O: A Theology of Compassion: Metaphysics of Difference and the Renewal of Tradition. Grand Rapids, MI, William B Eerdmans, 2001

Digman JM: Personality structure: emergence of the five-factor model. Annu Rev Psychol 41:417–440, 1990

Emanuel EJ, Emanuel LL: Four models of the physician-patient relationship. JAMA 267:2221–2226, 1992

Estroff SE, Henderson GE: Social and cultural contributions to health, difference, and inequality, in The Social Medicine Reader, 2nd Edition, Vol 2. Durham, NC, Duke University Press, 2005, pp 4–26

Fairburn CG, Bohn K: Eating disorder NOS (EDNOS): an example of the troublesome "not otherwise specified" (NOS) category in DSM-IV. Behav Res Ther 43:691–701, 2005

Feinstein AR: Clinical Judgment. Baltimore, MD, Williams & Wilkins, 1967

First MB: DSM-5 Handbook of Differential Diagnosis. Washington, DC, American Psychiatric Publishing, 2014

Frank JD, Frank JB: Persuasion and Healing: A Comparative Study of Psychotherapy, 3rd Edition. Baltimore, MD, Johns Hopkins University Press, 1991

Goldman HH, Skodol AE, Lave TR: Revising Axis V for DSM-IV: a review of measures of social functioning. Am J Psychiatry 149:1148–1156, 1992

Grob GN: Origins of DSM-I: a study in appearance and reality. Am J Psychiatry 148:421–431, 1991

Houts AC: Fifty years of psychiatric nomenclature: reflections on the 1943 War Department Technical Bulletin, Medical 203. J Clin Psychol 56:935–967, 2000

Hunter KM: How Doctors Think: Clinical Judgment and the Practice of Medicine. New York, Oxford University Press, 2005

Insel T, Quirion R: Psychiatry as a clinical neuroscience discipline. JAMA 294:2221–2224, 2005

Insel T, Cuthbert B, Garvey M, et al: Research Domain Criteria (RDoC): toward a new classification framework for research on mental disorders. Am J Psychiatry 167:748–751, 2010

Johnson RL, Sadosty AT, Weaver AL, et al: To sit or not to sit? Ann Emerg Med 51:188–193, 2008

Kendell R, Jablensky A: Distinguishing between the validity and utility of psychiatric diagnoses. Am J Psychiatry 160:4–12, 2003

Kendler KS: The dappled nature of causes of psychiatric illness: replacing the organic-functional/hardware-software dichotomy with empirically based pluralism. Mol Psychiatry 17:377–388, 2012

Kernberg OF: Severe Personality Disorders. New Haven, CT, Yale University Press, 1984

King LS: Medical Thinking: A Historical Preface. Princeton, NJ, Princeton University Press, 1982

Kinghorn WA: Whose disorder? A constructive MacIntyrean critique of psychiatric nosology. J Med Philos 36:187–205, 2011

Kleinman A, Eisenberg L, Good B: Culture, illness, and care: critical lessons from anthropologic and cross-cultural research. Ann Intern Med 88:251–258, 1978

Kupfer DJ, Regier DA: Why all of medicine should care about DSM-5. JAMA 303:1974–1975, 2010

Kupfer DJ, Regier DA: Neuroscience, clinical evidence, and the future of psychiatric classification in DSM-5. Am J Psychiatry 168:672–674, 2011

Lewis-Fernández R, Hinton DE, Laria AJ: Culture and the anxiety disorders: recommendations for DSM-5. Depress Anxiety 27:212–229, 2010

Little M: Talking cure and curing talk. J R Soc Med 98:210–212, 2005 Lizardi D, Oquendo MA, Graver R: Clinical pitfalls in the diagnosis of ataque de nervios: a case study. Transcult Psychiatry 46:463–486, 2009

MacKinnon RA, Michels R, Buckley PJ: The Psychiatric Interview in Clinical Practice, 2nd Edition. Washington, DC, American Psychiatric Publishing, 2006

Martínez LC: DSM-IV-TR cultural formulation of psychiatric cases: two proposals for clinicians. Transcult Psychiatry 46:506–523, 2009

McHugh PR: Striving for coherence: psychiatry's efforts over classification. JAMA 293:2526–2528, 2005

McHugh P: Review of "The Loss of Sadness: How Psychiatry Transformed Normal Sorrow Into Depressive Disorder." N Engl J Med 357:947–948, 2007

McHugh P, Slaveny PR: The Perspectives of Psychiatry, 2nd Edition. Baltimore, MD, Johns Hopkins University Press, 1998

McHugh P, Slaveny PR: Mental illness—comprehensive evaluation or checklist? N Engl J Med 366:1853–1855, 2012

Morrison J, Muñoz RA: Boarding Time: The Psychiatry Candidate's New Guide to Part II of the ABPN Examination. Washington, DC, American Psychiatric Publishing, 2009

Mundt C, Backenstrass M: Psychotherapy and classification: psychological, psychodynamic, and cognitive aspects. Psychopathology 38:219–222, 2005

Nakane Y, Nakane H: Classification systems for psychiatric diseases currently used in Japan. Psychopathology 35:191–194, 2002

Oliver N (writer): Lars and the Real Girl. Los Angeles, CA, Lars Productions, 2007

Otero-Ojeda AA: Third Cuban Glossary of Psychiatry (GC-3): key features and contributions. Psychopathology 35:181–184, 2002

Parsons T: Illness and the role of the physician: a sociological perspective. Am J Orthopsychiatry 21:452–460, 1951

Phillips J, Frances A, Cerullo MA, et al: The six most essential questions in psychiatric diagnosis: a pluralogue part 1: conceptual and definitional issues in psychiatric diagnosis. Philos Ethics Humanit Med 7:3, 2012a

Phillips J, Frances A, Cerullo MA, et al: The six most essential questions in psychiatric diagnosis: a pluralogue part 2: issues of conservatism and pragmatism in psychiatric diagnosis. Philos Ethics Humanit Med 7:8, 2012b

Phillips J, Frances A, Cerullo MA, et al: The six most essential questions in psychiatric diagnosis: a pluralogue part 3: issues of utility and alternative approaches in psychiatric diagnosis. Philos Ethics Humanit Med 7:9, 2012c

Pierre J: The borders of mental disorders in psychiatry and the DSM: past, present, and future. J Psychiatr Pract 16:375–386, 2010

Radden J, Sadler JZ: The Virtuous Psychiatrist: Character Ethics in Psychiatric Practice. New York, Oxford University Press, 2010

Regier DA: Dimensional approaches to psychiatric classification: refining the research agenda for DSM-5: an introduction. Int J Methods Psychiatr Res 16(suppl 1):1–5, 2007

Regier DA, Narrow WE, Kuhl EA, et al: The conceptual development of DSM-5. Am J Psychiatry 166:645–650, 2009

Roberts LW, Louie AK: Study Guide to DSM-5. Washington, DC, American Psychiatric Publishing, 2014

Robertson K: Active listening: more than just paying attention. Aust Fam Physician 34:1053–1055, 2005

Rondeau E, Klein LS, Masse A, et al: Is pervasive developmental disorder not otherwise specified less stable than autistic disorder? A meta-analysis. J Autism Dev Disord 41:1267–1276, 2011

Rosenhan DL: On being sane in insane places. Science 179:250–258, 1973

Rüsch N, Angermeyer MC, Corrigan PW: Mental illness stigma: concepts, consequences, and initiatives to reduce stigmas. Eur Psychiatry 20:529–539, 2005

Shahrokh NC, Hales RE, Phillips KA, et al: The Language of Mental Health: A Glossary of Psychiatric Terms. Washington, DC, American Psychiatric Publishing, 2011

Shea SC: Psychiatric Interviewing: The Art of Understanding, 2nd Edition. Philadelphia, PA, WB Saunders, 1998

Shweder RA: Why Do Men Barbecue? Recipes for Cultural Psychology. Cambridge, MA, Harvard University Press, 2003

Spitzer RL: Values and assumptions in the development of DSM-III and DSM-III-R: an insider's perspective and a belated response to Sadler, Hulgus, and Agich's "On values in recent American psychiatric classification." J Nerv Ment Dis 189:351–359, 2001

Stein DJ, Phillips KA, Bolton D, et al: What is a mental/psychiatric disorder? From DSM-IV to DSM-5. Psychol Med 40:1759–1765, 2010

Sullivan HS: The Collected Works of Harry Stack Sullivan, Vol 1: The Psychiatric Interview. Edited by Perry HS, Gawel ML. New York, WW Norton, 1954

Summers RF, Barber JP: Therapeutic alliance as a measurable psychotherapy skill. Acad Psychiatry 27:160–165, 2003

Wallace ER: Psychiatry and its nosology: a historico-philosophical overview, in Philosophical Perspective on Psychiatric Diagnostic Classification. Edited by Sadler JZ, Wiggins OP, Schwartz MA. Baltimore, MD, Johns Hopkins University Press, 1994, pp 16–88

Weiden PJ: Understanding and addressing adherence issues in schizophrenia: from theory to practice. J Clin Psychiatry 68(suppl 14):14–19, 2007

Wiggins OP, Schwartz MA: The limits of psychiatric knowledge and the problem of classification, in Philosophical Perspective on Psychiatric Diagnostic Classification. Edited by Sadler JZ, Wiggins OP, Schwartz MA. Baltimore, MD, Johns Hopkins University Press, 1994, pp 89–103

Wilson M: DSM-III and the transformation of American psychiatry: a history. Am J Psychiatry 150:399–410, 1993

World Health Organization: International Statistical Classification of Diseases and Related Health Problems, 10th Revision. Geneva, World Health Organization, 1992

World Health Organization: Measuring Health and Disability: Manual for WHO Disability Assessment Schedule (WHODAS 2.0). Edited by Üstün TB, Kostanjsek N, Chatterji S, et al. Geneva, World Health Organization, 2010

Yager J: Specific components of bedside manner in the general hospital psychiatric consultation: 12 concrete suggestions. Psychosomatics 30:209–212, 1989

Zimmerman M: Interview Guide for Evaluating DSM-IV Psychiatric Disorders and the Mental Status Examination. East Greenwich, RI, Psych Products Press, 1994

Índice

Os números das páginas impressas com fontes em **negrito** *referem-se a tabelas ou figuras.*

A

A entrevista psiquiátrica na prática clínica (MacKinnon et al. 2006), 11
A garota ideal (filme, 2007), 14
Abandono, e transtorno da personalidade *borderline*, 169–170
Abordagem em etapas, para diagnóstico diferencial, 199–202
Abstinência. *Ver também* Abstinência de álcool; Abstinência de cafeína; Abstinência de estimulantes; Abstinência de opioides; Abstinência de outra substância (ou substância desconhecida); Relacionamentos interpessoais
  abstinência de cafeína e, 134–135
  Formulário para Classificação de Traços de Personalidade e, **224**
  transtorno da personalidade esquizotípica e, 235
  transtorno da personalidade evitativa e, 233
  transtorno por uso de álcool e, 130
  transtorno por uso de estimulantes e, 150
  transtorno por uso de opioides e, 143
  transtorno por uso de outra substância (ou substância desconhecida), 155–156
  transtorno por uso de tabaco e, 153
Abstinência de álcool, 132
Abstinência de cafeína, 133–134
Abstinência de *Cannabis*, 135–137
Abstinência de estimulantes, 151–152
Abstinência de opioides, 144–145
Abstinência de outra substância (ou substância desconhecida), 156–157
Abstinência de sedativos, hipnóticos ou ansiolíticos, 148
Abstinência de tabaco, 154–155
Abuso físico. *Ver* Problemas psicossociais
Abuso infantil. *Ver* Problemas psicossociais
Abuso sexual. *Ver* Problemas psicossociais
Acatisia, induzida por medicamento, **179**
Admiração, e transtorno da personalidade narcisista, 171–172
Adolescentes. *Ver também* Crianças
  disforia de gênero e, 122
  transtorno da conduta e, 126
Afetuosidade. *Ver também* Emoções
  exame do estado mental e, 204
  Formulário para Classificação de Traços da Personalidade e, **223, 224**
  transtorno da personalidade *borderline* e, 169–170, 227
  transtorno da personalidade esquizotípica e, 168, 235

transtorno da personalidade
evitativa e, 233
transtorno da personalidade
obsessivo-compulsiva e, 231
transtorno de apego reativo e,
93
Afonia, 204
Agitação ou retardo psicomotor
exame do estado mental e, 203
transtornos depressivos e,
77–78
Agorafobia, 83
Agressão
abstinência de *Cannabis* e,
135–136
transtorno da personalidade
antissocial e, 169
transtorno de estresse pós-
-traumático e, 91
transtorno explosivo intermitente e, 124–125
Alergias, e histórico médico,
25–26
Aliança terapêutica
definição de, 13
dicas práticas para a construção
de, 14–17
estabelecimento de uma meta
de entrevista diagnóstica, v
história sociocultural na construção de, 16–19, 209
importância de, 13–15
relacionamentos funcionais, e
aliança terapêutica, 17–20
Alimentação, perguntas da entrevista diagnóstica de 29–30
minutos, 25. *Ver também* Apetite;
Transtornos alimentares; Ganho
ou perda de peso
Alimentação enteral, transtorno
alimentar restritivo/evitativo,
103

Aliteração, e processo do pensamento, 204
Alucinações
abstinência de álcool e, 132
abstinência de sedativos, hipnóticos ou ansiolíticos e, 148
esquizofrenia e, 43, 52–53, 68
exame do estado mental e,
204–205
Alucinógeno(s). *Ver* Transtorno
por uso de fenciclidina ou de outros alucinógenos
*American Board of Psychiatry and
Neurology* (ABPN), 207–208
Amnésia, 95–96
dissociativa, 95
Anedonia, e transtornos da personalidade, **224**, 233
Anorexia nervosa, 34–35, 101–103
Ansiedade. *Ver também* Transtornos de ansiedade
abstinência de *Cannabis* e,
135–136
abstinência de sedativos, hipnóticos ou ansiolíticos e, 148
abstinência de tabaco e, 154–
155
DSM-IV-TR e, 33
entrevista diagnóstica de 30
minutos e perguntas sobre, 24
fobia específica e, 82
Formulário para Classificação
de Traços de Personalidade e,
223
transtorno da personalidade
borderline e, 228
transtorno da personalidade
evitativa e, 233
transtorno de ansiedade de
doença e, 100
transtorno de sintomas somáticos e, 98

Antagonismo, e transtornos da personalidade, 49–50, **224**, 227, 229, 237, 239–240
Aparência
  exame do estado mental e, 203
  transtorno da personalidade histriônica e, 169–170
Apetite. *Ver também* Alimentação
  abstinência de *Cannabis* e, 136–137
  abstinência de estimulantes e, 152
  abstinência de tabaco e, 154–155
  intoxicação por *Cannabis* e, 135–136
Apneia central do sono, 112
Apneia e hipopneia obstrutivas do sono, 111–112
Apoio, e transtorno da personalidade dependente, 172–173
Arrogância, e transtorno da personalidade narcisista, 171–172
Arte, formação da aliança terapêutica como, 14–15
Associação por sons, 204
Ataque de nervios, 37–38
Ataques de pânico, 33–34, 39, 85
Atividade dirigida a objetivos, e transtorno bipolar, 72–73, 75
Atraso global do desenvolvimento, 58–60
Autodirecionamento, e transtornos da personalidade, **217–221**, 228, 230, 232, 234, 237–239
Autoestima, e transtorno bipolar, 72–73, 75
Autofuncionamento. *Ver* Relacionamentos interpessoais
Autopercepção, e transtorno da personalidade evitativa, 172–173
Avaliações de habilidades clínicas, 207–208
Avaliações transversais, 36–37

B

Bentall, Richard, 4–5
Bloqueio, e processo de pensamento, 204
Boca seca, e intoxicação por *Cannabis*, 135–136
Bocejos, e abstinência de opioides, 145
Bulimia nervosa, 102
Busca de ajuda, e cultura, 210
Busca de atenção
  Formulário para Classificação de Traços de Personalidade e, **224**
  transtorno da personalidade narcisista e, 48–50, 227, 239–240
Busca por conforto, e transtorno de apego reativo, 93

C

Catalepsia, e exame do estado mental, 203
Cataplexia, e narcolepsia, 110
Catatonia, e esquizofrenia, 69
Cefaleia, e abstinência de cafeína, 134
Certificação, 207
Chinese Classification of Mental Disorders (Classificação Chinesa de Transtornos Mentais) (Chen, 2002), 245
CID–10, e códigos Z, 51, 180–189, 243–244. *Ver também* Escala de Avaliação de Incapacidades da Organização Mundial da Saúde, Versão 2 (WHODAS 2.0)
CID–11, 243–244
CID–9, e códigos V, 180–189
Classificação "não especificado", no DSM–5, 51–53. *Ver também* Diagnóstico alternativo; *transtornos específicos*

Classificação "outro especificado", no DSM-5, 51–53
Classificação "sem outra especificação" (SOE) no DSM-IV, 51–53
Cleptomania, 128
Códigos V. *Ver* CID–9
Códigos Z. *Ver* CID–10
Cognição. *Ver também* Deficiência intelectual; Memória
Comportamento. *Ver também* Agressão; Comportamentos repetitivos; Desinibição; Excentricidade; Exposição a riscos; Comportamento estereotipado
  exame do estado mental e, 203
  significado clínico *versus* "normalidade" de, 201–202
Comportamento estereotipado
  exame do estado mental e, 205
  transtorno do espectro autista e, 61–63
Comportamento sedutor, e transtorno da personalidade histriônica, 171
Comportamentos repetitivos, e transtorno do espectro autista, 61–63. *Ver também* Comportamentos repetitivos focados no corpo
Comportamentos repetitivos focados no corpo, 89
Compulsões. *Ver também* Obsessões
  conteúdo do pensamento e, 204
  Formulário para Classificação de Traços de Personalidade e, **225**
  perguntas da entrevista diagnóstica de 30 minutos, 25, 87
  transtorno da personalidade obsessivo-compulsiva e, 227, 231

Comunicação não verbal
  aliança terapêutica e, 16–17
  transtorno do espectro autista e, 60–62
Concentração. *Ver também* Desatenção; Distração e distratibilidade
  abstinência de cafeína e, 134
  abstinência de tabaco e, 154–155
  transtorno de ansiedade generalizada e, 85
  transtorno de estresse pós-traumático e, 91
  transtornos depressivos e, 77–78
Condições médicas, e diagnóstico diferencial, 200–201. *Ver* Diagnóstico alternativo; *transtornos específicos*
Conflito, e definição de transtorno mental, 9–10
Controle
  transtorno da personalidade obsessivo-compulsiva e, 173–174
  transtorno de pânico e, 84
Corpo, e mente no conceito de *transtorno*, 7–8
Crença no merecimento de privilégios, e transtorno da personalidade narcisista, 171–172
Crenças
  esquizofrenia e, 43
  exame do estado mental e, 205
  Formulário para Classificação de Traços de Personalidade e, **226**
  transtorno da personalidade esquizotípica e, 168
Crianças. *Ver também* Adolescentes
Critérios de exclusão. *Ver* Sintomas; *transtornos específicos*

Critérios de inclusão. *Ver* Sintomas; *transtornos específicos*
Crítica, e transtorno da personalidade evitativa, 171–172
Culpa
 exame do estado mental e, 205
 transtorno de estresse pós-traumático e, 91
 transtornos depressivos e, 77–78
Cultura e questões culturais
 abordagem dimensional e, 36–38
 aliança terapêutica e, 16–19
 conceitos de enfermidades ou doenças e, 5–7
 definição de transtorno mental e, 9–10
 esquizofrenia e, 43–44
 papel de doente e, 6–7
 sistemas diagnósticos e, 245
Curso
 do *delirium*, 159–160
 do transtorno da personalidade *borderline*, 230
 do transtorno de ansiedade de doença, 100
 do transtorno de hipersonolência, 109
 do transtorno de insônia, 108
 do transtorno do jogo, 157–158
 dos transtornos parafílicos, 177

D

Deficiência de hipocretina, e narcolepsia, 110
Deficiência intelectual, 57–62
Deficiência nutricional, e transtorno alimentar restritivo/evitativo, 103
Degeneração lobar frontotemporal, 160–161

Delírio(s)
 esquizofrenia e, 43, 68
 exame do estado mental e, 205
D*elirium*
 esquizofrenia e, 69–70
 transtorno de insônia e, 108
 transtornos neurocognitivos e, 159–160, **198**
Dependência de substâncias, 45
Depressão. *Ver também* Transtornos depressivos
 abstinência de *Cannabis* e, 136–137
 abstinência de tabaco e, 154–155
 Formulário para Classificação de Traços de Personalidade e, **223**
 transtorno da personalidade *borderline* e, 229
Desamparo, e transtorno da personalidade dependente, 172–173
Desatenção, transtorno de déficit de atenção/hiperatividade, 63–66. *Ver também* Distração e distratibilidade
Descarrilamento, e processo de pensamento, 204
Desconfiança
 Formulário para Classificação de Traços de Personalidade e, **223**
 transtorno da personalidade esquizotípica e, 168, 235
 transtorno da personalidade paranoide e, 166–167
Desenvolvimento e histórico de desenvolvimento. *Ver também* Crianças; Transtornos do neurodesenvolvimento
 diagnóstico diferencial e, 201
 entrevista diagnóstica de 30 minutos e, 25–26

Desenvolvimento e histórico de desenvolvimento; Problemas psicossociais
   diagnóstico diferencial e estágio de desenvolvimento de, 201
   disforia de gênero e, 121–122
   entrevista diagnóstica e perguntas para, 57–58
   fobia específica e, 82, 83
   narcolepsia e, 110
   transtorno da conduta e, 126, 128
   transtorno de apego reativo e, 93–94
   transtorno de estresse pós--traumático e, 90–92
   transtorno de insônia e, 107
   transtorno explosivo intermitente e, 125
   transtorno por uso de álcool e, 131
   transtornos da eliminação e, 105–106
   transtornos depressivos e, 77–81
   transtornos relacionados a trauma e a estressores e, 90–94
Desinibição, e transtornos da personalidade, **225,** 229, 238
Desonestidade. *Ver também* Transtorno factício
   Formulário para Classificação de Traços de Personalidade e, **224**
   transtorno da personalidade antissocial e, 169, 237
Desrealização e despersonalização, e transtorno de pânico, 84. *Ver também* Transtorno de despersonalização/desrealização
Diagnóstico, sistemas alternativos de, 243–245. *Ver também* Diagnóstico alternativo; Diagnóstico diferencial; Dimensões e abordagem dimensional; Entrevistas diagnósticas; Erros diagnósticos; Modelo categórico
Diagnóstico alternativo. *Ver também* Diagnóstico diferencial; *transtornos específicos*
   definição de, 57–58
   sistemas de, 243–245
Diagnóstico diferencial. *Ver também* Diagnóstico alternativo
   apresentação de pacientes e, 29
   condições médicas e, 200–201
   conflitos ou estágios de desenvolvimento e, 201
   "normalidade" de comportamento e pensamentos *versus* "significado clínico", 201–202
   sinais e sintomas intencionalmente produzidos e, 199
   uso de substâncias e, 200
Diarreia, e abstinência de opioides, 145
Dilatação da pupila, e abstinência de opioides, 145
Dimensões e abordagem dimensional, vantagens diagnósticas para a sua introdução no DSM-5, 4–6, 33–35, 39
   avaliações culturais e, 36–38
   ferramentas de triagem e, 35–37
   medidas de gravidade e, 34–36
   transtornos da personalidade e, 47–51, 215
Discinesia tardia, **179,** 203
Discurso, e exame do estado mental, 204
Discurso desorganizado, e esquizofrenia, 68
Disforia de gênero, e entrevista diagnóstica, 121–123
Disfunção, e definição de transtorno mental, 8–10

Disfunções sexuais, e entrevista diagnóstica, 115–120
Dissociação. *Ver também* Transtornos dissociativos
　perguntas sobre dissociação na entrevista diagnóstica de 30 minutos, 25
　transtorno da personalidade *borderline* e, 169–170
　transtorno de estresse pós-traumático e, 92
Distanciamento
　Formulário para Classificação de Traços de Personalidade, **223, 224**
　transtorno da personalidade esquizotípica e, 235
　transtorno da personalidade evitativa e, 227, 233
　transtorno de estresse pós-traumático e, 91
Distração e distratibilidade. *Ver também* Concentração; Desatenção
　Formulário para Classificação de Traços de Personalidade e, **225**
　transtorno bipolar e, 72–73, 75
　transtorno de déficit de atenção/hiperatividade e, 63–65
Diurese, e intoxicação por cafeína, 133
Doença, e conceito de transtorno, 5–8
Doença com corpos de Lewy, 160–161
Doença de Alzheimer, 160–161
Doença de Huntington, 161–163
Doença de Parkinson, 160–163
Doença do príon, 160–162
Doença vascular, 160–162
Dores musculares, e abstinência de opioides, 145

DSM–5. *Ver também* Dimensões e abordagem dimensional; Entrevista de Formulação Cultural; Entrevistas diagnósticas; Escala de Avaliação de Incapacidades da Organização Mundial da Saúde, Versão 2 (WHODAS 2.0); Gravidade das Dimensões de Sintomas de Psicose Avaliada pelo Clínico
　CID–11 e, 243–244
　condições envolvendo problemas psicossociais e ambientais no, 180
　definição de transtorno mental no, 7–11
　eliminação do sistema multiaxial do, 7–8
　esquizofrenia no, 41–44
　linguagem comum para a caracterização do sofrimento mental no, 243–244
　precisão dos diagnósticos psiquiátricos e, 3–4
　reordenamento de transtornos no, 50–53
　transtorno da personalidade narcisista no, 45–51
　transtorno depressivo maior no, 41–42
　transtorno por uso de álcool no, 44–46
　versão concisa do, **194–198**
DSM-III, 4–5, 50–51
DSM-IV
　abuso de substâncias e dependência de substâncias no, 45
　classificação "sem outra especificação" (SOE) no, 51–53
　esquizofrenia no, 43, 44
　transtorno depressivo maior no, 41–42
　transtornos da personalidade no, 47

DSM-IV-TR, 33, 180
Duração, de sintomas
　esquizofrenia e transtornos psicóticos e, **195**
　fobia específica e, 83
　transtorno bipolar e transtornos relacionados e, **195**
　transtorno de insônia e, 108–109
　transtorno obsessivo-compulsivo e, **197**
　transtornos de ansiedade e, **196**
　transtornos depressivos e, **196**
　transtornos do neurodesenvolvimento e, **194**
　transtornos neurocognitivos e, **198**

E

Ecolalia, 204
Efeitos colaterais, de psicofarmacoterapia, **179**
Ejaculação prematura, 116–117
Ejaculação retardada, 116–117
Emoções. *Ver também* Afetuosidade; Humor; Raiva
　exame do estado mental e, 204
　Formulário para Classificação de Traços de Personalidade e, **223**
　transtorno da personalidade *borderline* e, 228
　transtorno da personalidade esquizoide e, 167
　transtorno da personalidade histriônica e, 171
　transtorno de apego reativo e, 93
　transtorno de estresse pós--traumático e, 91
Empatia
　aliança terapêutica e, 16–17
　transtornos da personalidade e, **217–221**, 228, 230, 232, 234, 237–240
Encaminhamentos, e entrevista diagnóstica de 30 minutos, 29
Encoprese, 105–106
Enfermidade, e conceito de transtorno, 5–8
Entrevista de Formulação Cultural (EFC), 37–38, 43–44, 209–211
Entrevista diagnóstica de 30 minutos. *Ver também* Entrevistas diagnósticas
　apresentação de paciente e, 28–30
　desenvolvimento de, 21–23
　esboço de, 22–28
Entrevistas diagnósticas. *Ver também* Entrevista diagnóstica de 30 minutos
　aliança terapêutica e, v, 13–20
　componentes de, 57–58
　conceito de *transtornos* em vez de *enfermidades* ou *doenças* e, 5–8
　crianças e, 57–58
　definição de transtorno mental do DSM–5 e, 7–11
　informações culturais, 37–38
　introdução para conceitos básicos de, 3–6
　para disforia de gênero, 121–123
　para disfunções sexuais, 115–120
　para esquizofrenia, 68–71
　para transtorno bipolar, 72–76
　para transtorno de sintomas somáticos e transtornos relacionados, 98–100
　para transtorno obsessivo--compulsivo, 87–89
　para transtornos da eliminação, 105–106

para transtornos da personalidade, 165–175, 227–241
para transtornos de ansiedade, 82–86
para transtornos depressivos, 77–81
para transtornos disruptivos, do controle de impulsos e da conduta, 124–128
para transtornos dissociativos, 95–97
para transtornos do neurodesenvolvimento, 57–67
para transtornos do sono-vigília, 107–114
para transtornos neurocognitivos, 159–164
para transtornos parafílicos, 176–178
para transtornos relacionados a substâncias e transtornos aditivos, 129–158
para transtornos relacionados a trauma e a estressores, 90–94
perguntas produzidas por, 10–12
Enurese, 105
Episódio, definição de, 41–42
Episódio maníaco, e transtorno bipolar, 72–74
Erros diagnósticos, risco de, 3–4
Escala de Avaliação de Incapacidades da Organização Mundial da Saúde, Versão 2 (WHODAS 2.0), 8–9, 51–52, 210–211
Escala de Sofrimento Emocional–Ansiedade PROMIS, 33–34
Escala do Nível de Funcionamento da Personalidade, 34–36, 49–50, 216, **217–221**
Escala Transversal de Sintomas de Nível 1, autoaplicável, do DSM–5, 33–34

Escalas classificatórias, fontes para, 245. *Ver também* Formulário para Classificação de Traços de Personalidade
Escalas Transversais de Sintomas de Nível 1 e Nível 2, 36–37
Escoriação, 89
Escrupulosidade, e transtorno da personalidade obsessivo-compulsiva, 173–174
Escuta
aliança terapêutica e escuta ativa, 16–17
entrevista diagnóstica de 30 minutos e, 22–24, 29–31
transtorno de déficit de atenção/hiperatividade e, 63–65
Especificadores. *Ver transtornos específicos*
Esquecimento, transtorno de déficit de atenção/hiperatividade, 63–65. *Ver também* Memória
Esquizofrenia. *Ver também* Transtornos psicóticos
abordagem dimensional para o diagnóstico da, 33–34
critérios para o diagnóstico de, **195**
DSM–IV–TR e, 33
entrevista diagnóstica para a, 68–71
principais mudanças no DSM–5 e, 41–44, 52–53
Estresse. *Ver* Transtornos relacionados a trauma e a estressores
Euforia, e intoxicação por inalantes, 142
Evitação, e fobia específica, 82. *Ver também* Abstinência
Exame do estado mental (EEM), 26–27, 203–205. *Ver também* Miniexame do Estado Mental (MEEM)
Exames orais, preparação para, 21

Excentricidade
 Formulário para Classificação de Traços de Personalidade e, 226
 transtorno da personalidade esquizotípica e, 235
Exemplo de
 esquizofrenia, 41–43
 transtorno da personalidade narcisista, 45–46
 transtorno depressivo maior, 41–42
 transtorno por uso de álcool, 44
Exploração, e transtorno da personalidade narcisista, 171–172
Exposição a riscos. *Ver também* Segurança
 Formulário para Classificação de Traços de Personalidade e, 225
 transtorno bipolar e, 72–75
 transtorno da personalidade antissocial e, 238
 transtorno da personalidade *borderline* e, 229
 transtorno da personalidade evitativa e, 172–173
 transtorno por uso de estimulantes e, 149
 transtornos por uso de substâncias e, 130, 134–135, 137–140, 143, 146, 153, 155–156

F

Fadiga
 abstinência de cafeína e, 134
 abstinência de estimulantes e, 152
 transtorno de ansiedade generalizada e, 86
 transtornos depressivos e, 77–78

Fantasias, e transtorno da personalidade narcisista, 171
Febre, e abstinência de opioides, 145
Ferramentas de triagem, e abordagem dimensional, 35–37
Finanças e situações financeiras. *Ver também* Problemas psicossociais
 transtorno da personalidade obsessivo-compulsiva e, 173–174
 transtorno do jogo e, 157
Fissuras, e transtornos por uso de substâncias, 130, 134, 136–137, 139–140, 142, 145, 149, 152, 155–156
Flashbacks, e transtorno de estresse pós-traumático, 90–91
Fobia específica, 82–84
Fobias, 204. *Ver também* Fobia específica
Formulário para Classificação de Traços da Personalidade, 50–51, 222, **223–226,** 230, 232, 234, 236–241
Frank, Jerome e Julia, 13–15
Frases de transição, e entrevista diagnóstica de 30 minutos, 30–31
Frequência cardíaca, e transtorno de pânico, 84
Fuga dissociativa, 95
Funcionamento adaptativo, e deficiência intelectual, 58–60
Funcionamento psicossocial, transtorno alimentar restritivo/evitativo, 103

G

Ganho ou perda de peso
 anorexia nervosa e, 101
 transtorno alimentar restritivo/evitativo e, 103
 transtornos depressivos e, 77–78

Gênero, e uso de termos, v–vi
Grandiosidade
 exame do estado mental e, 205
 Formulário para Classificação de Traços de Personalidade e, **224**
 transtorno bipolar e, 72–74
 transtorno da personalidade narcisista e, 48–50, 171, 227, 239–240
Gravidade, de transtorno. *Ver também transtornos específicos*
 abordagem dimensional e, 33–36
 DSM–5, e medição de, 3–4
Gravidade das Dimensões de Sintomas de Psicose Avaliada pelo Clínico, 44, 210–211, **212–214**
Grupos. *Ver* McHugh, Paul

H

Hiperatividade
 transtorno de déficit de atenção/hiperatividade e, 66, 67
 transtorno do espectro autista e, 61–63
Hipervigilância, e transtorno de estresse pós-traumático, 91
Hipoventilação relacionada ao sono, 112
Histórico familiar, e entrevista diagnóstica de 30 minutos, 25–26
Histórico médico
 códigos de problemas psicossociais e ambientais no registro de, 180–189
 entrevista diagnóstica de 30 minutos e, 25–26
Histórico psiquiátrico, e entrevista diagnóstica de 30 minutos, 23–24

Histórico social. *Ver também* Problemas psicossociais; Relacionamentos interpessoais
 aliança terapêutica e, 16–19
 perguntas sobre histórico social na entrevista diagnóstica de 30 minutos, 25–27
Hostilidade, e transtornos da personalidade, **223**, 229, 237. *Ver também* Agressão; Raiva
Humor. *Ver também* Emoções; Humor disfórico; Irritabilidade
 entrevista diagnóstica de 30 minutos e perguntas sobre, 24
 exame do estado mental e, 204
Humor disfórico. *Ver também* Disforia de gênero
 abstinência de cafeína e, 134
 abstinência de estimulantes e, 151
 abstinência de opioides e, 144–145

I

Idade de início. *Ver também* Adolescentes; Crianças
 de transtorno da conduta, 126
 de transtornos do neurodesenvolvimento, **194**
Ideias de referência, e conteúdo do pensamento, 205
Identidade
 cultura e, 210
 diagnósticos psiquiátricos como ameaça à, 6–7
 Escala de Nível de Funcionamento da Personalidade e, **217–221**
 transtornos da personalidade e, 228, 230, 232, 234, 236–239
Ilusão, e conteúdo do pensamento, 205

Impulsividade
Formulário para Classificação de Traços de Personalidade e, **225**
transtorno da personalidade antissocial e, 169, 238
transtorno da personalidade *borderline* e, 169–170, 229
transtorno de déficit de atenção/hiperatividade e, 66, 67
Inadequação, e transtorno da personalidade evitativa, 171–172
Incoordenação
intoxicação por fenciclidina ou outros alucinógenos e, 138–139
intoxicação por inalantes e, 140–142
Infecção por HIV, e transtornos neurocognitivos, 160–162
Inquietação
abstinência de *Cannabis* e, 136–137
abstinência de tabaco e, 154–155
intoxicação por cafeína, 133
transtorno de ansiedade generalizada e, 85
Insegurança de separação, e transtornos da personalidade, **223**, 229
Insensibilidade. *Ver também* Empatia
Formulário para Classificação de Traços de Personalidade e, **224**
transtorno da personalidade antissocial e, 237
Insight, e transtorno obsessivo-compulsivo, 88
Insônia. *Ver também* Sono e perturbações do sono; Transtorno de insônia
abstinência de álcool e, 132
abstinência de estimulantes e, 152
abstinência de opioides e, 145
abstinência de sedativos, hipnóticos ou ansiolíticos e, 148
abstinência de tabaco e, 154–155
intoxicação por cafeína e, 133
Interesses restritos, e transtorno do espectro autista, 61–63
Intimidade, e transtornos da personalidade, **217–221, 224,** 228, 230–234, 237, 239–240. *Ver também* Relacionamentos interpessoais
Intoxicação
por álcool, 131–132
por cafeína, 132–133
por *Cannabis*, 135–136
por estimulantes, 151
por fenciclidina ou outros alucinógenos, 138–140
por inalantes, 140–142
por opioides, 144–145
por outra substância (ou substância desconhecida), 156
Intoxicação por sedativos, hipnóticos ou ansiolíticos, 147–148
Inveja, e transtorno da personalidade narcisista, 171–172
Irresponsabilidade, e transtornos da personalidade
Formulário para Classificação de Traços da Personalidade e, **225**
transtorno da personalidade antissocial e, 169, 227, 238
Irritabilidade
abstinência de cafeína e, 134
abstinência de *Cannabis* e, 135–136
abstinência de tabaco e, 154–155
transtorno de ansiedade generalizada e, 85
transtorno de apego reativo e, 93

transtorno de estresse pós--traumático e, 91
transtorno do jogo e, 157
transtornos depressivos e, 77–81

K

Kernberg, Otto, 18–20
Kleinman, Arthur, 17–18

L

Lacrimejamento, e abstinência de opioides, 145
Lesão cerebral traumática, 160–162
Letargia, e intoxicação por inalantes, 140–142
Luto, e transtorno depressivo maior, 41–42

M

Manipulação
  Formulário para Classificação de Traços de Personalidade e, **224**
  transtorno da personalidade antissocial e, 237
M*anual Diagnóstico Psicodinâmico* (Aliança de Organizações Psicanalíticas, 2006), 243–244
McHugh, Paul, 244
Medicamento(s). *Ver também* Diagnóstico alternativo; Uso de substâncias
  condições resultantes de efeitos adversos de, **179**
  entrevista diagnóstica de 30 minutos e plano de tratamento, 29–30
  transtornos neurocognitivos e, 160–162

Medo
  conteúdo do pensamento e, 204
  fobia específica e, 82
  transtorno de apego reativo e, 93
  transtorno de pânico e, 84
Memória, e transtorno de estresse pós-traumático, 91 *Ver também* Esquecimento
Miniexame do Estado Mental (MEEM), 26–27, 159–160
Modelo categórico, para diagnóstico, 4–6, 47–49, 215
Modelo dos Cinco Fatores, e transtornos da personalidade, 49–50
Modificadores. *Ver* Gravidade; *transtornos específicos*
Moradia e os Sem-teto. *Ver* Problemas ambientais
Morte. *Ver também* Luto; Suicídio e ideação suicida
  transtorno de pânico e medo de, 84
  transtornos depressivos e pensamentos recorrentes de, 77–78
Mutismo, 204. *Ver também* Mutismo seletivo
Mutismo seletivo, 83 *Ver também* Mutismo

N

Narcolepsia, 110–111
Narrativa, e organização de apresentação de paciente, 29
National Institute of Mental Health, 245
Náusea
  abstinência de álcool e, 132
  abstinência de opioides e, 144–145
  abstinência de sedativos, hipnóticos ou ansiolíticos e, 148

intoxicação por estimulantes e, 151
transtorno de pânico e, 84
Negligência social, e transtorno de apego reativo, 93
Neologismos, 204
Nervosismo, e intoxicação por cafeína, 133
"Normalidade" de comportamentos e pensamentos como uma questão do diagnóstico, 201–202

O

Obsessões. *Ver também* Compulsões
    conteúdo do pensamento e, 204
    perguntas da entrevista diagnóstica de 30 minutos, 25, 87
Organização Mundial da Saúde, 243–244

P

Paciente, uso do termo, vi
Palpitações. *Ver também* Tremor
    intoxicação por uso de fenciclidina ou de outros alucinógenos e, 138–139
    transtorno de pânico e, 84
Papel de doente, 6–7
Paranoia
    exame do estado mental e, 205
    transtorno da personalidade *borderline* e, 169–170
Parentalidade. *Ver* Problemas psicossociais
Parestesia, e transtorno de pânico, 84
Parkinsonismo, induzido por medicamento, **179**
Parsons, Talcott, 6–7
Pensamentos desproporcionais, e transtorno de sintomas somáticos, 98

Percepção e experiências perceptivas, e transtorno da personalidade esquizotípica, 168. *Ver também* Ideias de referência
Perfeccionismo
    Formulário para Classificação de Traços de Personalidade e, **225**
    transtorno da personalidade obsessivo-compulsiva e, 173–174, 231
Perguntas. *Ver também* Triagem
    criação da aliança terapêutica e, 16–19
    entrevista diagnóstica de 30 minutos e perguntas sugeridas, 24–26, 30–31, 57–58
Perseguição, e conteúdo do pensamento, 205
Personalidade, perguntas na entrevista diagnóstica de 30 minutos, 25–26. *Ver também* Formulário para Classificação de Traços da Personalidade
Persuasion and Healing: A Comparative Study of Psychotherapy (Frank e Frank, 1991), 13–15
Perturbação gastrintestinal, e intoxicação por cafeína, 133
Pessoa, uso do termo, v–vi
Pica, 103
Piromania, 128
Plano de tratamento, e entrevista diagnóstica de 30 minutos, 29–30
Polissonografia, e transtornos do sono, 110, 111
Ponto de vista, e definição de transtorno mental, 7–8
Prejuízo. *Ver também* Sofrimento mental
    comportamentos repetitivos focados no corpo e, 89
    definição de transtorno mental e, 8–9

diagnóstico diferencial e, 202
Escala de Nível de Funcionamento da Personalidade e, 216, **217–221**
transtorno da personalidade narcisista e, 49–51
Preocupação
  transtorno da personalidade dependente e, 172–173
  transtorno da personalidade narcisista e, 171
  transtorno da personalidade obsessivo-compulsiva e, 173–174
  transtorno da personalidade paranoide e, 166–167
  transtorno de ansiedade de doença e, 100
  transtorno de pânico e, 85
  transtorno do jogo e, 157
Preservação, e transtornos da personalidade, **223,** 231
Princípio ateórico, 4–5
Problemas ambientais, códigos para problemas ambientais na CID–9 e na CID–10, 180–189
Problemas psicossociais, códigos para problemas psicossociais na CID–9 e na CID–10, 180–189
Processo do pensamento e conteúdo, e exame do estado mental, 204–205. *Ver também* Crenças
Prognóstico, e entrevista diagnóstica de 30 minutos, 29
Psicofarmacoterapia. *Ver* Medicamento(s)
Psicose e sintomas psicóticos. *Ver também* Gravidade das Dimensões de Sintomas de Psicose Avaliada pelo Clínico; Transtornos psicóticos
  Formulário para Classificação de Traços de Personalidade e, **226**

perguntas da entrevista diagnóstica de 30 minutos, 24
transtorno da personalidade esquizotípica e, 227, 235
transtorno depressivo maior e, 41–42

R

Raiva
  abstinência de *Cannabis* e, 135–136
  abstinência de tabaco e, 154–155
  transtorno da personalidade *borderline* e, 169–170
  transtornos depressivos em crianças e, 79–80
Reações fisiológicas, e transtorno de estresse pós-traumático, 90–91. *Ver também* Sintoma(s) somático(s)
Reciprocidade socioemocional, e transtorno do espectro autista, 60–62
Recursos intelectuais, e exame do estado mental, 205
Relacionamentos funcionais, e aliança terapêutica, 17–20
Relacionamentos interpessoais. *Ver também* Abstinência; Intimidade
  Escala de Nível de Funcionamento da Personalidade e, **217–221**
  Formulário para Classificação de Traços da Personalidade e, **224**
  transtorno da personalidade *borderline* e, 169–170
  transtorno da personalidade dependente e, 172–173
  transtorno da personalidade esquizoide e, 167

transtorno da personalidade esquizotípica e, 168
transtorno da personalidade evitativa e, 171–172
transtorno da personalidade histriônica e, 169–170
transtorno da personalidade narcisista e, 48–51
transtorno do espectro autista e, 60–62
transtorno por uso de estimulantes e, 149
transtornos por uso de substâncias e, 130, 134, 136–137, 139–140, 142, 146, 153, 155–157
Remorso, e transtorno da personalidade antissocial, 169
Research Domain Criteria (RDoC), 245
Rinorreia, e abstinência de opioides, 145

S

Segurança. *Ver também* Exposição a riscos
aliança terapêutica e, 15–16
entrevista diagnóstica de 30 minutos e, 23–24, 29–30
transtorno da personalidade antissocial e, 169
Shweder, Richard, 7–8
Significado clínico, e "normalidade" de comportamentos e pensamentos, 201–202
Sinais, definição de, 3–4
Síndrome das pernas inquietas, 112–114
Síndrome neuroléptica maligna, **179**
Sintoma(s) somático(s). *Ver também* Reações fisiológicas
abstinência de *Cannabis* e, 136–137
entrevista diagnóstica de 30 minutos e perguntas sobre, 25
transtorno de pânico e, 84
Sintomas. *Ver também* Duração; Idade de início; Psicose e sintomas psicóticos; Sintomas negativos; Sintomas somáticos; *transtornos específicos*
breve análise de sintomas comuns na entrevista diagnóstica de 30 minutos, 24–26
definição de, 3–4
produção intencional de, 199
Sintomas negativos, de esquizofrenia, 68
Sistema multiaxial, 7–8, 50–52
Situações perigosas. *Ver* Exposição a riscos
Sofrimento mental, e conceito de *transtorno*, 7–8, 202. *Ver também* Prejuízo
Sonhos
abstinência de estimulantes e, 152
síndrome das pernas inquietas e, 113
transtorno de estresse pós-traumático e, 90–91
Sono e perturbações do sono. *Ver também* Insônia; Transtornos do sono-vigília
abstinência de *Cannabis* e, 135–136
entrevista diagnóstica de 30 minutos e perguntas sobre, 25
transtorno bipolar e, 72–74
transtorno de ansiedade generalizada e, 86
transtorno de estresse pós-traumático e, 91
transtornos depressivos e, 77–78
Submissão, e Formulário para Classificação de Traços de Personalidade, **223**

Subtipos
  da anorexia nervosa, 101
  da esquizofrenia, 44
  da narcolepsia, 111
  do *delirium*, 159–160
  do transtorno da conduta, 126
  do transtorno de ansiedade de doença, 100
  do transtorno de estresse pós-traumático, 92
  do transtorno do desejo sexual masculino hipoativo, 118–119
  do transtorno do interesse/excitação sexual feminino, 118
  do transtorno do orgasmo feminino, 117
  do transtorno erétil, 115
  do transtorno neurocognitivo leve, 162–164
  do transtorno neurocognitivo maior, 160–163
  dos transtornos parafílicos, 177
Sugestionabilidade, e transtorno da personalidade histriônica, 171
Suicídio e ideação suicida
  transtorno da personalidade *borderline* e, 169–170
  transtornos depressivos e, 77–78
Suplementos orais, e transtorno alimentar restritivo/evitativo, 103

T

Taquicardia, e intoxicação por *Cannabis*, 135–136
Tensão muscular, e transtorno de ansiedade generalizada, 85
Teste de realidade, e transtorno de despersonalização/desrealização, 96
Tipo com início na infância, transtorno da conduta, 126
Tipo compulsão alimentar purgativa, anorexia nervosa, 101
Tipo restritivo, anorexia nervosa, 101
Tolerância
  abstinência de cafeína e, 134–135
  transtorno por uso de álcool e, 130
  transtorno por uso de estimulantes e, 149–150
  transtorno por uso de fenciclidina ou de outros alucinógenos e, 137–138
  transtorno por uso de inalantes e, 140–142
  transtorno por uso de opioides e, 143
  transtorno por uso de outra substância (ou substância desconhecida) e, 155–156
  transtorno por uso de tabaco, 153
Tontura
  intoxicação por inalantes e, 140–142
  transtorno de pânico e, 84
Transpiração, e intoxicação por estimulantes, 151
Transtorno alimentar restritivo/evitativo, 103–104
Transtorno ciclotímico, 75
Transtorno comportamental do sono REM, 113
Transtorno conversivo, 99
Transtorno da comunicação, 59–62
Transtorno da conduta, 125–128
Transtorno da dor gênito-pélvica/penetração, 117
Transtorno da fala, 59–61
Transtorno da linguagem, 58–60
Transtorno da personalidade antissocial, 169, 227, 236–239

Transtorno da personalidade *borderline*, 169–170, 228–230
Transtorno da personalidade dependente, 172–173
Transtorno da personalidade esquizoide, 167
Transtorno da personalidade esquizotípica, 69, 168, 227, 234–237
Transtorno da personalidade evitativa, 171–173, 227, 232–233
Transtorno da personalidade histriônica, 169–171
Transtorno da personalidade narcisista, 45–51, 171–172, 227, 238–241
Transtorno da personalidade obsessivo-compulsiva, 172–174, 230–232
Transtorno da personalidade paranoide, 166–167
Transtorno de acumulação, 88–89
Transtorno de adaptação, 92, 202
Transtorno de ansiedade de doença, 100
Transtorno de ansiedade de separação, 83
Transtorno de ansiedade generalizada, 85–86, **196**
Transtorno de ansiedade social, 84
Transtorno de apego reativo e, 93–94
Transtorno de compulsão alimentar, 102
Transtorno de déficit de atenção/hiperatividade, 63–67, **194**
Transtorno de despersonalização/desrealização, 96–97. *Ver também* Desrealização e despersonalização
Transtorno de estresse agudo, 92
Transtorno de estresse pós-traumático, 90–92, **197**
Transtorno de hipersonolência, 109–110
Transtorno de insônia, 107–109
Transtorno de interação social desinibida, 94
Transtorno de oposição desafiante, 127
Transtorno de pânico, 84–85, **196**
Transtorno de ruminação, 103–104
Transtorno de tique motor ou vocal persistente, 62–64
Transtorno de tique transitório, 62–64
Transtorno de Tourette, 62–64
Transtorno delirante, 69–70
Transtorno depressivo maior. *Ver também* Transtornos depressivos
 ataque de pânico e, 33–34, 39
 critérios para o diagnóstico de, **196**
 entrevistas diagnóstica para, 77–80
 principais mudanças no DSM–5 e, 41–42
Transtorno depressivo persistente, 79
Transtorno disfórico pré-menstrual, 79
Transtorno dismórfico corporal, 88
Transtorno disruptivo da desregulação do humor, 79–81
Transtorno dissociativo de identidade, 96
Transtorno do desejo sexual masculino hipoativo, 118–120
Transtorno do desenvolvimento da coordenação, 62–64
Transtorno do espectro autista, 60–65, **194**
Transtorno do interesse/excitação sexual feminino, 117–119
Transtorno do jogo, 157–158

Transtorno do masoquismo sexual, 176, 177
Transtorno do movimento estereotipado, 62–64
Transtorno do orgasmo feminino, 116–117
Transtorno do pesadelo, 113
Transtorno do sadismo sexual, 176
Transtorno do sono-vigília do ritmo circadiano, 108
Transtorno erétil, 115–117
Transtorno específico da aprendizagem, 60–62
Transtorno esquizoafetivo, 69–70, **195**
Transtorno esquizofreniforme, 69–70
Transtorno exibicionista, 176, 177
Transtorno explosivo intermitente, 124–125
Transtorno factício, 99, 199
Transtorno fetichista, 177, 178
Transtorno frotteurista, 176
Transtorno na fluência da fala com início na infância (gagueira), 59–61
Transtorno neurocognitivo maior, 159–163, **198**
Transtorno obsessivo-compulsivo, 87–89, **197**
Transtorno pedofílico, 176–178
Transtorno persistente da percepção induzido por alucinógenos, 137–138
Transtorno por uso de álcool
  classificações da gravidade de, 34–35
  entrevista diagnóstica para, 129–131
  mudanças fundamentais no DSM–5 e, 44–46
Transtorno por uso de *Cannabis*, 134–136
Transtorno por uso de estimulantes, 149–150
Transtorno por uso de fenciclidina ou de outros alucinógenos, 136–139
Transtorno por uso de inalantes, 139–142
Transtorno por uso de opioides, 142–145
Transtorno por uso de outra substância (ou substância desconhecida), 154–156
Transtorno por uso de sedativos, hipnóticos ou ansiolíticos, 145–148
Transtorno por uso de tabaco, 152–153
Transtorno psicótico breve, 69–70
Transtorno transvéstico, 177, 178
Transtorno voyeurista, 176, 177
Transtornos
  definição de, 202
  diagnósticos gerados pela entrevista baseada no DSM–5 e conceito de, 5–8
  reordenamento de transtornos no DSM–5, 50–53
Transtornos alimentares, e entrevista diagnóstica, 101–104. *Ver também* Alimentação; Anorexia nervosa
Transtornos bipolares
  critérios para diagnóstico de, **195**
  diagnóstico diferencial de transtornos depressivos e, 80–81
  entrevistas diagnóstica para, 72–76
Transtornos da eliminação, 25–26, 105–106

Transtornos da personalidade. *Ver também* Escala de Nível de Funcionamento da Personalidade; Formulário para Classificação de Traços de Personalidade
  diagnósticos dimensionais de, 47–51, 215
  entrevistas diagnósticas para, 165–175, 227–241
  reconceitualização de, 35–36
  sistemas para diagnóstico de transtornos da personalidade no DSM–5, 47
Transtornos de ansiedade, 82–86, **196**. *Ver também* Ansiedade; Transtorno de ansiedade de doença
Transtornos de despertar do sono não REM, 113
Transtornos de tique, 62–65, 88
Transtornos depressivos, 77–81, **196**. *Ver também* Depressão; Transtorno depressivo maior
Transtornos disruptivos, do controle de impulsos e da conduta, 124–128
Transtornos dissociativos, e entrevista diagnóstica, 95–97
Transtornos do movimento, e efeitos adversos de medicamentos, 179
Transtornos do movimento induzidos por medicamento, **179**
Transtornos do neurodesenvolvimento, 57–67, **194**
Transtornos do sono-vigília, 107–114. *Ver também* Sono e perturbações do sono
Transtornos Graves da Personalidade: Estratégias Psicoterapêuticas (Kernberg, 1984), 18–20

Transtornos mentais. *Ver* Transtornos; *transtornos específicos*
Transtornos neurocognitivos, 159–164, **198**
  exame do estado mental e, 205
  Formulário para Classificação de Traços de Personalidade e, **226**
  transtorno da personalidade esquizotípica e, 235
Transtornos parafílicos, e entrevistas diagnósticas, 176–178
Transtornos psicóticos, 70–71, **195**. *Ver também* Esquizofrenia; Gravidade das Dimensões de Sintomas de Psicose Avaliada pelo Clínico; Psicose e sintomas psicóticos; Transtorno da personalidade esquizotípica
Transtornos relacionados a substâncias e transtornos aditivos, e entrevistas diagnósticas, 129–158
Transtornos relacionados a trauma e a estressores, 90–94, **197**
Transtornos somáticos, 98–100, 199
Trauma, perguntas sobre na entrevista diagnóstica de 30 minutos, 25
Tremor. *Ver também* Palpitações
  abstinência de álcool e, 132
  exame do estado mental e, 205
  induzido por medicamento, **179**
Triagem, e entrevista diagnóstica. *Ver também* Ferramentas de triagem; Perguntas
  disforia de gênero e, 121–122
  disfunções sexuais e, 115
  esquizofrenia e, 68
  transtorno bipolar e, 72–73

transtorno de sintomas somáticos e transtornos relacionados e, 98
transtorno obsessivo-compulsivo e, 87
transtornos alimentares e, 101
transtornos da personalidade e, 165–167, 227
transtornos de ansiedade e, 82
transtornos depressivos e, 77–78
transtornos disruptivos, do controle de impulsos e da conduta e, 124–125
transtornos dissociativos e, 95
transtornos do neurodesenvolvimento e, 57–59
transtornos do sono-vigília e, 107
transtornos neurocognitivos e, 159
transtornos parafílicos e, 176
transtornos relacionados a substâncias e transtornos aditivos, 129–130
transtornos relacionados a trauma e a estressores e, 90–91
Tricotilomania, 89

U

Uso de substância. *Ver também* Abstinência; Diagnóstico alternativo; Medicamento(s); Transtornos relacionados a substâncias e transtornos aditivos
  diagnóstico diferencial e, 200
  entrevista diagnóstica de 30 minutos e perguntas sobre, 25–26
  esquizofrenia e, 69–70
  transtorno bipolar e, 74
  transtornos depressivos e, 79
  transtornos neurocognitivos e, 160–162
Utilidade clínica, e definição de transtorno mental, 9–11

V

Verbigeração, e processo de pensamento, 204
Visão
  intoxicação por fenciclidina ou outros alucinógenos e, 138–139
  intoxicação por inalantes e, 142

Y

Yager, Joel, 17–19

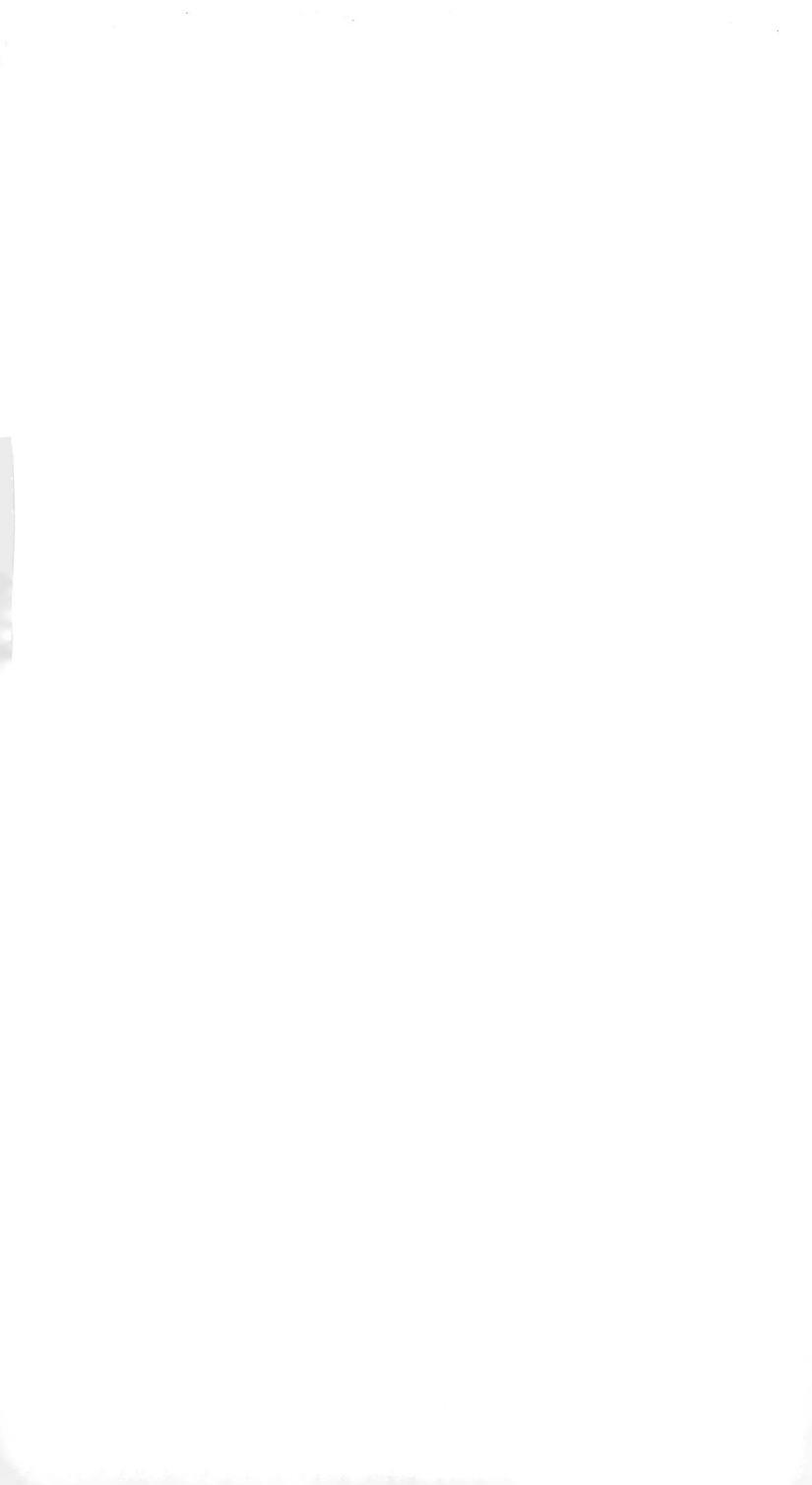

IMPRESSÃO:

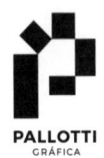

PALLOTTI
GRÁFICA

Santa Maria - RS | Fone: (55) 3220.4500
www.graficapallotti.com.br